Manual of Infection Control and Prevention

제2판

감염관리와 예방지침

서울아산병원 감염관리실

감염 예방의 시작입니다.

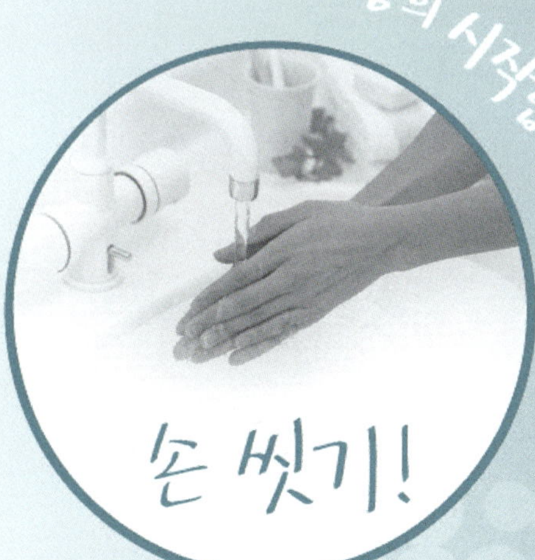

군자출판사

감염관리와 예방 지침 2nd ed.

둘째판 2쇄 인쇄 | 2009년 9월 22일
둘째판 2쇄 발행 | 2009년 9월 25일

지 은 이 서울아산병원 감염관리실
발 행 인 장주연
표지디자인 이지선
발 행 처 군자출판사
등 록 제 4-139호(1991. 6. 24)

본 사 (110-717)서울특별시 종로구 인의동 112-1 동원회관 B/D 3층
Tel. (02) 762-9194/5 Fax. (02) 764-0209
대구지점 Tel. (053) 428-2748 Fax. (053) 428-2749
광주지점 Tel. (062) 228-0252 Fax. (062) 228-0251
부산지점 Tel. (051) 893-8989 Fax. (051) 893-8986

ISBN 978-89-6278-188-5

정가 25,000원

개정판
병원감염 관리와 예방지침에 붙여

우리 모두가 자랑스럽게 생각하고 사랑하는 우리 생활의 터전인 서울아산병원은 환자가 있음으로서 그 높은 가치의 귀중함이 배태되는 것이며 존재의 이유가 됩니다. 이 한 가지만으로도 환자를 귀하게 생각하고 또 그렇게 대해야 하는 충분한 까닭이 된다고 생각합니다.

그 동안 의료계에 유리했던 추는 점점 반대쪽으로 기울어서 이제 그 형세가 참으로 궁색해졌습니다. 진료 재료나 약품 등은 새 제품이 나올 때마다 그 비용이 지속적으로 증가하는 반면 이를 다루는 의료 행위 수가는 원가에도 미치지 못하고 있어 병원을 더욱 어렵게 만들고 의료계 발전의 저해요인으로 작용하고 있습니다.

그러나 어려울수록 우리는 더욱 더 환자와 그 가족을 배려하고 성심껏 진료를 해나감으로써 국민의 신뢰와 존경을 되찾을 수 있도록 노력하였습니다. 이렇게 하는 것이 어려운 시기를 극복해 가는 훌륭한 태도일 것입니다.

18년 전 우리는 ‘환자중심의 병원문화’를 준비하며 최선의 진료를 위해 국내에는 생소했던 다양한 제도나 시스템, 업무 등을 개발하고 도입하여 시행하였습니다. 감염관리 업무나 의료 질 향상 업무, 항균제 적정처방 프로그램의 도입, 무료 진료팀 발족, 기타 다양한 실험적 방법들이 시행될 때마다 주위에서는 기대 반 우려 반이었습니다. 그러나 결국 큰 변화의 중심에는 우리 서울아산병원이 있었고, 우리의 도전과 열정으로 새로운 병원 문화를 선도 해 나갈 수 있었습니다.

병원감염관리 측면에서는 병원감염관리를 위한 기초 자료로 병원감염 발생률 조사 결과를 공개하였던 그 당시 매스미디어에서는 결과를 놀라움과 함께 보도하였지만, 그 결과가 처음 시행한 것으로는 생각보다 높지 않았던 것이 사실이었습니다. 대한병원감염관리학회의 출범에 따른 학회에서의 지침서 등에는 우리 병원의 경험을 유용하게 사용하였습니다.

이제 우리의 경험을 바탕으로 한 새로운 감염관리지침서 개정판을 발간하면서 환자와 직원 감염관리에 대한 지침서에 우리 임직원 모두의 열정이 담겨 있음을 다시 확인할 수 있습니다. 이 지침서를 이용하여 병원감염관리라는 난제를 누구나가 쉽게 풀어나가기를 바랍니다.

감사합니다.

2007년 10월

병원장 박건춘

제 2 판
감염관리지침서를 발간하며

서울아산병원에서는 17년 전에 감염관리실을 설치하고 감염관리를 위한 첫걸음을 내딛었습니다. 올바른 감염관리를 시행하는 일은 여러 가지가 있지만 가장 중요한 것은 지침 또는 규정을 만들고 이를 실천하는 일입니다.

기본이 되는 안내서이자 감염관리를 위한 법전인 병원감염관리 지침서를 제작, 배포, 응용한지도 11성상이 지났습니다. 물론 매년 새로운 연구와 조사, 검토, 실제 응용에 따른 효과를 바탕으로 작은 개선점이나 보다 나은 지침은 인트라넷으로 배포하였고, 실제 감염관리 중 기본이 되는 손씻기나 표준주의, 직원감염관리 등은 e-learning 프로그램으로 제작하였습니다.

항균제 처방 전산화, 항균제 내성균 격리실 운용 등 우리병원에서 시행하는 감염관리방법은 우리병원 뿐 아니라 우리나라에서 본받고 따라하는 표준이 되고 시금석이 되었습니다. 전산화된 모니터 방법, 의학발전과 관련된 신기술을 이용한 진단과 치료에 대한 감염관리실의 검토, 중환자실에서의 병원감염발생조사와 대책은 우리의 경험을 필요로 하는 분들에게 도움을 주었고, 또 직접 경험하시고 싶어하는 분들에게 실무향상 워크샵도 실시하였습니다.

서관만의 서울중앙병원이 동·서관 2,200병상의 서울아산병원으로 그리고 내년에는 신관까지 개원 할 예정입니다. 이러한 병원에서 근무하는 직원의 건강관리와 감염예방대책, 생물학적 테러대상 질환과 대비, 새로운 감염질환 대책, 항균제 내성균 환자들에 대한 격리지침, 손위생에 대한 지침 등이 이번에 보완되어 추가된 내용입니다.

선진화는 물론 국제적으로도 손색없는 우리 나름의 제2판 서울아산병원 감염관리와 예방지침을 지금 이 시점에서 발간한 것은 참으로 시의적절하다고 아니할 수 없습니다.

이 지침서는 우리병원 뿐만 아니라 병원감염관리와 예방에 관심을 가지고 있는 모든 분들에게 도움이 될 것을 자부합니다.

지난 1년간 지침서를 작성하고 검토 해 준 감염관리실 직원, 감염관리 실무위원회 위원, 각 진료과 의료진들과 교직원 등 아낌없이 후원해 준 직원 여러분들께 충심으로 감사 말씀을 올립니다.

2007년 10월

감염관리실장 우 준 희

차 례

1장

서울아산병원 감염관리 업무

1 감염대책위원회 규정

제 1 조 (목적) 감염대책위원회(이하 "위원회"라 함)는 서울아산병원(이하 "병원"이라 함)의 환자와 직원 및 내원객의 병원감염에 관한 사항을 심의하여 병원장의 자문에 응함으로써 환자진료와 직원건강의 향상을 도모함을 목적으로 한다.

제 2 조 (적용범위) 이 위원회의 설치 운영에 관하여 병원 규정에 정한 것을 제외하고는 이 규정에 의한다.

제 3 조 (구성)

(1) 위원회의 위원은 병원장이 임명하며 위원장을 포함하여 7인 이상 20인 내외로 구성된다.

(2) 위원장은 병원장이 되고, 부위원장은 위원 중에서 위원장이 지명한다.

(3) 위원은 당연직 위원과 병원장이 위촉하는 외부전문가, 병원장이 감염대책위원회 위원으로 필요하다고 인정하는 위촉위원으로 구성한다.

(4) 진료부원장, 감염관리실장, 수술실장, 간호본부장, 진단검사의학과장, 감염내과장, 감염관리간호사는 당연직 위원이 된다.

(5) 당연직 위원의 임기는 재임 기간으로 하고, 위촉 위원의 임기는 2년으로 하되 연임할 수 있다. 다만 결원으로 인하여 새로이 위촉되는 위원의 임기는 전임자의 잔여기간으로 한다.

제 4 조 (위원장)

(1) 위원장은 회무를 총괄하고 회의의 의장이 된다.

(2) 위원장 유고시에는 부위원장이 그 직무를 대행한다.

제 5 조 (위원회의 기능) 위원회는 다음 각호의 내용을 심의한다.

(1) 병원 감염에 대한 대책, 연간 감염예방계획의 수립 및 시행에 관한 사항

(2) 감염관리요원의 선정 및 배치에 관한 사항

(3) 전염병예방법 제2조의 규정에 의한 전염병 감염환자의 처리에 관한 사항

(4) 병원의 전반적인 위생관리에 관한 사항

(5) 병원감염관리에 관한 자체규정의 제정 및 개정에 관한 사항

(6) 병원감염관리 실적의 분석 및 평가에 관한 사항

(7) 직원의 감염관리 교육에 관한 사항

(8) 감염과 관련된 직원의 건강관리에 관한 사항

(9) 그 밖에 병원감염관리에 관한 중요한 사항

제 6 조 (위원회의 운영)

(1) 위원회는 정기회의와 임시회의로 운영한다.

(2) 정기회의는 년 2회 이상 개최하는 것을 원칙으로 하며 2개월마다 개최한다.

(3) 임시회의는 위원장이 필요하다고 인정하는 때 또는 위원 과반수의 소집 요구가 있는

때는 개최할 수 있다.

(4) 위원회는 위원장을 포함한 재직위원 과반수의 출석과 출석위원 과반수의 찬성으로 의결한다. 단, 가부동수일 경우 위원장이 결정한다.

(5) 위원회 산하에 감염관리 관련 실무자 중심의 “감염관리실무위원회”를 두어 위원회의 역할과 기능을 수행하도록 한다. 실무위원회 위원장은 감염관리실장이 한다.

제 7 조 (회의록 작성 및 보고) 간사는 위원회의 회의 결과를 회의록으로 작성, 참석자의 확인과 위원장의 결재를 얻은 후 비치하도록 하며 사본은 기획실에 제출한다.

제 8 조 (간사)

(1) 위원회는 간사 1인을 두며 감염관리간호사로 한다.

(2) 간사는 위원장의 요청에 따라 위원회의 회의에 필요한 자료를 준비하고, 서무에 관한 사항을 처리하며 회의록을 작성한다.

부 칙

1. 이 규정은 1989년 5월부터 효력을 발생하되 5월 이전의 사항에 관하여는 이 위원회에서 추인된 것으로 한다.
2. 이 규정은 1993년 3월 1일부터 개정 시행한다.
3. 이 규정은 2003년 11월 1일부터 개정 시행한다.
4. 이 규정은 2007년 6월 25일부터 개정 시행한다.

2 감염관리실 업무 규정

감염관리실은 다음 각 호의 업무를 관장한다.

1. 감염감시

1) 매년 초 감염감시 연간 계획 수립

2) 감염대책위원회 및 해당 부서에 정기적인 보고

(1) 감염감시 방법 및 결과 통보, 활용계획 등

(2) 발생률 조사 및 통계

2. 유행 발생 조사

1) 사례 확인

(1) 감염감시 중 확인, 미생물 배양 검사 결과, 부서 연락

(2) 환자 및 환경 감시배양검사 및 PFGE 실시

2) 유행조사팀 구성

(1) 감염관리실 및 관련부서

3) 조사 및 추가 발생 예방대책 수립/시행

4) 보고서 작성 및 보고

3. 감염관리 프로그램 운영

1) 감염대책위원회 운영

(1) 2개월마다 정기적 회의

(2) 회의 안건 및 자료 준비

2) 감염관리 규정 및 지침 작성

(1) 병원 전체 지침에 관한 사항
① 감염관리지침 수정 및 보완
② 감염대책위원회 검토
(2) 부서별 지침에 관한 사항
① 원장/부원장 결재 후 부서 공지

3) 법정전염병 신고 및 관리

(1) 신고 대상 전염병 신고 독려
(2) 신고 대상 전염병 보고서 출력 및 공문처리
(3) 신고 내용 확인 및 보건소 문의사항 처리
(4) 절차 간소화를 위한 전산화 작업
(5) 격리 및 관리 방법 공지

4) 감염관리 술기 평가

(1) 감염관리 술기 평가 시행(손씻기 등)
(2) 평가 후 수정 사항 중재, 교육, 지침 작성 등 시행

5) 감염관리 관련 물품 및 기구 평가

(1) 타 부서 의뢰 감염관리 관련 물품의 사용 타당도 검토 및 회신
(2) 감염관리용 설비 및 기구 보완 및 개선

6) 감염관리검사

(1) 검사 지침 수립에 관한 사항
① 연간 검사 계획 수립
② 부서간 협조
(2) 수행 및 결과 확인에 관한 사항
① 관리실태 점검 및 필요 조치 시행
② 정기적인 위원회 보고 및 지침 개정

7) TFT/CPI 운영

(1) 주제 선정
(2) 팀 구성 및 운영
(3) 개선 활동 실시 및 보고

4. 감염관리 교육

1) 감염관리실 내부 교육에 관한 사항

(1) 연간 감염관리실 내부 교육 계획 수립
(2) 부서 내 교육 / journal meeting 실시
(3) 감염관리 연수과정 등 국내외 교육 및 학회 참석

2) 원내외 감염관리 교육

(1) 신입 및 재직 직원교육
(2) 각 부서 및 원외 기관에서 의뢰된 교육 실시
(3) 환자 및 보호자 교육
(4) 교육 자료 개발

5. 직원감염관리

1) 감염원 노출 후 처리 및 조치에 관한 사항

(1) 노출 후 검사 및 예방 조치 실시
(2) 위원회 및 해당 부서에 보고

2) 주사침 자상사고 관리에 관한 사항

(1) 주사침 자상사고 보고서 검토 및 상담

6. 감염관리 상담

1) 전화 및 구두 상담에 관한 사항

(1) 환자 격리, 소독 및 멸균, 기구 관리, 감염관리검사 등

2) 협조전 및 감염관리 의뢰서 이용에 관한 사항

① 구두 답변, 협조전 회신(참고자료, 지침 제공)
② 필요 시 미생물배양검사 및 실험연구 실시
③ 정기적인 업무로 변환 또는 임상연구 실시
④ 기타

7. 임상연구

(1) 감염관리실 단독 혹은 관련부서, 요청부서와 공동연구 실시

(2) 연구결과 보고, 임상 적용 및 학회 발표

8. 각종 평가 및 심사

(1) 의료기관평가

(2) 병원신임평가

(3) 국정감사 등

2장

손위생

1. 개 요

손위생(hand hygiene)은 손씻기, 손 세척(hand washing), 손 오염 제거(hand antisepsis), 손 소독(hand disinfection), 오염 제거 손 세척(antiseptic handwash), 손 소독 마찰(antiseptic handrub)과 같은 의미이다.

손에 존재하는 미생물의 수는 3.9×10^4에서 4.6×10^6이다. 손에 존재하는 세균은 일시적 오염균과 정상 상재균으로 분류할 수 있다. 일시적 오염균은 환자나 환자 주변의 오염된 환경과 접촉하면서 획득하게 되고 대부분의 병원감염과 항균제 내성균 전파를 발생시키는 것으로, 일반적인 손위생으로 제거가 가능하다. 상재균은 주로 Coagulase-negative staphylococci, *Corynebacterium* spp., *Micrococcus* spp. 등의 미생물이 속하며 이는 피부의 깊은 층에 부착되어 있고 삽입기구에 의하여 인체 내로 유입되지 않는다. 병원성은 매우 낮으나, 기계적인 마찰로 제거하기는 어렵다.

2. 병원에서 손위생이 필요한 경우

1) 환자와 직접 접촉하기 전·후
2) 장갑 착용 전·후
3) 침습적 처치 전·후
4) 환자의 체액이나 분비물, 점막, 손상 있는 피부, 상처 부위 드레싱과 접촉한 후
5) 동일한 환자라도 오염부위에서 청결부위로 이동 시
6) 의료장비를 포함한 환자 주변 환경과 접촉 후
7) 병실, 특히 격리실 출입 전·후
8) 식사 전, 화장실 사용 후

3. 손위생 제제 사용방법

1) 눈에 보이는 단백질류나 혈액, 기타 체액에 손이 오염되었을 경우는 물과 일반비누 또는 물과 소독비누로 씻는다.
2) 눈에 보이는 오염이 없는 경우 물 없이 사용하는 손소독제를 사용할 수 있다.
3) 탄저균(*Bacillus anthrax*)에 오염되었거나 오염이 의심되는 경우 일반비누와 물로 씻는다. 알코올, 클로르헥시딘, 아이오도퍼, 또는 기타 피부 소독제는 아포에 소독력이 약하며, 이와 같은 오염은 반드시 물로 손을 씻고 헹구는 물리적인 행위가 요구된다.
4) 고형비누는 항상 건조한 상태를 유지하도록 하고, 배수가 잘되는 용기를 사용하여야 한다.
5) 용기에 비누가 남아있는 상태에서 소독비누나 일반 비누액을 보충하지 않는다.
6) 식사 전, 화장실 사용 후에는 물과 비누 또는 물과 소독비누로 손을 씻는다.
7) 새로운 손위생 제품의 검토가 필요한 경우 감염관리실에 문의한다.

4. 손위생 방법

1) 알코올 손 소독은 한 손바닥에 적절한 양의 소독제를 덜은 후 양손으로 소독제가 마를 때까지 손 전체를 모두 문지른다.
2) 비누와 물로 손을 씻을 때는 우선 손에 물을 적시고 충분한 양의 비누를 손 전체에 최소한 15초 이상 강하게 문지른다. 물로 헹군 후 종이 타월로 손을 완전히 건조시키고, 종이타월로 수도꼭지를 잠근다.
3) 뜨거운 물을 반복적으로 사용하는 경우 피부염이 발생할 수 있으므로 물의 온도는 미지근하게 한다.
4) 잦은 손위생은 접촉성 피부염을 발생시킬 수 있으므로 손위생 후 핸드로션이나 크림을 사용한다.

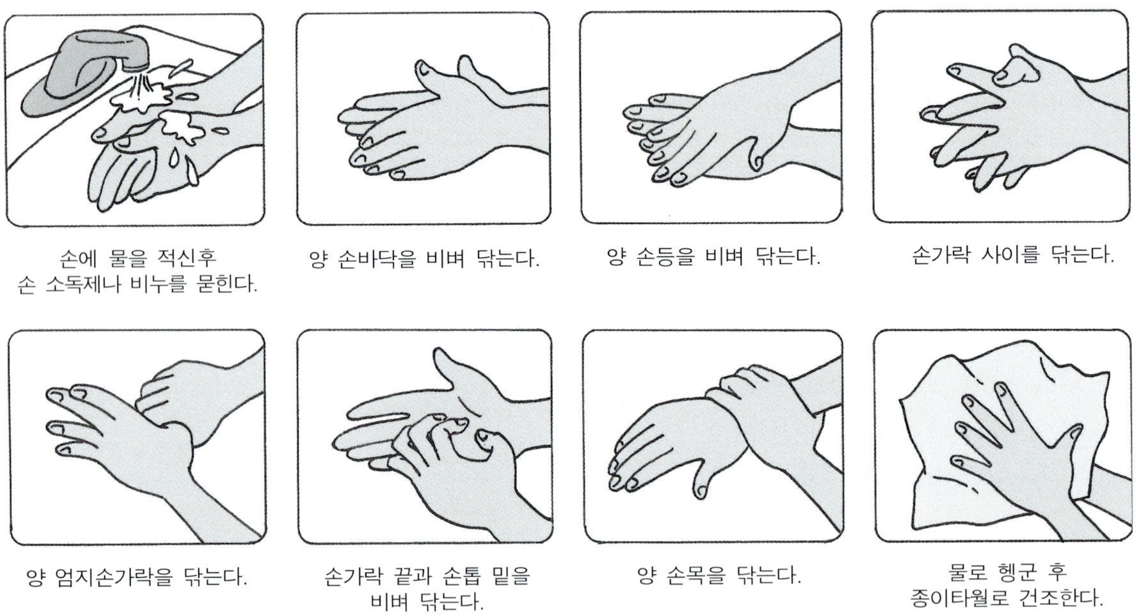

그림 2-1. AMC 손위생 방법

5. 수술시 손 소독

1) 손 소독 수행 전 반지, 시계, 팔찌를 모두 제거한다.
2) 흐르는 물 아래에서 네일 클리너(nail cleaner)를 사용하여 손톱 아래 이물질을 제거한다.
3) 멸균장갑을 착용하기 전 손 소독은 소독제가 함유된 비누나 물 없이 문질러 사용하는 알코올 제제를 사용한다.
4) 소독제를 이용하여 손과 전박부위 모두를 2~6분 동안 씻는다. 이때 지나치게 긴 시간(예 : 10분)은 필요하지 않다.
5) 알코올이 함유된 손 소독제(예 : Avagard)를 사용하는 경우 우선 소독제가 포함되지 않은 일반비누와 물로 손과 전박을 닦고 완전히 건조시킨다. 알코올이 함유된 손 소독제로 손과 전박을 문지르고 멸균장갑을 착용하기 전까지 완전히 건조시킨다. 사용량은 제조업체의 권장 사항을 따른다.

6. 손위생 제제의 종류 및 특성

일반 비누와 소독제로 나뉘어진다. 주로 이용되는 손소독제로는 알코올(alcohol), 클로르헥시딘 글루코네이트(chlorhexidine gluconate), 아이오다인 제제(iodine & iodophors), 헥사클로르펜(hexachlorphene), PCMX(para-chloro-meta-xylenol), 트리크로잔(triclosan)이 있으며 우리나라는 주로 전자의 세 가지를 많이 이용한다. 소독제가 지녀야 하는 특성으로는 지속성, 효과 발현속도, 효과의 범위, 효율성, 안전성이 있어야 하며 사용자의 순응도도 중요하므로 소독제 선정 시에는 비용 및 선호도, 용기의 포장형태, 냄새에 대해서도 고려한다.

1) 일반 비누

(1) 항균제제가 포함되지 않은 것으로 손의 오염, 더러움, 다양한 종류의 유기물질을 세정하여 제거한다.
(2) 일반 비누는 항균작용은 거의 없으나 손에 존재하는 일시적 오염균 제거는 가능하다.
(3) 비누는 자극이 적고, 피부염이나 알러지 등의 발생빈도가 낮으며 비용이 저렴한 것을 선택한다.
(4) 고체 비누는 항상 건조한 상태로 보관되도록 구멍이 있는 비누통을 이용하거나 물기가 없게 걸어둔다.
(5) 액체 비누인 경우 보충 시에는 용기와 소독제 원액의 오염을 방지하기 위하여 일회용 용기를 사용하거나 기존에 사용하던 통을 소독한 후 보충한다.
(6) 비누 자체가 오염이 되어 그람 음성 막대균에 의한 균 집락이 발생한 경우도 있으므로 주의하여야 한다.

2) 알코올(Alcohol)

(1) 알코올은 미생물의 단백질을 변성시킴으로써 살균 효과를 나타낸다. 항균제 내성균(MRSA, VRE, CRPA 등)을 포함한 그람 양성균 및 음성균, 결핵균, 진균에 효과적이다. 외피 바이러스(HIV, HBV, 인플루엔자 등)에는 알코올이 모두 효과적이다. B형간염 바이러스는 외피가 있는 바이러스이나 알코올에 의하여 60~70% 정도만 효과적이다. HCV에 대하여도 B형간염 바이러스와 비슷한 효과를 나타낸다. 세균의 아포나 원충류, 일부 외피가 없는 바이러스에는 효과적이지 않다.

(2) 이소프로필 알코올(isopropyl alcohol), 에틸 알코올(ethyl alcohol) 및 노말 프로필 알코올(normal-propyl alcohol) 등 3가지 종류가 사용될 수 있다. 에틸 알코올이 이소프로필 알코올보다 바이러스에 대하여는 더 효과가 좋은 것으로 알려져 있다.

(3) 물 없이 사용하는 알코올 제제는 손위생 증진에 가장 효과적이므로 일차적으로 권장된다. 알코올 제제는 일반 비누나 항균 비누보다 미생물을 효과적으로 감소시키며, 싱크나 다른 시설물을 이용할 때보다 접근성이 더 좋고, 시간이 적게 들며, 비누와 물을 사용할 때보다 피부 손상이나 건조감이 더 적기 때문이다. 알코올 제제 적용 시에는 제제가 완전히 건조될 때까지 손을 비벼야 한다. 알코올의 지속성을 높이기 위하여 클로르헥시딘, 4급 암모니움 화합물, octenidine, 트리클로잔 등을 첨가하기도 한다.

(4) 알코올은 가장 안전하고 효과가 빠른 장점이 있지만 건조 효과로 피부손상이 생기기 쉽고 가연성이 있는 단점이 있다.

3) 클로르헥시딘 글루코네이트(Chlorhexidine gluconate;CHG)

(1) 미생물의 세포막을 파괴시켜 세포내 물질이 침전되도록 함으로써 살균효과를 보인다. 알코올과 마찬가지로 그람 양성균, 음성균, 진균, 그리고 외피가 있는 바이러스(HIV, HBV, 인플루엔자 등)에는 비교적 좋은 효과를 보이지만 결핵균에는 그다지 효과적이지 못하다.

(2) 피부 흡수가 거의 없으며 6시간 이상 지속되는 장점이 있는 반면 안독성, 각막손상, 접촉성 두드러기 증후군, 기타 호흡기 증상을 초래할 수 있다.

(3) 흔히 사용되는 제형은 4%와 2% 수용액, 0.5% 알코올액 등이 있다.

(4) CHG는 잔류 효과가 있으며 알려지가 흔하지 않지만 피부 자극의 빈도는 농도와 비례하여 4%의 제품에서 더 빈번하다.

(5) 오염된 CHG에 의한 병원감염의 유행이 드물게 보고 되어 있다.

4) 아이오다인과 아이오도퍼(Iodine & Iodophors)

(1) 그람 양성균, 음성균, 결핵균, 진균 및 바이러스에 모두 효과적이며 일부 세균의 아포에도 작용한다.

(2) 아이오다인 틴쳐는 비교적 안전하고 빠르게 작용하지만 피부에 잔류하여 피부를 자극하므로 반드시 제거해 주어야 한다. 이에 비해 아이오도퍼는 아이오다인에 이를 전달하는 매개체(polyvinylpyroidone, PVP, povidone)를 연결한 형태로 반드시 제거할 필요는 없다.

손 소독에 주로 사용되는 제품은 7.5~10% 포비돈-아이오다인이다.

(3) 피부자극 및 손상이 있을 수 있고 민감한 사람에서 알러지 반응을 유발하며 신생아의 경우 피하 또는 점막을 통해 흡수될 수 있으므로 주의해야 한다.

(4) 드물게 소독제 생산과정에서 그람 음성 세균에 오염이 되어 감염유행이나 가성유행(pseudo-outbreak)의 보고가 있었다.

5) Chloroxylenol

(1) PCMX(parachlorometaxylenol)로도 불리는 페놀 계통의 소독제이다. 화장품이나 다른 제품의 보존제나 항균제 비누의 성분으로 사용된다. 0.3~3.75% 농도의 제품이 사용가능하다.

(2) PCMX는 세균의 효소와 세포벽의 변화를 일으켜 세포가 불활성화하도록 작용하며, 그람 양성 알균에는 효과적이나 그람 음성 막대균, 결핵균, 일부 바이러스에는 효과가 좋지 않다.

(3) 유기물질에 의하여 영향을 거의 받지 않으나, 비이온성 계면활성제로 중화된다.

(4) 피부를 통하여 흡수되고 알러지 반응은 드물다.

(5) 사용 중에 미생물에 오염된 경우가 보고되었다.

6) 헥사클로로펜(Hexachlorophene;HCP)

(1) 두 개의 페놀 그룹과 3개의 염소(chlorine) 입자로 구성되어 있으며, 미생물의 필수 효소 체계의 불활성화로 항균효과를 나타낸다.

(2) 1960년대 3% HCP가 손소독, 수술 시 손소독, 신생아 목욕에 널리 사용되었으나, 신생아 피부에 흡수되어 신경 독성을 나타내어 미국식품의약국(FDA)에서는 유아의 목욕 시 사용을 중지시켰다.

(3) 손소독제로 사용하는 경우에도 안전성이나 효과면에서 불충분한 것으로 평가되고 있다. 3% HCP 비누가 처방에 의하여 사용가능하다.

7) 4급 암모니움 화합물(Quaternary ammonium compounds)

(1) 4급 암모니움 화합물은 4개의 알킬 그룹에 직접 연결된 질소원자로 구성되어 있으며 구조와 구성이 다양하다. Alkyl benzalkonium chloride가 피부 소독제로 가장 널리 사용된다.

(2) 미생물의 원형질막에 흡착되어 내용물이 유출되어 세포가 파괴된다. 세균이나 진균을 사멸시키지 못하고 증식만 억제하며, 진균이나 결핵균에 대하여는 효과가 미약하다.

(3) 소독 효과가 낮아 자체 오염이 많이 발생하므로 피부소독제로 사용을 권장하지 않는다.

(4) 최근에는 benzalkonium chloride나 benzethonium chloride를 포함하는 새로운 제품이 손소독제로 개발되었으나, 병원에서의 사용 가능성에 대하여는 검증이 더 필요하다.

8) 트리클로잔(Triclosan)

(1) 비이온성 무색의 물질로, 세균의 세포벽으로 들어가서 원형질막, RNA, 지방산, 단백질 합성에 영향을 미친다.

(2) 병원 직원의 손소독 비누나 일반 대중을 위한 제품에 함유되어 사용된다. 0.2~2% 농도의 제품이 항균제로 사용된다. 미국 FDA는 손소독제로 안전성과 효과가 불충분한 것으로 분류하고 있으며 추가 연구를 진행 중이다.

(3) CHG와 마찬가지로 피부에 지속 효과가 있으며 손에서의 효과는 pH, 표면활성제, 유화제 등에 의하여 영향을 받는다.

(4) 2% 미만의 트리클로잔은 수용도가 높고 알러지 반응은 거의 없으나, 그람 음성 막대균에 의하여 오염된 사례가 보고되어 있다.

표 2-1. 피부 소독제별 효과와 특성

구 분		알코올	CHG	아이오다인 화합물	아이오도퍼	PCMX	트리클로잔	4급 암모니움
작용 범위	그람 양성균	+++	+++	+++	+++	+++	+++	+
	그람 음성균	+++	++	+++	+++	+	++	++
	결핵균	+++	+	+++	+	+	+	−
	진균	+++	+	++	++	+	−	−
	바이러스	+++	+++	+++	++	+	+++	+
작용속도		빠름	중간	중간	중간	중간	중간	느림
지속성		약	강	강	약	수 시간 지속	강	−
유기물에 의한 불활성화		있음	없음	없음	있음	약하게 있음	약하게 있음	−
비 고		건조효과 휘발성, 가연성	알러지 반응이 거의 없음	피부화상 가능, 피부자극성이 큼	피부자극성이 iodine 보다 작음	비이온 물질에 의해 활동이 억제됨	사람에 따라 적용가능성이 다양함	알코올과 함께 사용

표 2-2. 원내 사용 손위생 제제

구 분	농도, 화학명	상품명	제제, 색	용 도
물과 함께 사용	4% Chlorhexidine gluconate(CHG)	Microshield	용액, 분홍색	중환자실, 병동 : 침습적 시술 전 수술장 : 수술시 손 소독
	PCMX	Ultrex	용액, 분홍색	중환자실 : 일반적 손위생
물 없이 사용	62% Ethyl alcohol	Clean N Fresh	젤, 무색	중환자실, 병동 : 물 없이 사용하는 일반적 손위생
	0.5% CHG + 65% ethyl alcohol	Avagard	로션, 흰색	수술장 : 물 없이 사용하는 수술 전 손소독

참 고 문 헌

1. CDC. Guideline for hand hygiene in health-care settings. *MMWR* 2002;51(RR-16).
2. Block SS, ed. Disinfection, sterilization, and preservation. 5th ed. Philadelphia: Lippincott Williams & Wilkins, 2000.

3장

부위 및 술기별 감염관리

1 혈관 내 카테터 감염관리

현대 의료에서 수액요법은 중요한 치료방법이나 카테터 관련 혈류감염(Catheter-related blood stream infection; CRBSI), 패혈성 정맥염, 심내막염 및 전이성 감염(폐농양, 뇌농양, 골수염, 안내염 등)등 국소 혹은 전신 감염증과 같은 합병증을 일으킬 수 있으므로 감염관리의 주요 대상이다.

1. 혈관 내 카테터의 종류

종 류		삽입 부위	길이	비 고
말초형 카테터	말초정맥카테터	일반적으로 손, 상박 등에 삽입	<8cm	장기간 사용시 정맥염; 혈류감염은 드묾
	말초동맥카테터	요골동맥(radial artery)에 주로 삽입; 대퇴, 상완동맥에 삽입 가능	<8cm	감염률 낮음; 드물게 혈류감염 발생
중심형 카테터	비터널형 중심정맥관	피부를 통하여 중심정맥(쇄골하, 대퇴, 경정맥)에 삽입하여 카테터 팁이 상대정맥(SVC)에 위치	≥20cm	대부분의 CRBSI 원인
	폐동맥카테터	중심정맥에 테프론 인트로듀서를 통해 삽입	>8cm	주로 헤파린 함유, CRBSI 발생이 중심정맥관과 비슷
	말초삽입형 중심정맥관 (PICC)	상완의 척측피 정맥, 요측피 정맥에 삽입하여 카테터 팁이 상대정맥(SVC)에 위치	≥30cm	비터널형 중심정맥관에 비해 감염률 낮음
	턴넬형 중심정맥관	피하에 터널이 있고, 쇄골하, 경정맥에 삽입하여 카테터 팁이 상대정맥(SVC)에 위치	≥20cm	피하터널의 커프가 카테터 트랙을 따라 균이 들어오는 것을 막음
이식형 포트		피하에 터널이 있고 포트 삽입	≥8cm	CRBSI 위험 낮음. 카테터 관리 불필요
제대카테터		제대정맥이나 동맥을 통해 삽입	≤6cm	제대정맥과 동맥의 CRBSI는 비슷

2. 병원성 혈류 감염의 원인균

1) Coagulase-negative staphylococci
2) *Staphylococcus aureus*

3) *Enterococcus* spp.

4) Gram-negative bacilli

(1) *Escherichia coli*

(2) *Enterobacter* spp.

(3) *Pseudomonas aeruginosa*

(4) *Klebsiella pneumoniae*

5) Fungi

(1) *Candida* spp.

3. 카테터 관련 감염의 위험인자

1) 환자 상태 : 노인 혹은 신생아, 기저 질환, 질병의 중증도, 영향 불균형

2) 미생물학적 요소 : 미생물의 종류(독성), 세균의 접종, 집락화 과정, 항균제 내성

3) 치료적 요소 : 입원기간, 유치 기구의 사용, 침습적 처치, 일차 감염 치료의 적절성

4) 환경적 요소 : 중환자실 입원

5) 인적 요소 : 간호사와 환자의 비율

4. 카테터 관련 감염관리의 일반 원칙

1) 혈관내 카테터 관리에 관한 사항

(1) 의료인 교육과 훈련

① 혈관내 카테터 삽입, 유지에 관한 올바른 방법과 감염 예방을 위한 지침에 대해 교육과 훈련을 계속적으로 실시한다.

② 카테터를 삽입하고 조작하는 모든 의료진을 대상으로 정기적으로 지식 및 지침 준수 여부를 점검한다.

③ 카테터의 삽입과 유지는 폭넓은 지식과 숙련된 기술을 갖춘 정맥주사팀이 한다.

(2) 감염 감시

① 환자의 임상 상황에 따라 정기적으로 카테터 삽입부위를 육안으로 확인하고 드레싱부위를 촉지하여 확인한다. 카테터 삽입부위가 아프거나 특별한 원인 없이 열이 발생하거나 국소적인 혹은 CRBSI를 제시하는 다른 증상이 있으면 드레싱을 제거하고 부위를 잘 점검한다.

② 환자로 하여금 카테터 삽입 부위에 어떤 변화가 발생하거나 불편감이 새로 생기면 바로 의료진에게 알리도록 한다.

③ 카테터 삽입 혹은 제거한 사람, 날짜와 시간, 드레싱 교환 등에 대해 기록을 남긴다.

④ 모든 카테터 팁은 정기적으로 배양검사를 시행하지 않는다.

(3) 손위생

① 비누 혹은 손소독제와 물로 손을 씻거나 물 없이 사용하는 알코올젤 등으로 손을 씻는다. 카테터 삽입부위 촉진 전·후, 카테터 삽입 전·후, 카테터 교환 전·후, 드레싱 전·후로 반드시 손을 씻어야 한다. 소독제로 피부소독을 시행한 이후 삽입 부위를 손으로 만져서는 안 된다.

② 장갑 착용이 손위생을 대신할 수 없다. 「2장 손위생」 부분을 참조한다.

(4) 카테터 삽입과 보호장구 착용

① 카테터 삽입과 조작 시 무균술을 준수한다.

② 카테터를 삽입할 때 청결 혹은 멸균 장갑을 착용한다. 말초정맥관 삽입 시 청결 장갑을 착용해도 되지만, 중심정맥관이나 동맥관을 삽입할 때는 반드시 멸균 장갑을 착용해야 한다.

③ 카테터 삽입부위 드레싱 교환 시에는 청결 혹은 멸균 장갑을 착용한다.

(5) 카테터 삽입

카테터를 삽입하기 위한 방법으로 동맥 또는 정맥의 절개방법(cutdown)을 일괄적으로 적용하지 않는다.

(6) 피부 소독제의 사용

① 카테터 삽입 전이나 드레싱 교환 시 적절한 소독제로 피부를 소독한다. 알코올솜으로 주사부위를 중심부에서부터 가장 자리로 잘 닦아낸 뒤 알코올이 증발한 후 삽입을 시도한다. 단, 면역기전이 저하된 환자는 멸균 알코올 스왑, 베타딘 소독제를 이용하여 피부를 소독한다.

② 카테터 삽입 전에 소독제가 공기 중에서 자연 건조될 수 있도록 한다. 베타딘은 적어도 1분 이상 말린다.

③ 카테터 삽입 전이나 드레싱 교환 시 유기용매(아세톤, 에테르)를 피부에 바르지 않는다.

(7) 카테터 삽입부위 드레싱

① 카테터 삽입부위에 멸균거즈나 멸균된 투명필름드레싱을 적용한다.

② 피하의 터널 부위는 드레싱을 하지 않아도 된다.

③ 환자가 땀을 많이 흘리거나 카테터 삽입부위의 출혈, 분비물이 있다면 투명필름보다 멸균거즈 드레싱을 권장한다.

④ 투명필름드레싱 적용 시 1주일마다, 멸균거즈 적용 시 48시간마다 정기적으로 교환한다.

⑤ 드레싱이 젖거나 헐거워졌거나 보기에 오염되어 있으면 드레싱 교환이 필요하다.
⑥ 중심정맥관 드레싱 교환 시 반드시 멸균장갑을 착용한다.
⑦ 투석용 카테터를 제외하고 진균감염이나 항균제 내성을 유발할 수 있으므로 국소 항균제 연고나 크림을 삽입부위에 바르지 않는다.
⑧ 카테터가 물에 젖지 않도록 한다(예 : 샤워 시 미생물이 침투할 가능성을 줄이도록 최대한 주의를 기울여야 한다).

(8) 카테터의 선택과 교환

① 수액요법의 방법이나 기간에 따라 합병증(감염성, 비감염성)을 최소화시킬 수 있는 카테터의 종류, 삽입 방법, 삽입 부위를 선택한다.
② 카테터가 임상적으로 더 이상 필요하지 않으면 즉시 제거한다.
③ 감염을 줄이기 위한 목적으로 중심정맥관이나 동맥관을 정기적으로 교환할 필요는 없다.
④ 성인의 경우 말초정맥관 교환주기는 72시간이나 정맥주사를 위한 다른 부위가 없고 염증이나 침윤 등의 증거가 없는 경우에는 만 24시간을 더 연장해서 사용할 수 있다. 소아의 경우도 성인과 동일하게 적용한다.
⑤ 응급상황에서 카테터를 삽입한 경우는 무균술을 준수했다는 확신이 없으므로 가능한 한 빨리 48시간 경과 전에 교환한다.
⑥ 감염의 원인으로 추정되는 카테터를 언제 교환할 것인가는 임상적 판단을 이용한다(예 : 단지 열만 있는 환자인 경우 무조건 카테터를 교환하지 않는다). 패혈증이나 진균혈증이 있는 환자라도 감염의 원인이 카테터일 가능성이 적을 경우에는 무조건 카테터를 교환하지 않는다.
⑦ 카테터 삽입부위에 화농성 삼출물이 있으면 카테터의 종류에 상관없이 즉시 제거한다.
⑧ 환자가 혈역학적으로 불안정하거나 카테터 관련 감염이 의심되면 카테터의 종류에 상관없이 즉시 제거한다.
⑨ 카테터 관련 감염이 의심되는 환자에서 카테터를 교환할 때 가이드와이어를 이용하지 않는다.

(9) 수액세트와 수액의 교환

① 수액세트
가. 카테터 관련 감염이 의심되거나 확인된 경우가 아니라면 수액세트를 72시간보다 더 자주 교환할 필요가 없다.
나. 일반수액은 72시간마다, 혈액이나 경정맥 고영양주사(IVH)와 지질유제(lipid)는 24시간마다 수액세트를 교환한다.
다. Propofol은 제품 제조사의 권고에 따라 6시간 또는 12시간 간격으로 수액세트를 교환한다.

② 수액의 교환

가. 수액은 주입시작 후 24시간을 초과할 수 없다. 지질유제는 12시간 내에 주입을 완료해야 하며, 양이 많은 경우라도 24시간 내에 끝내야 한다.

나. 혈액이나 혈액제제는 4시간 내에 주입을 완료해야 한다.

(10) 정맥 주사 포트

① 약물 주입 전에 포트를 70% 알코올이나 베타틴으로 소독한다.

② 사용하지 않을 때에는 포트 입구에 캡을 씌워 둔다.

(11) 수액의 혼합과 질 관리

① 모든 수액은 무균술을 적용하여 laminar air flow hood 내에서 혼합한다.

② 육안으로 보기에 탁하거나 새거나 이물질이 있거나 용기에 금이 있거나 유효기간이 지났는지에 대해 점검한다.

③ 수액을 혼합할 때 가능하다면 환자 1인당 한번 사용할 수 있는 소량의 바이알을 사용한다.

④ 바이알에 내용물이 남은 경우 남겨두지 않고 폐기한다.

(12) 중복 사용하는 바이알

① 개봉 후에는 제조사의 약품설명서에 따르고 필요시 냉장 보관한다.

② 주사기를 바이알에 삽입하기 전에 고무막을 소독제로 소독한다.

③ 사용할 때마다 멸균된 기구를 사용하고, 바늘을 삽입하기 전에 오염이 발생하지 않도록 한다.

④ 바이알 사용 시 멸균 상태가 의심스럽다면 즉시 버린다.

⑤ 모든 수액제제를 다룰 때 무균술을 지키며, 정맥 고영양주사와 항암제는 약국 내 laminar air flow hood가 있는 곳에서 혼합한다. 단, 소아병동과 일부 항암병동은 일체의 주사약을 혼합한다.

(13) 인라인 필터(In-line filters)

감염 관리 목적으로 필터를 일괄적으로 사용하지는 않는다.

(14) 예방적 항균제 사용

카테터를 삽입하거나 유지하는 동안 예방적인 목적으로 비강 내 혹은 전신적으로 항균제를 투여하지 않는다.

2) 말초정맥관 관리에 관한 사항

(1) 말초정맥관의 선택

① 사용목적, 사용기간, 합병증 및 의료진의 경험 등을 고려하여 선택한다.
② 혈관에서 유출된 경우, 조직 괴사를 일으킬 수 있는 수액이나 약물 투여 시, IV push를 제외하고 계속 주입의 경우에는 steel needle 사용을 피한다.
③ 정맥주사요법이 6일 이상 필요한 경우 미드라인 카테터, 말초 삽입형 중심 정맥관(PICC) 사용을 고려한다.

(2) 말초정맥관 삽입부위의 선택

① 성인의 경우 하지보다 상지를 선택한다. 하지에 삽입한 정맥관은 가능한 빨리 상지로 옮긴다. 심방부위에서 먼 손등, 팔에서 시작하여 다리 순으로 주사부위를 선택한다.
② 소아의 경우 손, 발등, 두피를 선택한다.
③ 카테터의 교환
가. 카테터 삽입부위를 매일 관찰한다. 드레싱 부위를 눌러 보아 통증이 있는지 확인한다. 임상적으로 아무 문제가 없으면 거즈나 필름을 뜯어서 확인해 볼 필요는 없다. 국소적인 통증이나 CRBSI 증상이 있으면 드레싱을 제거하고 육안으로 확인한다.
나. 정맥염의 증상(열감, 통증, 발적 및 정맥이 만져짐)이 있거나, 감염이 있거나 카테터가 제대로 기능하지 않으면 카테터를 제거한다.
다. 성인의 경우 말초정맥관 교환주기는 72시간이나, 정맥주사를 위한 다른 부위가 없고 염증이나 침윤 등의 증거가 없는 경우 만 24시간을 연장해서 사용할 수 있다. 소아의 경우도 성인과 동일하게 적용한다.
라. 감염 예방 목적으로 미드라인 카테터를 일정 간격으로 교환하지 않는다.
마. 소아의 경우 합병증이 없으면 주사를 계속적으로 유지할 수 있다.

(3) 카테터 삽입 부위 관리

카테터 삽입부위에 예방 목적으로 국소 항균제, 소독제 크림, 연고 등을 바르지 않는다.

3) 중심정맥관 관리에 관한 사항

(1) 일반적 원칙

① 환자 치료에 필요한 관의 개수를 고려하여 가능한 최소 숫자의 카테터를 선택한다.
② 중심정맥관 관련 감염 감소를 위한 감염관리원칙(의료인 교육, 적절한 소독제에 의한 피부소독, 삽입 시 보호장구 착용, 무균술 적용)의 준수에도 불구하고 CRBSI 발생률이 높다면, 5일 이상 정맥주사요법이 필요한 환자에게는 항균제나 소독제가 도포된 카테터를 사용한다.
③ 수련 중인 의료인이 중심정맥관을 삽입하는 경우에는 숙련된 의료인의 감독 하에 시행한다.
④ 장기간 간헐적으로 정맥주사요법이 필요한 환자는 삽입형 포트가 유용하며, 자주 혹은 지속적으로 정맥주사요법이 필요한 환자는 PICC나 터널형 중심정맥관이 유용하다.

⑤ 혈액투석의 장기화가 예상되는 경우(3주 이상) 피하에 턴넬이 있는 커프형 중심정맥관을 삽입한다.

⑥ 혈액투석을 지속적으로 시행하려면 중심정맥관보다 동정맥루를 이용한다.

⑦ 투석이나 응급상황을 제외하고는 투석용 카테터를 통해 혈액을 채취하거나 수액, 약물을 투여하지 않는다.

⑧ 카테터 재질과 소독제가 특별한 반응 현상이 없다면, 제조사의 권고에 따라 혈액투석 카테터를 삽입한 후와 투석 후에 카테터 삽입부위에 베타딘 연고를 적용할 수 있다.

(2) 카테터 부위의 선택

① 감염 합병증과 기계적 합병증(예 : 기흉, 쇄골하동맥 천자, 쇄골하정맥 협착 및 열상, 혈흉, 응고, 공기색전, 카테터 팁 위치 이상)의 위험과 삽입부위에 따른 장점 등을 비교하여 삽입부위를 선택한다.

② 비턴넬형 중심정맥관을 삽입할 경우, 감염 감소를 위해 성인 환자는 경정맥이나 대퇴정맥 부위보다 쇄골하정맥 부위를 선택한다.

③ 혈액투석이나 혈장교환술을 위해 카테터를 삽입할 경우 정맥협착을 방지하기 위해 쇄골하정맥보다 경정맥이나 대퇴정맥을 이용한다.

④ 카테터 삽입 시 보호장구를 착용한다.

가. 중심정맥관 삽입과 가이드와이어를 이용한 카테터 교체 시에는 반드시 마스크, 멸균가운, 멸균장갑, 모자, 대방포를 이용하여 최대한의 무균술을 준수한다.

나. 폐동맥카테터를 삽입하는 경우 멸균토시를 이용한다.

⑤ 카테터의 교환

가. 카테터 관련 감염 예방을 목적으로 정기적으로 혈액투석 카테터, 폐동맥 카테터 등을 포함한 중심정맥관을 교환하지 않는다.

나. 발열을 근거로 중심정맥관을 제거하지 않는다. 다른 부위의 감염이나 비감염성 원인에 의해 발열이 있을 수 있으므로 임상적 판단을 이용하여 카테터 제거를 결정한다.

다. 가이드와이어를 이용한 카테터 교환

가) 감염 예방을 목적으로 비턴넬형 중심정맥관을 가이드와이어를 이용하여 정기적으로 교환하지 않는다.

나) 감염의 증거가 없고 기능이 잘 안 되는 경우 비턴넬형 중심정맥관을 가이드와이어를 이용하여 교환할 수 있다.

다) 가이드와이어를 통해 카테터를 교환하는 경우 새 카테터를 조작하기 전에 새로운 멸균장갑을 착용한다.

⑥ 카테터와 카테터 삽입 부위 관리

가. 비 경구 영양요법을 위해 여러 개의 관이 있는 카테터를 이용할 경우 한 개의 관을 지정하여 사용한다.

나. 카테터 관련 감염을 예방하기 위해 모든 카테터에 항균제 관류액을 정체시키지 않는

다. 단, 여러 번 카테터 관련 감염을 경험한 환자가 턴넬형 중심정맥관이나 삽입형 포트를 갖고 있는 경우는 예방적으로 항균제 관류액을 정체시킬 수 있다.

다. 삽입부위 드레싱 방법

가) 드레싱이 젖거나 헐거워지거나 오염이 되었을 때 혹은 삽입부위 관찰 후 드레싱을 시행한다.

나) 드레싱 교환에 의한 카테터 빠짐의 위험성이 높은 소아를 제외하고, 거즈 드레싱은 2일마다, 투명 필름 드레싱은 적어도 7일에 한 번씩 드레싱을 교환한다.

다) 턴넬형 중심정맥관이나 삽입형 포트의 드레싱은 삽입부위가 아물 때까지 주1회 이상 교환하지 않는다.

라. 7일 이하의 신생아나 주산기 26주 이하의 신생아는 클로르헥시딘 스폰지 드레싱을 하지 않는다.

마. 카테터 부위의 소독제가 카테터 재질에 적합한지 확인한다.

바. 폐동맥카테터 조작 시 멸균 토시를 착용한다.

사. 중심정맥관 삽입부위를 베타딘 솜으로 닦은 후 1분 이상 기다려 완전히 건조시킨다. 이때 입으로 불어서 말리지 않는다.

4) 말초동맥관과 동맥압 측정장치 관리에 관한 사항

(1) 동맥압 측정장치의 선택

가능하면 재사용보다 일회용 트랜스듀서를 사용한다.

(2) 카테터와 동맥압 측정장치의 교환

① 카테터 관련 감염 예방을 위해 정기적으로 말초동맥관을 교환하지 않는다.

② 일회용 혹은 재사용 트랜스듀서를 96시간 간격으로 교환한다. 트랜스듀서를 교환할 때 수액세트, 헤파린관류액도 함께 교환한다. 불필요하면 즉시 제거한다.

③ 동맥압 측정장치의 관리

가. 일반 기준

가) 동맥압 측정장치의 모든 부품(칼리브레이션부품, 관류용액 포함)을 무균적으로 유지한다.

나) 조작 횟수를 최소화하고 동맥압 측정장치내로 유입을 줄인다. 개방 관류시스템(예 : 주사기와 3-way 사용)보다는 패쇄 관류시스템(예 : 계속적 관류)를 이용한다.

다) 동맥압 측정장치에 3-way 대신 다이아프램으로 접근할 때는 적절한 소독제로 다이아프램을 소독한다.

라) 동맥압 측정장치를 통해 포도당을 포함한 수액이나 비경구영양수액을 투여하지 않는다.

나. 동맥압 측정장치의 멸균

가) 일회용 트랜스듀서를 이용한다.

나) 일회용 트랜스듀서를 이용할 수 없을 때는 제조업체의 권고에 따라 멸균한다.

5) 제대 카테터 관리에 관한 사항

(1) 제대 카테터의 교환

① CRBSI, 혈관 기능부전, 혈전 등의 증상이 있으면 제대동맥카테터를 제거하고 교체하지 않는다.

② 카테터 기능에 문제가 있으면 제대정맥카테터를 제거한다.

(2) 카테터 부위

① 카테터를 삽입하기 전에 피부소독을 시행한다. 신생아의 경우 갑상선에 영향이 우려되므로 요오드틴쳐는 피한다. 다른 요오드를 포함한 소독제(예 : 베타딘)는 사용해도 된다.

② 진균 감염이나 항균제 내성에 대한 우려로 제대카테터 부위에 국소 항균제연고나 크림은 바르지 않는다.

③ 제대동맥카테터로 주입되는 수액에는 저용량 헤파린(0.25~1.0F/ml)을 첨가한다.

④ 더 이상 필요하지 않거나 하지로 가는 혈관부전 증상이 나타나면 즉시 제대카테터를 제거한다. 제대동맥카테터는 5일 이상 사용하지 않는다.

⑤ 제대정맥카테터도 가능한 빨리 제거하는 것이 좋으나, 무균적으로 관리가 된다면 14일까지도 사용가능하다.

참 고 문 헌

1. 김옥선, 김성민. 중심정맥관리 감염예방. 병원감염관리 1994;4:35-40.
2. 대한병원감염관리학회. 병원감염관리. 제3판. 서울: 한미의학. 2006:170-194.
3. CDC. Guideline for the prevention of intravascular catheter-related infections. *MMWR* 2002;51 (RR-10):1-32.
4. Corrian A, Pelletier G, Alexander M. Core curriculum for infusion nursing. 3rd ed. Philadelphia: Lippincott Williams & Wilkins. 2006.
5. D. comp-sorrell, ed. Access device guidelines and recommendations for practice and education. 2nd ed. Iowa: Oncology nursing society. 2004.
6. Hankins J, Waldman RA, Hedrick C, Perdue MB. Infusion nurses society. 2nd ed. Philadelphia: W.B. Saunders Company. 2001.
7. Infusion nurses society. Infusion nursing standards of practice. Philadelphia: Lippincott Williams & Wilkins. 2006.

2 요로 감염관리

1. 개 요

요로감염은 전체 병원감염의 40%로 가장 흔한 형태의 병원감염이다. 병원에서 생긴 요로감염의 66~86%는 도뇨관과 관련되어 있으나 적절한 감염관리를 함으로써 약 30%의 요로감염을 예방할 수 있다.

2. 위험요인

1) 유치 도뇨관 삽입 환자
2) 요도 주위에 요로 감염균이 존재하는 경우
3) 도뇨관 삽입 기간이 길수록 감염률 상승
4) 도뇨관과 소변백의 오염(의료인이나 환자의 손)에 의해 상행성으로 요로감염이 발생
5) 환자의 감염에 대한 방어 능력 저하, 즉 당뇨 등 기저질환이 있는 경우
6) 도뇨관에 의한 점막 손상 시
7) 잔뇨(세균 배양의 배지 역할)가 많이 남아 있을 경우
8) 점액, 단백 등이 도뇨관 표면에 부착된 경우

3. 원인균

1) 그람 음성균 : *E. coli*, *Klebsiella* spp., *Proteus* spp., *Enterobacter* spp., *Serratia* spp., *Pseudomonas* spp.
2) 그람 양성균 : *Enterococcus* spp.
3) 진균 : *Candida* spp.

4. 감염경로

1) 도뇨관 삽입 시
2) 도뇨관의 외부와 요도의 표면 점막을 통한 상행성 감염
3) 도뇨관 내부의 소변을 통한 상행성 감염

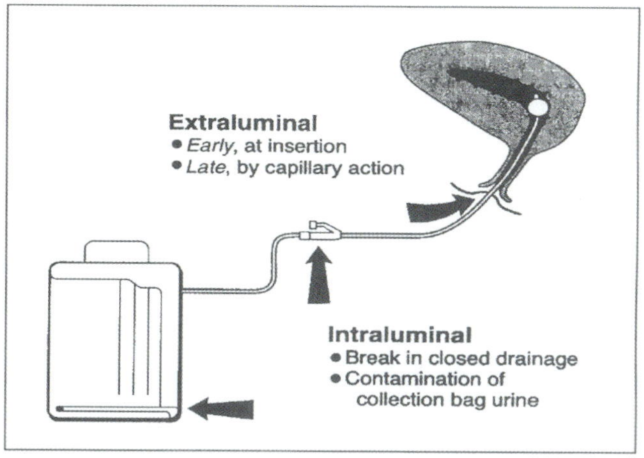

그림 3-1. 도뇨관을 통한 요로감염경로

4. 요로감염관리지침

1) 관리자

(1) 인공도뇨는 도뇨관을 무균적으로 삽입하고 유지하는 방법에 대해 정확한 지식이 있는 사람만이 수행하여야 한다.

(2) 병원직원과 그 외 도뇨관을 관리하는 사람은 인공도뇨의 올바른 방법과 발생 가능한 합병증에 대한 교육을 받아야 한다.

2) 도뇨관의 사용

(1) 도뇨관은 반드시 필요한 경우에만 삽입하며 반드시 필요한 기간 동안만 유지한다. 단순히 환자를 돌보는 사람의 편의를 위한 목적으로만 사용되어서는 안 된다.

(2) 콘돔 카테터 배뇨, 치골상부 도뇨, 간헐적 도뇨와 같은 도뇨법들은 유치도뇨를 대용할 수 있다.

3) 손위생

도뇨관 부위나 관련 부속품을 조작하기 전·후에 즉시 손을 씻어야 한다.

4) 도뇨관의 삽입

(1) 도뇨관은 멸균된 기구와 무균적 방법으로 삽입하여야 한다.

(2) 도뇨관 삽입 시 장갑, 방포, 스폰지, 요도구 주위를 세척할 적절한 소독제와 일회용 윤활제를 사용하여야 한다.

(3) 요도의 외상을 최소화하기 위해 배액이 잘 유지되면서 가능하면 가는 도뇨관을 삽입한다.

(4) 도뇨관을 삽입 후엔 움직이거나 당겨지는 것을 예방하기 위하여 적절하게 고정되어야 한다.

5) 폐쇄적 무균 배액

(1) 무균적이며 지속적인 폐쇄 시스템이 유지되어야 한다.

(2) 도뇨관과 배액 튜브는 세척 요법을 해야 하는 경우 외에는 절대 분리하지 않는다.

(3) 무균술이 지켜지지 않거나 도뇨관이 분리되거나 새는 경우에는 도뇨관-튜브 연결부위를 소독 후에 무균적으로 소변백을 교환해야 한다.

6) 세 척

(1) 세척은 도뇨관이 막힐 위험이 있는 경우(예 : 전립선이나 방광 수술 후 출혈로 발생할 수 있는 폐색)를 제외하고는 가능한 한 시행하지 않아야 하며, 폐색을 예방하기 위해 폐쇄 시스템의 지속적인 세척은 가능하다. 혈전, 점액 또는 기타 다른 요인들로 인한 폐색을 완화하기 위해서도 간헐적 세척이 시행될 수 있다. 항균제를 이용한 지속적인 방광 세척은 유용하지 않으므로 감염 예방을 위한 수행되어서는 안 된다.

(2) 도뇨관-튜브 연결부위는 분리 전에 반드시 소독하여야 한다.

(3) 대용량의 멸균 주사기와 멸균 세척액을 사용하며 사용 후 폐기하여야 한다. 세척을 수행하는 사람은 무균술을 준수하여야 한다.

(4) 만약 도뇨관이 막혀서 자주 세척을 해야 한다면 도뇨관 자체가 폐색의 원인(예 : 결석 형성)이 될 수 있으므로 도뇨관을 교체하여야 한다.

7) 검체 채취

(1) 적은 양의 신선한 검체가 필요하다면 도뇨관의 말단 부위 또는 채취 포트가 있는 경우는 소독제로 소독한 뒤 무균적 바늘과 주사기를 이용하여 흡인하도록 한다.

(2) 요 분석을 위해 많은 양의 소변은 소변백으로부터 무균적으로 받을 수 있다.

8) 소변의 흐름

(1) 소변의 흐름은 막히지 않도록 유지되어야 한다(경우에 따라 검체 채취나 의학적인 목적을 위해 일시적으로 막을 수도 있다).

(2) 소변의 흐름을 향상시키기 위해서는

① 도뇨관과 수집 튜브는 발에 채여서는 안 된다.

② 소변백은 환자마다 각각의 소변기를 이용하여 주기적으로 비워주어야 한다(배액구와 멸균되지 않은 소변기는 절대로 닿아서는 안 된다).

③ 도뇨관이 막히거나 제대로 기능하지 않을 때에는 세척을 시행하거나 필요시 교체한다.

④ 소변백은 항상 방광보다 아래에 위치해 있어야 한다.

9) 요도구 관리

0.02% 클로르헥시딘이나 또는 비눗물을 이용하여 2회 이상 자주 세척하는 것은 요로 감염

감소에 영향을 주지는 않으나, 매일 요도구를 관리해 주는 것이 좋다.

10) 도뇨관 교환 주기

유치 도뇨관을 주기적으로 교환할 필요는 없다.

11) 도뇨관을 가진 환자들의 공간적 격리

교차 감염 기회를 최소화하기 위해 유치 도뇨관을 가진 환자 중 감염된 환자와 감염이 없는 환자는 같은 방을 사용하지 않거나 근접한 병상에 두지 않는 것이 좋다.

12) 미생물학적인 모니터링

도뇨관을 가지고 있는 환자들의 감염 관리 방법으로 정기적인 미생물 배양검사는 실시하지 않는다.

참 고 문 헌

1. 대한감염관리간호사회. 감염관리학. 서울: 동방한문화. 2006:237-250.
2. 대한병원감염관리학회. 병원감염관리. 제3판. 서울: 한미의학. 2006:123-129.
3. 추은주, 김남중. 병원내 요로감염의 예방. 병원감염관리 2004;9:1-6.
4. CDC. Guidelines for prevention of catheter-associated urinary tract infections. 1981.

3 수술부위 감염관리

1. 수술상처의 분류(Surgical wound classification)

1) 청결창상(Clean wound)

감염증이 전혀 없는 부위의 수술로 염증이 동반되지 않고, 호흡기계, 소화기계, 비뇨생식기계를 포함하지 않는 수술상처이다. 청결상처는 일차 봉합하고, 배액관이 필요하다면 폐쇄시스템을 사용한다.

2) 청결-오염된 창상(Clean-contaminated wound)

정상범위를 벗어난 오염이 없고 통제된 상황 하에 호흡기계, 소화기계, 비뇨생식기계를 포함하는 수술상처이다. 특히 감염의 증거나 무균술에 문제가 없는 담도, 충수, 질, 구강인두를 포함하는 수술이 여기에 속한다.

3) 오염된 창상(Contaminated wound)

개방되었으나 오래되지 않은 사고로 인한 상처이다. 개심 소생술(open cardiac massage)과 같이 무균술을 적용하기 어려운 경우 또는 위장관으로부터 다량 유출이 있었거나 농이 동반되지 않은 급성 염증이 포함된 수술 등이 이 범주에 속한다.

4) 불결-감염된 창상(Dirty-infected wound)

감염, 장 천공, 괴사 조직을 포함하는 시간이 지연된 외상성 상처이다. 수술 전에 이미 수술부위에서 수술 후 감염을 일으킬 수 있는 미생물이 존재한다는 의미를 포함한다.

2. 수술부위 감염 관리지침

1) 환자 수술 전 준비

(1) 수술 전에 모든 감염을 찾아내서 치료하거나 치료될 때까지 수술을 연기 한다.

(2) 수술이 예정된 당뇨 환자는 적절한 혈당 조절이 필요하고, 특히 수술 전·후에는 고혈당 상태를 피하도록 한다.

(3) 금연을 권장한다. 수술 전 적어도 30일 이내에는 금연하도록 교육한다.

(4) 수혈이 필요한 경우 수술부위감염 예방을 위해서 수혈을 보류하지 않는다.

(5) 불가피한 경우를 제외하고 수술 전 입원기간을 최소화한다.

(6) 수술 전날 소독제로 샤워하도록 한다.

(7) 수술에 방해가 될 정도로 절개 부위에 체모가 많은 경우를 제외하고는 수술 전 체모 제거는 하지 않는 것이 좋다.

(8) 체모 제거가 필요한 경우에는 수술 직전에 클리퍼로 제거하는 것을 권장한다.

2) 수술실에서의 수술부위 피부 소독

(1) 수술부위 피부 소독을 하기 전에 절개부위를 깨끗이 한다.

(2) 적절한 소독제를 사용하여 피부를 소독한다.

(3) 소독제는 절개할 부위의 중앙에서 바깥쪽으로 원을 그리면서 도포한다. 이때, 예상 절개 부위보다 광범위하게 소독하여 수술 도중 새로 절개하거나 배액관을 삽입할 수 있도록 한다.

3) 수술 전 수술자의 손/전완소독

(1) 손톱은 짧게 하고 인공 손톱은 착용하지 않는다.

(2) 적절한 소독제를 사용하여 2~6분 동안 손을 씻는다. 이때 손과 전완을 포함하여 팔꿈치 까지 씻는다.

(3) 소독제를 헹굴 때 팔꿈치를 구부린 채 몸에서 멀리 손끝을 위쪽으로 들어서 물이 손가락 에서 팔꿈치 쪽으로 흐르게 한 후 건조시킨다. 건조를 위해서 멸균 수건을 사용한다.

(4) 매일 처음 외과적 손위생을 하기 전에 네일 클리너로 손톱 밑을 닦는다.

(5) 반지, 팔찌, 시계 등을 착용하지 않는다.

4) 감염 및 보균상태의 수술 의료진 관리

(1) 전파 가능한 감염질환의 증상이나 징후가 나타났을 때 즉시 해당 부서에 보고하도록 한다.

(2) 삼출성 피부병변이 있는 수술 의료진은 배양 검사를 실시하고, 적절한 치료 후 감염증상 이 없어질 때까지 근무를 제한한다.

(3) *S. aureus*, group A *streptococcus* 등 미생물 보균 상태의 수술 의료진이라도 역학적으로 미생물 전파와 관련이 없는 경우는 근무를 제한하지 않는다.

5) 예방적 항균제

(1) 반드시 필요한 경우에만 예방적 항균제를 사용하고, 수술 종류에 따라 수술부위감염 을 유발하는 가장 흔한 미생물에 효과가 있는 항균제를 선택한다.

(2) 절개 시 혈장과 조직에 살균 농도가 유지되도록 예방적 항균제 초기 용량 투여시기를 결정한다. 수술 전 과정과 봉합 후 몇 시간 동안은 혈장과 조직에 치료적 농도를 유지할 수 있어야 한다.

(3) 장절제술 전에는 예방적 항균요법과 함께 관장이나 하제를 사용하여 장세척을 실시 한다. 수술 전날 비흡수성 경구 항균제를 투여한다.

(4) 고위험 제왕절개술을 시행하는 경우는 제대 결찰 후 바로 예방적 항균제를 투여한다.
(5) Vancomycin은 일상적인 예방적 항균제로 사용하지 않는다.

6) 무균술

(1) 중심정맥관 등 혈관 내 기구나 척수 혹은 경막 외 마취카테터를 삽입하는 경우 정맥 내 투약 시에는 철저한 무균술을 준수한다.
(2) 사용 직전에 멸균 기구를 조립하고 준비한다.

7) 수술기법

(1) 부드러운 조작과 효과적인 지혈을 하고, 죽은 조직이나 이물질, 수술부위의 사강을 없앤다.
(2) 집도의가 판단하기에 수술 부위의 오염이 심한 경우에는 일차 봉합을 지연시켜 절개 부위를 열어둘 수 있다.
(3) 배농이 필요한 경우는 폐쇄 배액관을 사용한다. 수술 절개 부위와 떨어진 곳에 새로 절개하여 배액관을 삽입하고 가능한 한 배액관을 빨리 제거한다.

8) 절개부위 관리

(1) 일차 봉합 후 24~48시간 동안은 멸균 드레싱을 유지한다.
(2) 드레싱을 교환하거나 수술 부위 접촉 전·후에는 반드시 손을 씻는다.
(3) 절개 부위 드레싱 교환이 필요할 때는 무균술을 준수한다.
(4) 절개 부위 관리 방법, 수술 부위 감염 증상 등을 환자와 보호자에게 교육한다.

참 고 문 헌

1. Horan TC, Gayes RP, Martone WJ, Jarvis WR, Emori TC. CDC definitions of nosocomial surgical site infections: a modification of CDC definitions of surgical infections. *Infect Control Hosp Epidemiol* 1992;13:606-608.
2. Mangram AJ, Horan TC, Pearson ML, Silver LC, Jarvis WR. Guideline for the prevention of surgical site infection, 1999. *Am J Infect Control* 1999;27:97-132.

4 원내 폐렴 감염관리

원내 폐렴은 전체 병원감염의 약 15%를 차지하며, 특히 중환자실 환자에게 가장 많이 발생하는 병원감염으로 환자의 질병의 중증도에 중요한 영향을 미친다. 원내 폐렴 발생은 환자의 중증도 뿐만 아니라 환자의 재원기간을 연장시키고 진료비를 상승시키는 영향이 크므로 병원감염관리의 주요 대상이 된다.

1. 원내 폐렴의 종류

1) 수술 후 폐렴
2) 침하성 폐렴
3) 바이러스성 폐렴
4) 기회감염성 폐렴
5) 인공호흡기 관련 폐렴

2. 원내 폐렴의 위험요인

1) 수술 : 특히 복부와 흉부에 수술을 받는 경우
2) 기도 내 흡인
3) 오염된 호흡치료 기구
4) 구강과 인두의 그람 음성 간균의 정착
5) 면역기전의 저하와 같은 경우

3. 원인균

1) 원외 폐렴 : *S. pneumoniae*
2) 원내 폐렴 : *Klesiella* spp., *Enterobacter* spp., *Proteus* spp., *Pseudomonas* spp., *Serratia* spp., *S. pneumoniae*
3) 면역저하 환자 : 진균(*Aspergillus* spp.), 바이러스(CMV), 원충(*Pneumocystis carinii*) 등
4) 유아나 소아 : 인플루엔자, RSV(Respiratory Syncytial Virus)

4. 감염경로

1) 흡입(inhalation)
2) 흡인(aspiration)
3) 혈행성 전파
4) 주변 감염증의 파급

5. 폐렴 감염관리 지침

1) 세균성 폐렴

① 병원 직원은 원내 폐렴 예방을 위한 감염관리지침에 대하여 교육을 받아야 한다.
② 임상적, 역학적 감염관리상의 목적 없이 정기적으로 환자나 호흡치료에 사용되는 기구에 대한 미생물 배양을 할 필요가 없다.

(1) 전파의 차단

① 기구와 물품의 소독과 멸균 및 관리
「8장. 소독과 멸균」을 참조한다.

가. 일반적 방법

가) 소독이나 멸균을 하기 전에 모든 기구와 물품을 완벽하게 씻는다.

나) 준위험기구(예 : 하부기도의 점막에 직접 혹은 간접으로 접촉하는 기구)

(가) 열과 습기에 약하지 않은 것 : 70℃ 이상에서 30분 동안 습열저온살균을 하는 높은 수준의 소독을 하거나 스팀멸균 해야 한다.

(나) 열이나 습기에 약한 기구 : EO gas 소독과 같은 저온살균법을 이용한다.

(다) 소독을 한 뒤에는 적절한 헹굼, 건조, 그리고 포장을 해야 하며 이 과정 중에 물품이 오염되지 않도록 한다.

다) 호흡기도에 사용되는 재사용 준위험 기구를 화학적으로 소독한 후에 헹굴 때에는 멸균수를 사용해야 한다. 만일 이것이 불가능하다면 여과된 물 또는 수돗물로 헹구고 이소프로필 알코올로 헹군 후 압축공기 또는 건조기로 말린다.

나. 인공호흡기

인공호흡기의 내부를 정기적으로 멸균하거나 소독하지 않는다.

다. 인공호흡기 튜브, 가습기, HME(heat moisture exchanger)

가) 가습기와 인공호흡기 회로

(가) 환자에게 개별적으로 사용되는 인공호흡기 회로(예 : ventilator tubing and exhalation valve, attached humidifier)를 주기적으로 교체할 필요는 없다. 단, 눈에 보이게 오염되었거나 기능을 잘 하지 않을 경우 교체한다.

(나) 호흡회로 튜브의 응축수 : 인공호흡기 튜브 내에 고인 응축수는 주기적으로 배출시키되, 환자 쪽으로 배출되지 않도록 주의 한다. 위의 과정을 행할 때나 응축수를 다룰 때에는 장갑을 착용하고, 장갑을 벗은 후에는 손을 씻는다.

(다) 가습기 용액 : 가습기를 채우는데 멸균수를 사용한다.

나) HME가 있는 인공호흡기 회로

(가) HME는 한 환자에게만 사용하였을 경우 눈에 보이게 오염되었거나 기능 이상이 있을 때 교체한다.

(나) 한 환자에게 사용한 HME는 48시간보다 더 자주 정기적으로 자주 교환하지 않는다.

(다) 한 환자에게 사용 중인 HME가 부착된 호흡기 회로는 눈에 띄는 오염이나 기능 이상이 없는 한 주기적으로 교환할 필요는 없다.

다) 산소 가습기

(가) 산소 가습기 사용에 대하여는 제조사의 지침을 따른다.

(나) 한 환자에게만 사용된 가습기 튜브(nasal prongs이나 mask 포함)는 제 기능을 하지 않거나 눈에 보이게 오염된 경우 교체하는 것을 원칙으로 한다.

라) 소용량 분무기(Nebulizers) : in-line, hand-held 분무기

(가) 같은 환자에게 사용되는 경우에도 각 치료 사이에 소용량 분무기를 소독하고 멸균수로 헹구고 건조해야 한다. 멸균수가 여의치 않을 경우 여과된 물 또는 수돗물로 헹구고 이소프로필 알코올로 헹구고 압축 공기 또는 건조기로 말린다.

(나) 멸균수를 무균적으로 분무기에 따라 넣는다.

(다) 가능하면 분무 약품은 일회용 바이알을 사용한다. 만일 수 회 나누어 사용하는 바이알을 사용한다면 약품 관리를 제조사의 권고에 따른다.

마) 연무텐트(Mist-tents)

(가) 다른 환자에게 사용하기 전에 연무텐트와 분무기, reservoirs, 튜브를 멸균된 것이나 높은 수준의 소독이 된 것으로 교체한다.

(나) 한 환자에게 사용한 것이라 하더라도 매일 낮은 수준의 소독이나 저온살균 후 공기로 건조시킨다.

바) 호흡기 치료에 사용되는 다른 기구들

(가) Respirometers와 인공호흡기 온도계 : 다른 환자에게 사용하기 전에 멸균하거나 높은 수준의 소독을 한다.

(나) Ambu bags : 다른 환자에게 사용하기 전에 높은 수준으로 소독하거나 멸균한다.

사) 마취 기계와 호흡 시스템 또는 환자용 회로

(가) 마취 기구의 내부기계를 일상적으로 멸균하거나 소독하지 않는다.

(나) 다른 환자에게 사용하기 전에는 제조사의 지침에 따라 환자에게 사용하는 재사용 호흡 시스템이나 회로(예 : 기관 튜브나 안면 마스크, 흡기와 호기의 호흡튜브, y-piece, reservoir bag, 가습기, 가습기 튜브)를 깨끗이 세척한 후 멸균이나 높은 수준의 소독을 한다.

(다) 마취기구의 호흡 시스템이나 환자회로에 부착되는 다른 부속물에 대한 사용상 유지관리, 세척과 소독, 멸균은 이미 발표된 지침이나 제조회사의 지침을 따른다.

아) 폐 기능검사 기구(Pulmonary-function testing equipment)

(가) 다른 환자에게 사용하기 전에 폐 기능 검사 기구의 내부 장치를 정규적으로 멸균하거나 소독하지 않는다.

(나) 다른 환자에게 사용하기 전에 peak flow meter의 마우스피스나 spirometer의 필터를 교체한다.

자) 실내 공기 가습기와 faucet aerators

(가) Venturi principle, 초음파, spinning disk 등 에어로졸을 형성하여 분무하는 대용량 실내 가습기는 매일 멸균하거나 높은 수준의 소독을 하고 멸균수를 채워 넣을 수 없다면 사용하지 않는다.

(나) Faucet aerators : 장기이식병동의 물에서 레지오넬라가 분비되었다면 더 이상 레지오넬라가 분리되지 않을 때까지 병동의 faucet aerators를 제거한다.

② 사람사이의 감염관리

가. 표준주의 준수

가) 손위생 : 기관내 튜브(endotracheal tube) 혹은 기관절개튜브(tracheostomy tube)를 갖고 있는 환자와 환자에게 사용된 호흡기계 장치에 접촉 전·후 장갑 착용 여부에 관계없이 손을 씻는다.

나) 장갑 착용

다) 가운 착용 : 환자에게서 호흡기 분비물이 튈 것이 예상된다면 가운을 입고 가운이 오염되거나 다른 환자를 접하기 전에 가운을 교환한다.

나. 기관절개(tracheostomy) 환자

가) 기관절개 시 무균술로 준수한다.

나) 기관절개튜브를 교환할 때 가운을 입고 무균술을 준수하며 멸균이나 높은 수준으로 소독된 튜브로 교환한다.

다. 호흡기계 분비물의 흡인

가) 개방시스템 흡인 시 멸균 일회용 카테터를 사용한다.

나) 흡인 시 멸균수를 사용한다.

(2) 숙주 감염 위험요인 교정

① 숙주의 감염에 대한 방어력을 증가시킨다 : Immune modulator의 투여

가. 폐렴구균 예방접종(Pneumococcal vaccination) : 폐렴구균 감염 고위험 환자에게 예방접종을 할 수 있다.

가) 폐렴구균 다당류 백신 23-valent를 폐렴구균 감염의 합병증에 대한 고위험 환자*에게 투여한다.

> **고위험 환자***
>
> a. 65세 이상의 노인
> b. 5~64세의 만성 심질환 환자(예:울혈성 심부전, 심근장애)이나 만성 폐질환(COPD, 기흉, 그러나 천식은 해당 안 됨), 당뇨, 알코올중독자, 만성 간질환(간경화), 혹은 뇌척수액 누출을 가진 성인
> c. 5~64세의 기능적 혹은 해부학적 비장결손증 환자
> d. 5~64세의 열악한 환경에서 살고 있는 사람
> e. 5세 이상의 면역결핍 환자로 HIV 감염, 백혈병, 림프종, 호지킨병, 다발성골수종, 암, 만성 신부전, 신증후군, 또는 다른 면역결핍상태(조혈모세포이식(HSCT), 수혜자, 장기이식, 전신적 코티코스테로이드의 장기 사용과 같은 면역억제 화학요법)
> h. 장기요양기관에 있는 사람들

나) 폐렴구균 다당류 단백결합 백신 7-valent를 2세 미만의 모든 아이들과 24~59개월의 고위험 소아*

> **고위험 소아***
>
> a. 겸상적혈구성 빈혈과 다른 헤모글로빈 이상증, 기능적으로나 해부학적으로 비장결손증 환아
> b. HIV감염
> c. 만성 심질환이나 폐질환(천식 제외), 당뇨, 뇌척수액 누출 등 만성 질환을 앓은 환아 ; 악성종양, 만성신질환, 신증후군, 장기간 코티코스테로이드 투여 등 면역억제 화학요법, 장기이식 등으로 인해 면역결핍이 있는 환아들
> d. 24~59개월 소아, 아메리카 인디언 아동, 알라스카 원주민 아동, 흑인 아동, 시설 아동을 우선적으로 예방접종한다.

② 흡인(aspiration) 예방

기관내튜브, 기관절개관튜브 또는 비위관 같은 기구는 임상적으로 필요가 없어지면 가능한 빨리 제거한다.

가. 기관내 삽관과 관련된 흡인의 예방

가) 기관내 삽관의 사용기간을 줄이기 위해 NIV(Noninvasive ventilation)를 사용한다.

(가) 호흡부전은 있으나 기관내 튜브를 할 필요가 없는 환자(예 : 갑작스런 COPD 악화나 심인성폐부종으로 과탄산 호흡 부전에 있는 경우)에게는 기관내 튜브를 하기보다 안면이나 비강 마스크를 통한 비침습적 양압 인공호흡기(NIV)를 사용한다.

(나) 기관내 튜브 기간을 짧게 하기 위하여 인공호흡기에서 weaning 과정에 있을 때 가능한 한 NIV(안면 또는 비강 마스크)를 사용한다.

나) 이미 인공호흡기 치료를 받은 환자에게 가능하면 다시 기관내 튜브를 하지 않도록 한다.

다) 금기가 아니라면 nasotracheal tube보다는 orotracheal tube를 사용한다.

라) 여건이 되면 기관내 튜브의 커프 상부에 dorsal lumen이 있어 환자의 subglottic area를 계속적으로 또는 자주 간헐적으로 흡입하여 기관내 분비물을 배출할 수 있도록 한다.

마) 튜브를 제거하는 준비 과정에서 기관내 튜브의 커프를 수축하기 전에, 혹은 튜브를 움직이기 전에 분비물을 튜브의 커프 위에서부터 없애야 한다.

나. 경관영양과 관련한 흡인 예방

가) 금기사항이 아니라면 흡인성 폐렴(예 : 비위관을 갖고 있거나 기계적으로 인공호흡을 하는 환자)의 위험이 높은 환자의 침대 머리를 30~45° 각도로 세운다.

나) 영양 튜브의 위치가 적당한지 정기적으로 확인한다.

다. 구강인두의 집락화의 예방

가) 소독제를 이용하여 구강인두를 세척, 소독한다.

③ 수술 후 폐렴 예방

가. 수술 전 환자, 특히 수축성 폐렴의 고위험 환자*에게 잦은 기침, 심호흡과 수술 후 조기 이상 할 것을 교육한다.

> 고위험 환자*
>
> a. 전신 마취를 시행할 환자
> b. 복부 대동맥류 교정, 흉부 수술, 응급 수술환자
> c. 60세 이상 노인
> d. 기능을 전적으로 의존하여 수행하는 환자
> e. 체중이 10% 이상 감량된 환자
> f. 만성 질환으로 인한 스테로이드 사용
> g. 최근 음주력, 만성 폐쇄성 폐질환력, 전년도 흡연력
> h. 지각기관의 이상, 뇌졸중으로 인해 남겨진 신경성장애, 혈액요소질소(BUN)가 8mg/dL 미만이거나 22mg/dL 이상인 환자
> i. 수술전 4units 이상의 혈액을 수혈 받은 환자

나. 의학적으로 금기사항이 아니라면 수술 받은 환자에게 자주 기침하고, 심호흡을 하고, 침상 운동을 하고, 보행하는 것을 격려한다.

다. 수술 후 폐렴에 걸릴 위험이 높은 환자에게 inspirometer를 사용하도록 한다.

참 고 문 헌

1. 대한감염관리간호사회. 감염관리학. 서울: 동방한문화. 2006:251-261.
2. 대한병원감염관리학회. 병원감염관리. 제3판. 서울: 한미의학. 2006:130-144.
3. 우준희. 폐렴의 이해. 서울: 울산대학교 출판부. 1998.
4. CDC and HICPAC. Guidelines for preventing health-care-associated pneumonia, 2003. *MMWR* 2004;53(RR-03):1-36.

4장

환자의 격리와 감염관리

1 감염의 전파

1. 감염의 연결고리

감염이 전파되기 위해서는 감염원이 되는 미생물, 숙주, 전파 방법의 세 가지 요인이 있어야 한다.

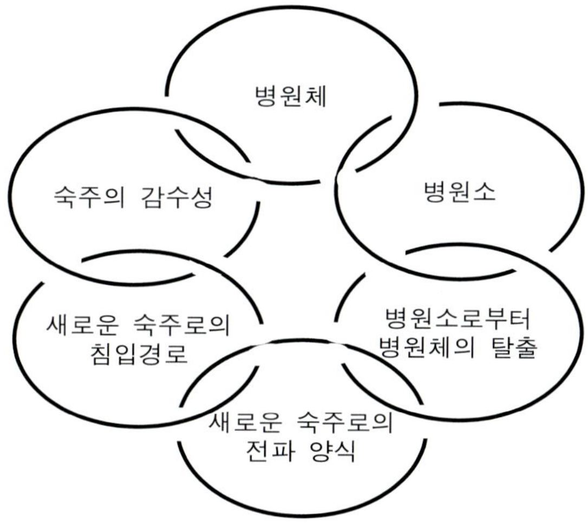

그림 4-1. 감염의 연결고리

2. 전파 방법의 종류

1) 접촉 전파(Contact transmission)

(1) 직접접촉 전파

(2) 간접접촉 전파

2) 비말 전파(Droplet transmission)

3) 공기 전파(Airborne transmission)

4) 무생물매개체(Common vehicle) 전파

5) 생물매개체(Vectorborne) 전파

2 격리의 원칙

1. 손위생과 장갑 착용

손위생은 감염전파 예방에 가장 중요한 요소이다. 손위생의 방법과 기준 등은 「2장. 손위생」을 참조한다.

1) 장갑을 착용해야 하는 이유

(1) 환자의 혈액, 체액, 분비물, 배설물, 점막이나 손상이 있는 피부에 존재하는 미생물로부터 오염이 되는 것을 막아 주는 보호장구의 역할을 한다. 특히 혈액매개질환으로 인한 감염의 예방에 필수적이다.

(2) 환자의 점막이나 손상이 있는 피부 등과 접촉하는 침습적 치료나 처치 시 직원의 손에 존재하는 미생물이 환자에게 전파되는 것을 예방해 준다.

(3) 환자나 매개물 접촉 후 병원직원의 손이 미생물이 오염되었을 경우 이를 다른 환자에게 전파하는 것을 예방해 준다. 따라서 환자가 바뀔 때마다 장갑을 교환해야 하며 장갑을 벗은 후 반드시 손을 씻어야 한다.

2) 장갑 착용과 손위생

장갑의 착용이 손위생을 대신할 수는 없는데 그 이유는 다음과 같다.

(1) 장갑에 눈에 보이지 않는 결함이 있거나 사용 중 찢어질 가능성이 있다.

(2) 장갑을 벗는 과정 중에 손이 오염될 수 있다.

2. 환자 입원 시 방배치

1) 1인실

(1) 환자가 전염성이 강하거나 역학적으로 의미 있는 미생물을 보유한 경우 세면대와 화장실이 별도로 있는 1인실에 입원시킨다.

(2) 소아환자나 의식이 명료하지 않은 상태이거나 위생상태가 불량하고 감염예방 지침을 수행할 수 없는 환자의 경우에는 1인실 입원을 권고한다.

2) 코호트

1인실 입원이 불가능한 경우 동일한 미생물이 분리되는 환자를 같은 방에 입원시킬 수 있다. 이때는,

(1) 환자들은 전파 가능성이 있는 다른 미생물에 감염되어 있지 않아야 하며,
(2) 같은 미생물에 재감염될 가능성이 적은 경우여야 한다.
이러한 코호트는 집단감염의 발생이 있거나 1인실이 부족할 경우에 유용한 방법이다.

3) 1인실이나 코호트가 불가능할 경우

1인실 격리나 코호트가 모두 불가능한 경우에는 감염된 미생물의 전파경로와 역학적 특성, 환자 상태 등을 고려하여 감염관리실 또는 감염내과와 상의한 뒤 환자 배치를 결정한다.

4) 다른 환자와 방문객

감염된 환자와 감염질환이 없는 환자가 같은 방에 있을 경우에는 환자, 직원, 방문객도 격리지침을 준수하도록 한다. 같은 방을 이용할 환자는 신중히 선택해야 한다.

5) 전실(anteroom)의 설치

공기로 인해 전파(airborne transmission)되는 질환을 가진 환자의 격리용 방에 전실을 설치하는 것이 효과적인지에 대하여는 확실한 자료가 없다. 결핵환자 격리병실에 관한 사항은 「4장-5. 결핵격리지침」을 참조한다.

3. 보호장구

1) 마스크와 안면 보호장구

환자의 혈액, 체액, 분비물이나 배설물이 눈, 코, 입이나 점막에 튀거나 뿌려질 우려가 있는 경우에는 마스크, 보안경, 안면 보호장구 등을 상황에 따라 적절히 착용한다. 마스크는 입과 코를 모두 덮도록 한다.

2) 가운과 보호복

(1) 직원의 의복이나 피부가 오염이 우려되는 경우 가운을 착용한다. 가운은 액체가 튀었을 때 스며들지 않는 재질이어야 한다.
(2) 다량의 오염이 우려되는 경우에는 다리싸개나 신발싸개 등을 착용할 수 있다.
(3) 역학적으로 의미있는 미생물에 감염된 환자와 접촉 시에도 미생물을 다른 환자나 주위 환경에 전파하지 않도록 가운을 착용한다. 전염성 질환 환자의 격리를 위한 가운 사용은 일회용 가운이 원칙이며 반드시 멸균할 필요는 없다. 환자 방을 나가기 전에 가운을 벗고 손을 씻는다.

4. 환자의 이동

전염성이 강하거나 역학적으로 의미 있는 미생물을 가지고 있는 환자는 이동을 제한하고 환자 이동이 꼭 필요한 경우에는 다음 사항에 유의한다.

1) 미생물이 전파 예방을 위해 환자에게 주의사항을 교육한다.
2) 다른 환자, 방문객, 직원과 주위 환경에 미생물 전파 예방을 위하여 환자에게 적절한 보호 장구를 착용하도록 한다.
3) 환자가 이동하는 부서에 환자의 이동을 알리고 적절한 주의가 취해지도록 조치한다.

5. 치료 기구와 물품

1) 주사침은 뚫리지 않는 용기에 담아야 한다.
2) 오염된 물품은 주위 환경을 오염시키지 않도록 주의하고 사용 즉시 세척한다.
3) 의료기구와 물품의 소독 및 멸균은 「7장. 소독 및 멸균」을 참조한다.

6. 린넨과 세탁물

1) 오염된 린넨과 청결한 린넨을 구분하여 저장하고 취급한다. 자세한 사항은 「9장-6. 세탁물 관리」를 참조한다.
2) 병원성 미생물에 오염된 린넨이라 하더라도 감염을 전파할 가능성은 매우 낮지만 환자나 방문객, 주위 환경에 미생물 전파예방을 위하여 주의하면서 다룬다.

7. 환자용 식기

격리환자용 식기는 적절한 세제와 뜨거운 물로 세척하는 것으로 충분하다.

8. 병실 청소와 소독

격리환자용 방과 가구도 다른 환자의 방과 같은 방법으로 청소하고 소독하나 오염균의 종류와 양이 많을 경우 특별한 주의가 필요할 수도 있다. 격리병실 청소의 방법과 빈도는 「9장-4. 청소 지침」을 참조한다.

3 격리의 종류 및 방법

1. 표준주의(Standard precautions)

모든 환자, 혈액, 체액, 분비물, 배설물, 오염된 기구를 다룰 때 적용된다.

1) 손위생

손위생은 한 환자의 다른 신체 부위와 환자와 환자 사이에 미생물 전파의 위험을 감소시킬 수 있는 가장 단순하면서도 중요한 방법이다.

(1) 환자 진료 전·후

(2) 장갑 사용 전·후

(3) 한 환자와 접촉한 후 다른 환자를 접촉하기 전

2) 장갑

장갑은 혈액, 체액, 배설물, 점막, 손상된 피부에 접촉할 때 눈에 보이는 오염 예방과 보호막을 제공하고, 침습적 시술을 하는 동안 의료진 손의 미생물이 환자에게 전파되는 기회를 줄이고, 의료진의 손에 잠재하거나 일시적으로 집락하는 미생물이 환자에게 전파되는 것을 차단하는 역할을 한다. 하지만 손씻기를 100% 대신할 수 없다.

(1) 혈액, 체액, 분비물, 배설물, 오염된 기구등과 접촉할 때

(2) 점막이나 손상된 피부와 접촉하기 전

(3) 같은 환자라도 미생물이 많이 있는 부위에 사용한 장갑은 시술 사이에 새로운 장갑으로 교환

3) 환자 격리

격리가 필요한 환자는 1인실이나 같은 질환끼리 코호트 격리한다. 전염가능성이 높거나 유행발생 가능성이 있는 미생물을 가진 환자는 손씻기 시설과 화장실이 있는 1인실을 사용하여야 한다.

4) 감염된 환자의 이송

전파 가능성이 높고 유행발생 가능성이 있는 미생물에 감염된 환자는 되도록 환자의 방에서 나오지 않도록 하며, 부득이 이동해야 할 경우에는

(1) 다른 환자, 직원, 환경에 미생물을 전파시킬 기회를 최소화하고

(2) 이동부서(검사, 물리치료실, 인공신장실)에 예방조치를 알려주며

(3) 검사나 치료를 받을 경우 제일 마지막에 시행될 수 있도록 한다.

5) 마스크/눈 보호장구

혈액이나 체액이 튀거나 분사될 가능성이 있는 처치를 수행할 때 눈, 코, 입의 점막을 보호하기 위하여 착용한다.

6) 가운

혈액, 체액, 분비물 등이 의료인의 피부나 의복에 묻거나 튀는 것을 방지하기 위한 것으로 방수성이 있고, 팔과 몸통의 앞부분, 목부터 다리를 덮어야 한다.

(1) 피부나 옷이 환자의 혈액, 체액, 분비물 등에 오염될 가능성이 있을 때 착용한다.

(2) 적절한 가운을 선택하고 물이 스며들지 않아야 한다.

(3) 가운이 오염된 경우는 바로 벗고 손을 씻는다.

7) 환자에게 사용한 의료물품

환자의 각종 처치에 사용한 각종 물품은 오염된 것으로 간주한다.

(1) 환자의 혈액, 체액이나 분비물, 배설물로 오염된 기구는 피부와 점막노출, 의복오염, 다른 환자나 환경으로의 미생물을 전파하지 않도록 주의한다.

(2) 재사용하는 물품은 반드시 적절한 방법으로 소독, 멸균한 후 다음 환자에게 사용한다.

(3) 일회용 물품은 분리수거하여 버린다.

8) 린넨

오염된 세탁물에 의해 병원균이 전파되는 위험률은 낮지만 주의를 요한다. 깨끗한 린넨과 오염된 린넨을 구별하여 위생적으로 보관, 처리하는 것이 권장된다. 오염된 린넨은 깨끗한 지역을 오염시키지 않도록 하며 젖은 세탁물의 경우 새지 않는 별도의 비닐봉투에 넣어 입구를 잘 봉해 햄퍼에 넣거나 방수처리된 햄퍼에 넣는다. 오염된 린넨을 다루고 이송하고 세척하는 방법은 중앙공급실의 린넨 처리규칙에 따른다.

9) 환경관리

환자와 접촉이 많은 침대, 침대난간, 침대주변의 기구들은 바닥이나 벽보다는 더 자주 적절한 방법으로 청소한다. 병원환경 청소에 사용할 수 있는 소독제는 약한 수준의 소독제로서 4급 암모니움제제나 차아염소산 나트륨과 같은 염소계 표백제 등이 있다.

10) 업무상 감염 노출 예방

(1) 사용한 주사바늘과 기타 날카로운 기구를 다룰 때에는 찔리지 않도록 주의한다. 특히, 처치가 끝난 후 기구를 세척할 때나 바늘을 폐기할 때 주의한다.

(2) 심폐소생술을 하여야 할 경우는 구강 대 구강 호흡법 대신 다른 기구를 이용하고, 환자와의 직접 접촉을 피한다.

2. 전파경로별 격리지침

병원균의 전파를 예방하기 위한 표준주의 지침과 더불어 전파경로를 기초로 한 지침이 적용된다. 여러 가지 경로로 전파되는 질환인 경우는 복합적으로 적용될 수 있다.

1) 공기주의(Airborne precautions)

5㎛ 이하의 작은 입자의 공기매개 전파를 예방하기 위하여 사용되는 방법이며, 미생물 전파경로가 공기이므로 특별한 공기관리와 환기가 필요하다.

(1) 방

① 1인실을 사용한다.

② 음압이 유지되도록 한다.

③ 방문은 항상 닫아 둔다.

④ 1인실을 사용할 수 없는 경우 같은 균이 분리되는 환자끼리 코호트한다.

(2) 마스크

① 결핵 : N95 마스크를 착용한다.

② 수두, 홍역 : 면역이 있는 사람은 반드시 사용할 필요가 없다.

(3) 환자 이동

① 반드시 필요한 경우를 제외하고는 이동을 제한한다.

② 이동 중에는 환자에게 수술용 마스크를 사용하도록 한다.

③ 환자가 이송될 부서에 환자의 상태를 알려준다.

(4) 대상 질환 및 방법

① 홍역, 수두(파종성 대상포진 포함), 결핵 등

② 표준주의 및 접촉주의 준수

2) 비말주의(Droplet precautions)

표준주의와 더불어 재채기, 기침, 대화 또는 기관지 내시경 같은 처치 중 환자에게서 발생한 비말이 튀어서 전파되는 것을 예방하기 위해 시행되는 방법이다.

(1) 방

가능한 한 1인실을 사용하며 코호트 적용 시 다른 환자와의 거리를 1m 이상 유지한다.

(2) 마스크

환자와의 거리가 1m 이내인 경우에는 항상 마스크 착용한다.

(3) 환자이동

① 반드시 필요한 경우를 제외하고는 이동을 제한한다.

② 이동 중에는 환자에게 수술용 마스크 사용하도록 한다.

③ 환자가 이송될 부서에 환자의 상태를 알려준다.

(4) 대상 질환

① 수막염, 폐렴, 후두개염, 패혈증을 포함한 침습적 헤모필루스 인플루엔자 b형 감염증

② 수막염, 폐렴, 패혈증을 포함한 침습적인 수막구균질환

③ 수막염, 폐렴, 부비강염, 중이염을 포함한 침습적인 다제 내성 폐렴발균성 폐렴질환

④ 그 외 비말에 의해 전파되는 세균성 호흡기계 감염 : 인두디프테리아, 마이코플라즈마 폐렴, 백일해, Streptococcal 인두염, 폐렴, 성홍열(유아나 소아)

⑤ 그 외 비말에 의해 감염되는 바이러스성 감염 : 볼거리, 파보바이러스 B19, 아데노바이러스, 인플루엔자

3) 접촉주의(Contact precautions)

표준주의와 더불어 직접 또는 간접 접촉에 의해 다른 환자나 환경에 전파되는 것을 예방하기 위해 사용되는 방법이다.

(1) 방

1인실을 사용하거나 코호트 격리를 한다. 이것이 힘든 경우 원인균의 역학적 특성과 환자 상태를 고려하여 배치한다.

(2) 장갑

① 병실에 들어갈 때 착용하고, 환자 치료 도중 미생물의 오염이 많은 감염부위를 접촉한 후에는 장갑을 교환한다. 병실을 나오기 전에 장갑을 벗는다.

② 장갑을 벗은 후 즉시 손소독제로 손을 씻는다.

(3) 가운

환자나 환경에 직접 접촉이 예상되면 환자의 방에 들어갈 때 착용하고, 환자의 방에서 나오기 전에 벗어놓는다. 가운을 벗은 후에는 오염된 환경에 옷이 닿지 않도록 주의한다.

(4) 환자 이동

꼭 필요한 경우를 제외하고는 환자의 이동을 제한한다. 이동 중에는 병원균의 전파 위험을 최소한으로 하도록 모든 주의를 엄격히 준수한다.

(5) 환자 사용 물품

가능한 물품은 개별 사용한다. 공통적으로 사용하는 기구는 반드시 다른 환자에게 사용 전에 세척 및 소독한다.

(6) 대상 질환

① 소화기계, 호흡기계, 피부 또는 창상감염이나 다제내성인 세균(MRSA, VRE, 그람 음성 막대균 등)에 집락된 경우

② 감염률은 낮지만, 환경에서 오랫동안 생존하는 감염

가. *Clostridium difficile*

나. 기저귀를 사용하거나 실금환자의 경우 : 장출혈성 대장균 O157:H7, A형 간염, 로타바이러스, 이질

다. RSV(Respiratory syncytial virus), parainfluenza virus, 신생아와 유아의 장내 바이러스

감염

라. 피부를 통해 전염될 수 있는 피부감염 : 디프테리아, 단순포진 바이러스(신생아 또는 점막피부성), 전파력이 강한 기생충 피부 감염(옴, 이, 농가진)

마. 바이러스 출혈성 결막염

바. 바이러스 출혈성 감염(에볼라 바이러스, 라싸열, 마버그열)

4) 격리실(접촉, 비말격리, 공기격리) 준비물품

(1) 준비물품

장갑, 가운, 마스크(공기주의 : N95 마스크), 안면보호대(faceshield), 손위생용 소독제 (chlorhexidine gluconate; microshield), 손위생용 종이타월, 감염성 폐기물 박스, 청색 햄퍼 (필요 시), 개별 사용 물품(non-critical item), 체온계, 청진기, 혈압계(또는 혈압용 커프), 기타 감염관리실이 권고하는 품목 등

(2) 격리실에 들어갈 때

① 손을 씻는다.

② 가운과 장갑을 착용한다.

③ 필요 시 마스크(격리지침 참조)를 착용하고 환자에 대한 진료 및 간호를 시행한다.

(3) 격리실에서 나올 때

① 착용했던 가운과 장갑, 마스크를 격리실 내에 벗어둔다.

② 소독제를 이용하여 손을 씻는다.

③ 종이타월로 손의 물기를 닦는다.

④ 사용한 종이타월을 이용하여 문고리를 잡고 나온다.

(4) 격리실 청소 및 소독

① 대상 : 병실 내 모든 가구 및 환자에게 사용한 물품

예) 침대, side rail, infusion pump, 전자체온계, 보행기, 변기, 체중계, 전화기, 검사용 테이블, 문손잡이, 휠체어 등

② 공기주의 환자를 격리한 경우에는 1시간 정도 환기 후 다른 환자를 입실시킨다.

표 4-1. 격리종류별 격리방법

	표준주의	공기주의	비말주의	접촉주의
표준주의		●	●	●
1인실	○	●	○	○
손위생	●	●	●	●
장갑	○	○	●	●
가운	○	○	○	●
마스크	○	●	●	○
보안경 및 안면보호대	○	○	○	○

● 반드시 적용, ○ 오염이 우려되는 경우 적용

4 서울아산병원 환자 격리 방법

1. 격리의 시작

1) 담당의사의 역할

(1) 담당의사는 필요한 경우 환자의 상태를 고려하여 아래와 같이 적절한 격리를 지정한다. 격리의 종류 및 기간에 대하여는 <표 4-2>와 <표 4-3>을 참조한다.

- 진단 확정 전 : 경험적 예방조치가 필요한 임상적 증상 및 상태별 임시 격리<표 4-2>
- 진단 확정 후 : 공기주의/비말주의/접촉주의 중 해당사항 적용<표 4-3>
  * 표준주의는 모든 환자에게 적용되므로 별도로 표시하지 않는다.

(2) 격리의 종류가 불분명하거나 지침대로 격리가 불가능할 경우에는 감염관리실 또는 감염내과와 상의한 뒤 결정할 수 있다.

(3) 1인실 격리 시 전산으로 격리실 사용 사유서를 작성한다(AMCnet → 전자결재 → 원무팀 → J12 격리실 사용사유서).

(4) 환자와 보호자에게 격리의 사유와 방법에 대하여 설명하고 협조를 구한다.

2) 간호사의 역할

(1) 병동의 UM은 의사와 상의 후 격리에 적절한 방으로 환자를 이동시킨다.

(2) 환자와 보호자에게 격리의 사유와 방법에 대하여 설명하고 협조를 구한다.

(3) EMR의 Alert 프로그램에 감염 상태를 등록한다<그림 4-2>.

(4) 격리용 표식을 부착한다.

(5) 격리에 필요한 물품을 준비한다.

격리용 물품	소독제
·일회용 청결장갑(폴리 또는 비닐 장갑) ·격리용 청결가운(비닐 또는 면가운) ·마스크(공기주의는 N95 마스크) ·보안경 또는 안면 보호대 ·감염성 폐기물 박스 ·손상용 폐기물 박스 ·린넨 분리수거용 청색 햄퍼 또는 비닐백(필요 시)	·손소독제 ·환경소독제(HBV quat)

(6) 격리실 출입 시 주의사항을 직원과 방문객에게 설명한다.

2. 격리의 해제

1) 담당의사는 격리를 해제하여도 좋다고 판단되면 이의 해제를 지시한다.

2) EMR의 Alert 정보관리에서 감염상태를 해제한다.

3. 전산프로그램 등록 · 해제방법

1) 감염환자 등록 방법

(1) EMR화면에서 Alert 정보관리 아이콘을 클릭한다.

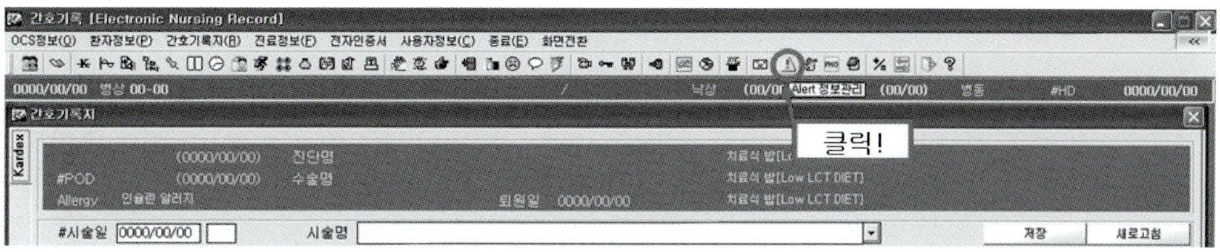

(2) 해당 감염상태와 comment를 입력한 후 저장한다.

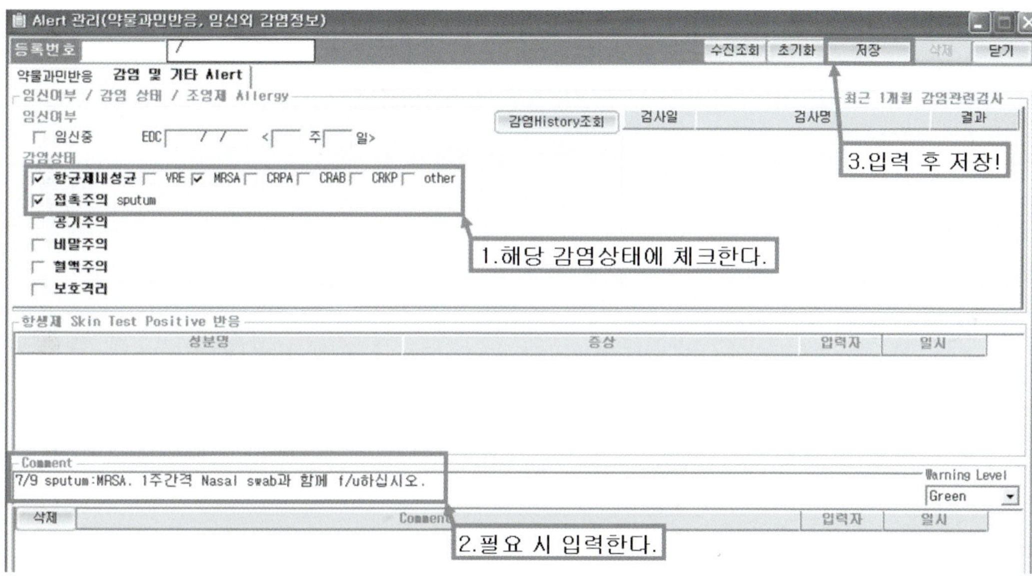

(3) 처방 및 기록 시 해당 환자를 조회하면 Alert 탭과 팝업창이 뜬다.

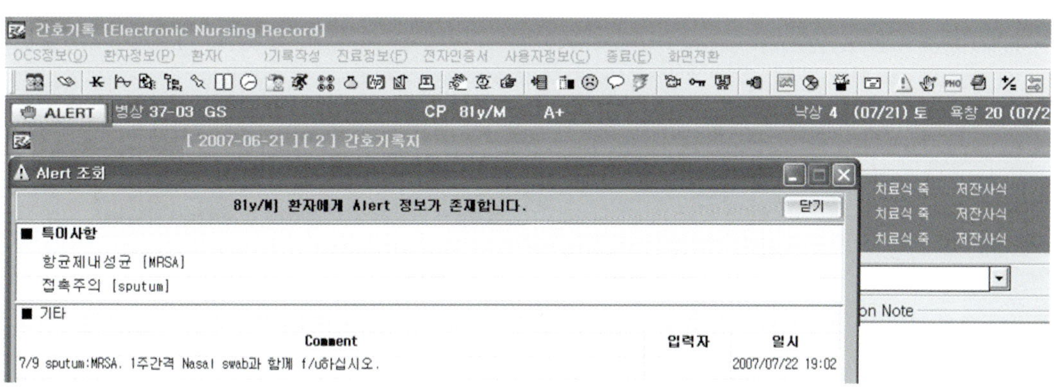

2) 감염환자 해제 방법

Alert 정보관리 화면에서 체크된 항목을 해제 후 저장한다.

표 4-2. 경험적 예방조치가 필요한 임상적 증상 및 상태[1]

임상 증상 및 상태[2]	가능한 병원성균[3]	경험적 예방 조치 유형
설사(diarrhea)		
(1) 실금이 있거나 기저귀 착용 환자에게 감염성 요인이 의한 것으로 보이는 급성설사	장관계 감염 병원균[4]	접촉
(2) 최근 항균제를 투여받은 과거력이 있는 성인 환자의 설사	*Clostridium difficile*	접촉
뇌수막염(meningitis)	*Neisseria meningitidis*	비말
원인을 모르는 전신 발진 또는 exanthems		
(1) Petechial/ecchmotic with fever	*Neisseria meningitidis*	비말
(2) Vesicular	Varicella	공기, 접촉
(3) Maculopapular with coryza and fever	Rubeola(measles)	공기
호흡기계 감염		
(1) HIV 음성이거나 감염 가능성이 낮은 환자의 기침, 열, 폐상엽의 침윤	*Mycobacterium tuberculosis*	공기
(2) HIV 감염자와 감염 가능성이 높은 환자의 기침, 열, 부위에 관계없는 침윤	*Mycobacterium tuberculosis*	공기
(3) 백일해 활동 기간 중 발작적 또는 심한 지속적 기침	*Bordetella pertussis*	비말
(4) 유아나 소아에서의 기관지염이나 croup과 같은 호흡기계 감염	Respiratory syncytial or parainfluenza virus	접촉
다제 내성균에 의한 감염가능성[5]		
(1) 다제내성균에 의한 감염이나 균집락의 과거력이 있는 경우	Resistant bacteria	접촉
(2) 다제내성균이 많은 병원이나 재활센터등에 최근에 입원한 환자의 피부, 창상 또는 요로감염	Resistant bacteria	접촉
피부 또는 창상감염		
드레싱을 할 수 없는 농양이나 배액성 창상	*Staphylococcus aureus,* Group A *Streptococcus*	접촉

1. 병원사정에 따라 추가하거나 변경이 가능하다. 적절한 예방조치가 수행되기 위해서 각 병원은 입원 전, 입원 시 간호의 한 부분으로 이런 기준에 따라 환자를 평가하는 체계를 갖추도록 한다.
2. 환자에 따라서 열거된 증상이나 상태와 다른 양상을 보일 수도 있다. 예를 들면 신생아나 성인의 백일해에서 발작적이거나 심한 기침이 나타나지 않는 경우도 있다. 임상적인 판단과 지역사회의 특정 질환의 유병률에 따라 임상증상 및 상태의 기준을 정할 수 있다.
3. 가능한 병원성균에 열거된 미생물은 감염의 가능성이 있는 전체 미생물이나 진단을 포함하고 있는 것은 아니다. 그보다는 여러 가능한 미생물 중 이러한 미생물에 의한 감염이 아닌 것으로 진단이 확정되기 전까지 표준예방 조치만으로는 전파를 차단할 수 없는 미생물을 주로 언급하였다.
4. 이에 포함되는 미생물에는 Enterohemorrhagic *Escherichia coli* O157:H7, *Shigella*, Hepatitis A 또는 Rotavirus 등이 있다.
5. 내성균은 당시의 상황, 지역적, 국가적 권장사항에 따라 임상적, 역학적 중요성에 대해 고려하여 감염대책위원회에서 결정한다.

표 4-3. 감염질환별 격리의 유형과 격리 기간

A: Airborne precautions C: Contact Precautions D: Droplet Precautions S: Standard Precautions

감염/상태	전염물질	잠복기	격리유형	격리기간	주의사항
Abscess:					
Draining, major	농	일정치 않음	C	배액이 멈출 때까지	드레싱을 하지 않았거나 드레싱이 충분히 농을 포함하지 못하는 경우
Draining, minor or limited	농	일정치 않음	S		드레싱이 덮여 있고 충분히 농을 포함하거나 감염부위가 적은 경우
Acquired immunodeficiency syndorme(HIV)	혈액, 체액	3개월 이내	S		혈액 노출 후 화학예방 치료
Actinomycosis	구강세균	일정치 않음	S		사람에서 사람으로 전파되지 않음
Adenovirus infection(see agent-specificguidunce under gastroenterifis, conjunctivitis, pneumonia)					
Amebiasis	농, 대변	2~5일	S		사람간 전파는 거의 드묾 기저귀나 의식저하 환자를 다룰 때 주의
Anthrax:					
Cutaneous	농	2~5일	S	-배양결과 음성 나올 때까지 -질병기간동안	물과 비누를 이용하여 손을 씻는다.
Pulmonary	호흡기분비물			환경이 완전히 소독될 때까지	사람에서 사람으로 전파되지 않음
Evinonmontal:aerosolizable spore-containing powder or other substance				환경이 완전히 소독될 때까지	-N95 마스크나 보호용 의복을 입는다. -파우더에 오염된 사람은 오염을 제거한다.
Antibiotic-associated colitis (see *Clostridium difficile*)					
Arthropod-borne viral encephalitides(estern,western, Venezuelan equine encephalomyelitis; St.Louis, California encephalitis; West Nile Virus) and viral fevers(dangue, yellow fever, Colorado tick fever)			S		전염지역의 문과 창문에 방충망을 설치
Ascariasis			S		
Aspergillosis			S		
Avian influenza(see influenza, avian below)					
Babesiosis	혈액		S		
Blastomycosis, North American, cutaneous or pulmonary			S		
Botulism			S		
Bronchiolitis(see respiratory infections in infants and young children)			C	질병기간	

표 4-3. 감염질환별 격리의 유형과 격리 기간 - 계속

A: Airborne precautions C: Contact Precautions D: Droplet Precautions S: Standard Precautions

감염/상태	전염물질	잠복기	격리유형	격리기간	주의사항
Brucellosis(undulant, Malta, Mediterranean fever)			S		사람에서 사람으로 전파되지 않음.
Campylobacter gastroenteritis (see gastroenteritis)					
Candidiasis, all forms including mucocutaneous			S		
Cat-scratch fever(benign inoculation lymphoreticulosis)			S		사람에서 사람으로 전파되지 않음.
Cellulitis			S		
Chancroid(soft chancre) (*H. ducreyi*)			S		사람 간 성접촉으로 전파
Chickenpox(see varicella)			S		
Chlamydia trachomatis					
Conjunctivitis			S		
Genital(lymphogranuloma venereum)			S		
Pneumonia(infants < 3 mo. of age)			S		
Chlamydia pneumoniae			S		
Cholera(see gastroenteritis)					
Closed-cavity infection					
Open drain in place; limited or minor drainage			S		다량의 배액이 있는 동안 접촉주의
No drain or closed drainage system in place			S		
Clostridium					
C. botulinum			S		사람에서 사람으로 전파되지 않음.
C. difficile(see Gastroenteritis, *C. difficile)*			C	질병기간	
C. perfringens					
Food poisoning			S		사람에서 사람으로 전파되지 않음.
Gas gangrene			S		사람에서 사람으로 전파는 거의 드묾.
Coccidioidomycosis(valley fever)					
Draining lesions			S		
Pneumonia			S		
Colorado tick fever			S		사람에서 사람으로 전파되지 않음.
Congenital rubella			C	생후 1년까지	3개월 이후 비인두와 소변 배양에서 반복적으로 음성이 나오는 경우 표준주의

표 4-3. 감염질환별 격리의 유형과 격리 기간 - 계속

A: Airborne precautions C: Contact Precautions D: Droplet Precautions S: Standard Precautions

감염/상태	전염물질	잠복기	격리유형	격리기간	주의사항
Conjunctivitis:					
Acute bacterial	화농성분비물	24~72시간	S	질병기간	
Chlamydia		7~14일	S		
Gonococcal		1~5일	S		
Acute viral(acute hemorrhagic)		일정치 않음	C	질병기간	
Corora virus associated with SARS(SARS-cov(see severe acute respiratory syndrome)					
Coxsackie virus disease (see enteroviral infection)		수개월~수년			
Creutzfeldt-Jakob disease CJD, vCJD	혈액, 뇌조직, 뇌척수액		S		혈액, 체액, 뇌조직, 뇌척수액을 다룰 때 주의
Croup(see respiratory infections in infants and young children)	혈액, 뇌조직	수개월~수년			
Crimen-Congo Fever(see viral hemothagic fened)			S		
Cryptococcosis	호흡기분비물	일정치 않음	S		
Cryptosporidiosis (see gastroenteritis)					
Cysticercosis			S		
Cytomegalovirus infection, including neonates and immunosuppressed patients	소변, 호흡기분비물	일정치 않음	S		임산부는 요주의
Decubitus ulcer (see pressure ulcer)					
Dengue fever	혈액		S		전염지역의 문과 창문에 방충망을 설치
Diarrhea, acute-infective etiology suspected (see gastroenteritis)					
Diphtheria:					
Cutaneous	병변분비물	2~5일	C	항균제를 끊고 균배양에서 음성이 나올 때까지	24시간 간격으로 시행한 2번의 검사에서 음성
Pharyngeal	호흡기분비물		D		
Ebola virus (see viral hemorrhagic fever)					
Echinococcosis(hydatidosis)			S		
Echovirus(see enteroviral infection)					
Encephalitis or encephalomyelits (see specific etiologic agents)					

표 4-3. 감염질환별 격리의 유형과 격리 기간 – 계속

A: Airborne precautions C: Contact Precautions D: Droplet Precautions S: Standard Precautions

감염/상태	전염물질	잠복기	격리유형	격리기간	주의사항
Endometritis(endomyometritis)	질분비물	일정치 않음	S		
Enterobiasis(pinworm disease, oxyuriasis)			S		
Enterococcus species (see multidrug-resistant organisms if epidemiologically significant or vancomycin resistant)					
Enterocolitis, *C.difficile* (see *C.difficile* gastroenteritis)					
Enteroviral infections (i.e., Group A and B coxsackie viruses and Echo viruses) (exclude polio virus)					
Epiglottitis, caused by dae to type b *Haemophilus influenzae*	호흡기분비물	불명	D	효과적인 치료를 시작하고 24시간 후	
Epstein-Barr virus infection, including infectious mononu cleosis			S		
Erythema infectiosum (also see Parvovirus B19)					
Escherichia coli gastroenteritis (see gastroenteritis)					
Food poisoning:					
Botulism			S		
Clostridium perfringens or *welchii*			S		
Staphylococcal			S		
Furunculosis, staphylococcal:	농		C		
Infants and young children			S	질병기간	
Gangrene(gas gangrene)	농		S		
Gastroenteritis:					기저귀를 차거나 실금을 하는 환자의 질병기간 동안이나 유행이 조절될 때까지 접촉주의 준수
Adenovirus					
Campylobacter species	대변		S		
Cholera(*Vibrio chokrae*)	대변	1~5일	S		
C. difficile	대변		C	질병기간	
Cryptosporidium species	대변		S		
E. coli					
Enterohemorrhagic O157:H7 and other shiga toxin-producing stains	대변		S		
Other species			S		
Giardia lamblia	대변		S		

표 4-3. 감염질환별 격리의 유형과 격리 기간 – 계속

A: Airborne precautions C: Contact Precautions D: Droplet Precautions S: Standard Precautions

감염/상태	전염물질	잠복기	격리유형	격리기간	주의사항
Noroviruses			S		
Rotavirus	대변		C	질병기간	
Salmonella species (including *S. typhi*)	대변	6~48시간	S		
Shigella species(Bacillary dysentery)	대변		S		
Vibrio parahaemolyticus	대변		S		
Viral(if not covered elsewhere)	대변		S		
Yersinia enterocolitica	대변		S		
German measles(see rubella: see congenital rubella)					
Giardiasis(see gastroenteritis)					
Gonococcal ophthalmia neonatorum(gonorrheal ophthalmia, acute conjunctivitis of newborn)	화농성분비물		S		
Gonorrhea	점막삼출액	2~7일	S		
Granuloma inguinale (Donovaniasis, granuloma venereum)	배액	1주~3개월	S		
Guillain-Barre' syndrome			S		
Heamophilus influenzae (see disease-specific recommendations)					
Hand, foot and mouth disease(see enteroviral infection)					
Hansen's Disease(see Leprosy)				질병기간	
Hantavirus pulmonary syndrome			C		
Helicobacter pylori			S		
Hepatitis, viral					
Type A	대변		S		-권고사항에 따라 노출 후 A형 백신 접종
Diapered or incontinent patients			C	-3세이하: 입원기간 -3~14세: 증상 발현 후 2주까지 -그 외 증상 발현 후 1주까지	-증상과 황달이 나타나기 전에 전염성이 강하고, 이후 적은 양의 오염은 전염성이 낮다. -임산부는 요주의

표 4-3. 감염질환별 격리의 유형과 격리 기간 - 계속

A: Airborne precautions C: Contact Precautions D: Droplet Precautions S: Standard Precautions

감염/상태	전염물질	잠복기	격리유형	격리기간	주의사항
Type B-HBsAg positive; accute or chronic	혈액, 체액		S		
Type C and other unspecified non-A, non-B	혈액, 체액		S		
Type D (seen only with hepatitis B)			S		
Type E	대변		S		질병기간동안 기저귀를 하거나 실금인 환자에게 접촉주의 적용
Type G			S		
Herpangina(see enteroviral infection)					
Hookworn					
Herpes simplex (*Herpesvirus hominis*)					
Encephalitis			S		
Mucocutaneous, disseminated or primary, severe	감염부위에서의 분비물	2~12일	C	병변이 건조되거나 딱지가 앉을 때까지	
Mucocutaneous, recurrent (skin, oral, genital)			S		
Neonatal	병변분비물	2~12일	C	병변이 건조되거나 딱지가 앉을 때까지	
Herpes zoster (varicella-zoster)(shingles)					
Disseminated disease in any patient Localized disease in immunocompromised patient until disseminated infection ruled out			A,C	질병기간	-감수성 있는 병원직원은 면역력이 있는 직원이 있다면 병실에 들어가지 않는다. -면역이 있는 직원의 방에는 권고되지 않는다. -감수성 있는 직원에게 수술용 마스크나 호흡기 등의 보호 형태는 권고되지 않는다.
Localized in patient with intact immune system with lesions that can be contained/covered	병변분비물		S	질병기간	면역력이 있는 직원이 있다면 감수성 있는 병원직원은 환자의 직접 간호에 참여하지 않는다.
Histoplasmosis			S		
Human immunodeficiency virus(HIV)					몇몇 혈액 노출에서 노출후 예방약 투여가 필요하다.

표 4-3. 감염질환별 격리의 유형과 격리 기간 - 계속

A: Airborne precautions C: Contact Precautions D: Droplet Precautions S: Standard Precautions

감염/상태	전염물질	잠복기	격리유형	격리기간	주의사항
Human metapneumovirus			C	질병기간	
Impetigo	병변			효과적인 치료 후 24시간까지	
Infectious mononucleosis	타액		S		
Influenza Human(seasonal influenza)			D	면역저하 환자에서 질병기간 제외하고 5일	-가능하다면 1인실을 사용하거나 코호트한다. -고위험 환자와 함께 두지 않는다. -병실 바깥으로 이동시 환자에게 마스크를 씌운다. -유행을 관리/예방하기 위해 예방약/백신을 투여한다. -소아과에서는 표준주의와 더불어 가운과 장갑 착용이 중요하다. -면역저하 환자의 격리기간은 정해져 있지 않다. -바이러스가 분비(배출) 되는 기간(ex;몇 주)까지 관찰한다. -전파에 대한 관련성은 알려져 있지 않다.
Avian (e.g. M5N1, H7, H9 strains)					see http://www.cdc.gov/flu/avian/professional/infect-control.htm
Pandemic influenza (also a human influenza virus)			D	증상발생에서 5일	see http://www.pandemicflagor.gov
Kawasaki syndrome			S		감염된 상태가 아님
Lassa fever (see viral hemorrhagic fevers)					
Legionnaires' disease			S		사람에서 사람으로 전파되지 않음
Leprosy	배액, 병소배액	9개월~20년	S		
Leptospirosis	혈액, 소변	4~19일	S		사람에서 사람으로 전파되지 않음
Lice Head(pediaulosis)			C	치료시작 후 4시간까지	
Body			S		-침입된 의복을 통해 사람 대 사람으로 전파됨. -의복을 벗을 때 가운과 장갑을 착용함. -의복을 비닐봉지에 밀봉하고 3일 후 세탁함.
Pubic			S		성 접촉을 통해 사람에서 사람으로 전파됨

표 4-3. 감염질환별 격리의 유형과 격리 기간 - 계속

A: Airborne precautions C: Contact Precautions D: Droplet Precautions S: Standard Precautions

감염/상태	전염물질	잠복기	격리유형	격리기간	주의사항
Listeriosis (listeria monoaytogenes)	병소 배액, 대변		S		사람에서 사람으로 거의 전파되지 않음
Lyme disease	곤충		S		사람에서 사람으로 거의 전파되지 않음. 신생아실에서 교차 전파가 보고되었음.
Lymphocytic choriomeningitis			S		사람에서 사람으로 전파되지 않음
Lymphogranuloma venereum	직접적 성접촉		S		사람에서 사람으로 전파되지 않음
Malaria	혈액	일정치않음	S		
Marbug virus disease (see viral hemonagic fevers)			C	질병기간	
Measles(rubeola)	호흡기분비물	1~2주	A	발진, 발현 후 4일 ; 면역저하 환자에서 질병기간 동안	
Meliodiosis, all forms			S		
Meningitis:					
Aseptic(nonbacterial or viral; also see enteroviral infections)	대변	일정치않음	S		
Bacterial, gram-negative enteric, in neonate	호흡기분비물	불명	S	효과적인 치료 후 24시간까지	
Fungal			S		
Haemophilus influenzae, type B known or suspected	호흡기분비물	불명	D	효과적인 치료 후 24시간까지	
Listeria monocytogenes (see Listeriosis)			S		
Neisseria meningitidis (meningococcal) known or suspected	호흡기분비물		D	효과적인 치료 후 24시간까지	
Streptococus pneumoniae			S		
M. tuberculosis			S		
Other diagnosed bacterial			S		
Meningococcal disease: sepsis, pneumonia, meningitis	호흡기분비물	1주 이하	D	효과적인 치료 후 24시간까지	

표 4-3. 감염질환별 격리의 유형과 격리 기간 - 계속

A: Airborne precautions C: Contact Precautions D: Droplet Precautions S: Standard Precautions

감염/상태	전염물질	잠복기	격리유형	격리기간	주의사항
Molluscum contagiosum			S		
Monlceypox			A, C	A-monkeypox가 확인되고 small-pox가 배제될 때까지 C-병변부위에 딱지가 앉을 때까지	
Mucormycosis			S		
Multidrug-resistant organisms, infection or colonization(e.g., MRSA, VRE, VISA/VRSA, ESBLs, resistant *S. pneumoniae*)			S, C		
Mumps(infections parotits)	호흡기분비물 타액	2~3주	D	부종이 있은 후 9일간	
Mycobacteria, nontuberculosis(atypical) Pulmonary Wound			 S S		사람에서 사람으로 전파되지 않음
Mycoplasma pneumoniae	호흡기분비물		D	질병기간	
Necrotizing enterocolitis	대변이 가능	불명	S		수유실에서는 코호트 권유
Nocardiosis, draining lesions, or other presentations			S		
Norwalk agent gastroenteritis (see gastroenteritis)	대변				
Orf			S		
Parainfluenza virus infection, respiratory in infants and young children	호흡기분비물		C	질병기간	
Parvovirus B19 (Erythema infectiosum)	호흡기분비물, 혈액	4~20일	D		면역억제 환자나 만성질환자는 입원기간 동안, transient aplastic crisis red cell crisis이면 7일간 격리한다.
Pediculosis(lice)	머리카락, 의복	적절한 조건하에서 알이 부화하는 1주일 이내	C		
Pertussis(whooping cough)	호흡기분비물	7~20일	D	효과적인 치료 후 5일까지	

표 4-3. 감염질환별 격리의 유형과 격리 기간 - 계속

A: Airborne precautions C: Contact Precautions D: Droplet Precautions S: Standard Precautions

감염/상태	전염물질	잠복기	격리유형	격리기간	주의사항
Pinworm infection (Enterobiasis)			S		
Plague:(*Yersinia pestis*)					
Bubonic	농		S		
Pneumonic	호흡기분비물		D	효과적인 치료 후 72시간까지	
Pneumonia:					
Adenovirus	호흡기분비물	6~9일	D,C	질병기간	
Bacterial not listed elsewhere(including gram-negative bacterial)	호흡기분비물		S		
B. cepacia in patients with CF, including respiratory tract colonization			C	불분명	
B. cepacia in patients without CF(see Multidrug-resistant organisms)					
Chlamydia	가능		S		
Fungal	호흡기분비물		S		
Haemophilus influenzae, type b					
Adults	호흡기분비물	불명	S		
Infants and children	호흡기분비물	불명	D	효과적인 치료 후 24시간까지	
Legionella spp.			S		
Meningococcal	호흡기분비물	불명	D	효과적인 치료 후 24시간까지	
Multidrug-resistant bacterial (see multidrug-resistant organisms)					
Mycoplasma(primary atypical pneumonia)			D	질병기간	
Pneumococcal pneumonia			S		병원에서 전파의 근거가 있는 경우 비말주의 적용
Pneumocystis jiroveci (*Pneumocystis carinii*)			S		면역저하 환자와 같은 방에 배치하지 않는다.
Staphylococcus aureus	호흡기분비물	1~3일	S		
Streptococcus. group A	호흡기분비물	1~3일			
Adult			S		
Infants and children			D	효과적인 치료 후 24시간까지	
Varicella-zoster (see Varicella zoster)					
Viral Adults Infants and young children(see respiratory infectious disease, acute or specific viral agent)			S		

표 4-3. 감염질환별 격리의 유형과 격리 기간 – 계속

A: Airborne precautions C: Contact Precautions D: Droplet Precautions S: Standard Precautions

감염/상태	전염물질	잠복기	격리유형	격리기간	주의사항
Poliomyelitis	대변		C	질병기간	
Pressure ulcer(decubitus ulcer, pressure sore) infected Major Minor or limited			 C S	질병기간	
Prion disease (see Creulzfeld-Jacob Disease)					
Psittacosis(ornithosis)	호흡기 분비물이 가능		S		
Q fever	호흡기 분비물이 가능		S		
Rabies	호흡기분비물	10일~수개월	S		사람에서 사람으로의 전파는 드묾
Rat-bite fever (*Streptobacillus moniliformis* disease, *Spirillum minus* disease)	혈액		S		사람에서 사람으로 전파되지 않음
Relapsing fever	혈액		S		〃
Resistant bacterial infection or colonization (see multidrug-resistant organisms)					
Respiratory infectious disease, acute(if not covered else where) Adults Infants and young children	호흡기분비물	수일~수주	 S C	질병기간	
Respiratory syncytial virus infection, in infants, young children and immunocompromised adults	호흡기분비물	3~5일	C	질병기간	
Reye's syndrome			S		
Rheumatic fever			S		
Rhinovirus			D	질병기간	비만이 전파의 가장 중요한 경로임
Rickettsial fever, tickborne (Rocky Mountain spotted fever, tickborne typhus fever)	혈액		S		
Ricettsialpox (vesicular rickettsiosis)			S		
Ringworm(dermatophytosis, dermatomycosis. tinea)			S		
Ritter's disease (staphylococcal scalded skin syndrome)	병변분비물		C	질병기간	Staphylococcal disease, scalded skin syndrome 참조
Rocky Mountain spotted fever	혈액이 가능		S		

표 4-3. 감염질환별 격리의 유형과 격리 기간 - 계속

A: Airborne precautions C: Contact Precautions D: Droplet Precautions S: Standard Precautions

감염/상태	전염물질	잠복기	격리유형	격리기간	주의사항
Roseola infantum (exanthem subitum;caused by MHV-6)			S		
Rotavirus infection (see gastroenteritis)	대변				
Rubella(German measles) (also see congenital rubella)	호흡기분비물 소변	14~21일	D	발진이 생긴 후 7일 후까지	
Rubeola(see meosles)					
Salmonellosis (see gastroenteritis)	대변				
Scabies	진드기	4~6주	C	효과적인 치료 후 24시간까지	
Scalded skin syndrome, staphylococcal	병변분비물			질병기간	
Schistosomiasis(bilharziasis)			S		
Severe acute respiratory syndrome(SARS)			A, D, C	질병기간+열, 호흡기계 증상이 없어지거나 좋아진 후 10일까지	
Shigellosis(see gastroenteritis)					
Smallpox(variola; see vaccinia for management or vaccinated persons)			A, C	질병기간	딱지가 앉고, 떨어질 때까지(3~4주)
Shigellosis(see gastroenteritis)	대변				
Sporotrichosis			S		
Spirillium minus disease (rat-bite fever)	혈액		S		사람에서 사람으로 전파되지 않음
Staphylococcal disease (*S. aureus*):					
Skin, wonud, or burn:					
Major	농	4~10일	C	질병기간	
Minor or limited	농		S		
Enterocolitis	대변		S		질병기간 동안 기저귀를 하거나 실금하는 소아에게 접촉주의 적용
Multidrug-resistant (see multidrug-resistant organisms)					
Pneumonia	호흡기분비물		S		
Scalded skin syndrome	병변분비물		C	질병기간	
Toxic shock syndrome	질분비물, 농		S		

표 4-3. 감염질환별 격리의 유형과 격리 기간 - 계속

A: Airborne precautions C: Contact Precautions D: Droplet Precautions S: Standard Precautions

감염/상태	전염물질	잠복기	격리유형	격리기간	주의사항
Streptobacillus moniliformis disease(rat-bite fever)			S		사람에서 사람으로 전파 안 됨
Streptococcal disease (group A *Streptococcus*): Skin, wound, or burn: Major	농	1~3일	C, D	효과적인 치료 후 24시간까지	
Minor or limited	농		S		
Endometritis (puerperal sepsis)	질분비물		S		
Pharyngitis in infants and young children	호흡기분비물		D	효과적인 치료 후 24시간까지	
Pneumonia	호흡기분비물		D	효과적인 치료 후 24시간까지	
Scarlet fever in infants and young children	호흡기분비물	1~3일	D	효과적인 치료 후 24시간까지	
Serious invasive disease			D	효과적인 치료 후 24시간까지	
Streptococcal disease (group B *streptococcus*), neonatal			S		
Streptococcal disease (not group A or B) unless covered elsewher Multidrug-resistant (see multidrug-resistant organisms)			S		
Strongyloidisasis			S		
Syphilis : Latent(tertiary) and seropositivity without lesions	혈액		S		
Skin and mucous membrane, including congenital, primary, secondary	병변분비물	10~90일	S		
Tapeworm disease: *Hymenolepis nana*	대변	음식물 섭취 후 알이 대변에 존재하는 30일	S		사람에서 사람으로 전파 안 됨
Taenia solium(pork)	대변	8~14일	S		
Other			S		
Tetanus			S		

표 4-3. 감염질환별 격리의 유형과 격리 기간 - 계속

A: Airborne precautions C: Contact Precautions D: Droplet Precautions S: Standard Precautions

감염/상태	전염물질	잠복기	격리유형	격리기간	주의사항
Tinea (e.g., dermatophytosis, dermatomycosis, ringworm)			S		
Toxoplasmosis			S		사람에서 사람으로 거의 전파되지 않음
Toxic shock syndrome (staphylococcal disease, streptococcal disease)	질분비물과 농	일정치않음	S		
Trachoma, acute	화농성분비물		S		
Trench mouth(Vincent's angina)			S		
Trichinosis			S		
Trichomniasis			S		
Trichuriasis(whipworm disease)			S		
Tuberculosis:(*M. tuberculosis*)					
Extrapulmonary, draining lesion	화농성분비물		A, C		
Extrapulmonary, no draining lesion, meningitis			S		
Pulmonary, or laryngeal disease, confirned	객담	4~12주	A		-효과적인 항결핵제의 즉각적인 투여가 전파를 막는 가장 효과적인 방법이다. -신생아나 소아는 대개 격리가 필요없다.
Pulmonary or laryageal disease, suspected			A		
Skin test positive with no evidence of current active disease			S		
Tularemia	배액	2~10일			사람에서 사람으로 전파 안 됨
Draining lesion			S		
Pulmonary			S		
Typhoid(*Salmonella typhi*) fever(see gastroenteritis)	대변	1~3주			
Typhus	혈액		S		
Rickettsia prowazekii (Epidemic or Louse-barne typhas)	혈액		S		사람사이 밀접한 접촉이나 의복을 통해 전파
Rickettsia typhi					

4-3. 감염질환별 격리의 유형과 격리 기간 - 계속

A: Airborne precautions C: Contact Precautions D: Droplet Precautions S: Standard Precautions

감염/상태	전염물질	잠복기	격리유형	격리기간	주의사항
Urinary tract infection (including pyelonephritis), with or without rinary catheter			S		
Vaccinia(vaccination site, adverse events following vaccination)*					
Vaccination site care (including autoinoculated areas)			S		
Eczema vaccinatum			C	병변부위가 마르고 딱지가 앉고, 떨어질 때까지	
Fetal vaccinia			C		
Generalized vaccinia			C		
Progressive vaccinia			C		
Postavaccinia encephalitis			S		
Blepharitis or conjunctivitis			S, C		다량의 배액이 있는 경우 접촉주의 적용
Iritis or keratitis			S		
Vaccinia-associated erythema multiforme (Stevens Johnson Syndrome)			S		
Secondary bacterial infection(e.g., *S. aureus*, group A beta hemolytic *streptococcus*			S, C		
Varicella Zoster			A, C	병변 부위가 마르고 딱지가 앉을 때까지	
Variola(see smallpox)			S		
Vibrio paraheamolyticus (see gastroenteritis)					
Vincent's angina (trench mouth)			S		
Viral hemorrhagic fevers due to Lassa, Ebola, Marburg, Crimean-Congo fever viruses			S, D, C	질병기간	1인실 사용 1) 안전기구 사용 2) 손위생 3) 혈액, 체액주의 (일회용 장갑, 방수가운, 안면보호대, 마스크) 4) 적절한 폐기물 처리 5) 에어로졸이 많이 발생할 수 있는 처치시에는 N95 마스크 착용

표 4-3. 감염질환별 격리의 유형과 격리 기간 - 계속

A: Airborne precautions C: Contact Precautions D: Droplet Precautions S: Standard Precautions

감염/상태	전염물질	잠복기	격리유형	격리기간	주의사항
Viral diseases Respiratory disease(not covered elsewhere) Adults Infants and young children(see respiratory infectous disease, acute)	 호흡기분비물 호흡기분비물		 S		
Whooping cough (see pertussis)					
Wound infections: Major Minor or limited	 화농성분비물 화농성분비물	 일정치않음 일정치않음	 C S	 질병기간	
Yersinia enterocolitica gastroenteritis (see gastroenteritis)	대변				
Zoster(varicella-zoster) (see herpes zoster)					
Zygomycosis (phycomycosis, mucormycosis)			S		사람에서 사람으로 전파 안 됨

4. 항균제 내성균(ARO; Antibiotic-resistant organism) 관리 지침

1) 관리대상 항균제 내성균

① MRSA(Methicillin-resistant Staphylococcus aureus): 메티실린 내성 황색포도알균

② VRE(Vancomycin-resistant Enterococci): 반코마이신 내성 장알균

③ CRGNB(Carbapenem-resistant Gram-negative bacilli): 카바페넴 내성 그람 음성 막대균

예) CRAB: Carbapenem-resistant *Acinetobacter baumannii*

CRPA: Carbapenem-resistant *Pseudomonas aeruginosa*

CRKP: Carbapenem-resistant *Klebsiella pneumoniae*

④ VISA(Vancomycin Intermediate Staphylococcus aureus): 반코마이신 중등도 내성 황색포도알균

VRSA(Vancomycin Resistant Staphylococcus aureus): 반코마이신 내성 황색포도알균

2) 격리 시작과 해제, 감시배양검사

① 격리의 시작

가. 격리시작은 감염이나 균집락(colonization)에 상관없이 대상 항균제 내성균이 환자의 어느 부위에서든지 분리되는 경우이다.

나. 재입원 환자의 경우, 최근 3주 이내 검사 결과에서 항균제 내성균이 분리되었으면 즉시 격리를 하고 감시배양검사를 실시하여 결과에 따라 격리 유지 여부를 결정한다.

다. 재입원 환자의 경우, 최근 6개월 이내 검사 결과에서 항균제 내성균이 분리되었고, 격리 해제 기준에 해당되지 않은 상태이면 감시배양검사를 1회 실시하여 양성일 경우 격리를 시작한다.

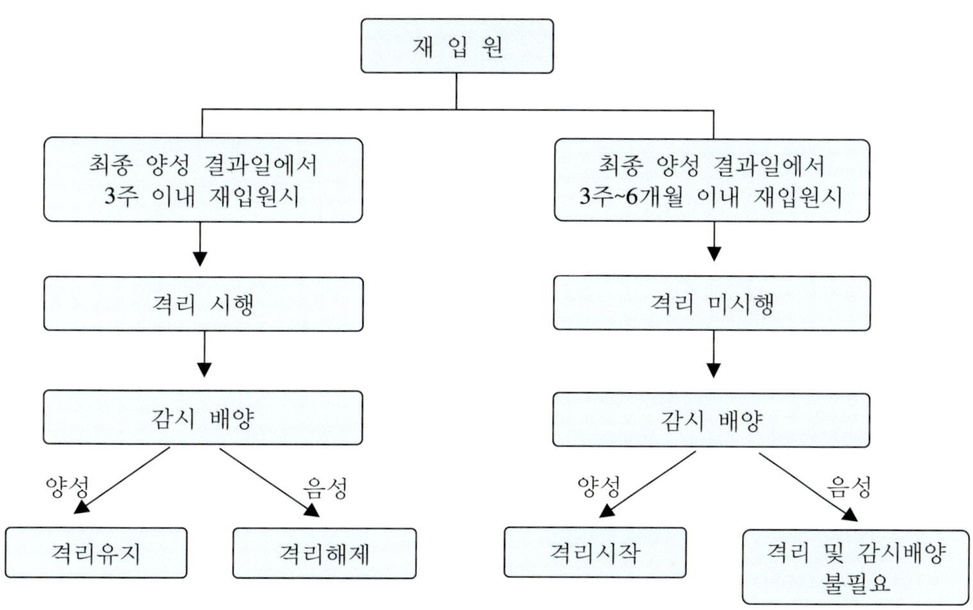

재입원 환자의 격리 시작

② 격리의 해제

가. MRSA: 원래 분리되던 부위와 비강(nasal swab)에서 1주 간격으로 검사를 시행하여 연속적으로 2회 이상 음성인 경우

나. VRE: 원래 분리되던 부위와 직장도말(rectal swab)또는 대변배양 검사(stool culture)에서 1주 간격으로 검사를 시행하여 연속적으로 3회 이상 음성인 경우

다. CRGNB: 원래 분리되던 부위에서 1주 간격으로 검사를 시행하여 연속적으로 2회 이상 음성인 경우. 단, 더 이상 검체 채취가 불가능한 경우는 최종 분리일로부터 2주간 격리 후 해제한다(예 : 배액관 제거 등).

라. VISA/VRSA: 원래 분리되던 부위와 비강(nasal swab)에서 1주 간격으로 검사를 시행하여 연속적으로 3회 이상 음성인 경우

마. 격리 해제 시에는 반드시 전산에 등록된 Alert를 해제한다.

③ 감시배양검사

가. 격리가 해제될 때까지 1주 간격으로 감시배양검사를 시행한다.

- MRSA: 비강과 MRSA가 분리된 부위
- VRE: 직장도말 또는 대변 배양 검사와 VRE가 분리된 부위
- CRGNB: 해당균주가 분리된 부위
- VISA/VRSA: 비강과 VISA/VRSA가 분리된 부위

나. 격리 해제가 되지 않은 상태에서 퇴원한 경우에는 외래에서 감시배양을 실시한다.

※ 다시 채취하기 어려운 검체(예 : 조직, 뇌척수액 배액관 제거 등)나 혈액 배양검사에서 분리된 경우 감염이 치료되었다면 추적 검사는 하지 않고 보균소(비강 또는 직장) 검사만 실시한다.

※ 항균제 내성균 배양만을 확인하고자 하는 경우에는 미생물 배양검사 comment란에 검사하고자 하는 균주명 즉, 'MRSA, VRE, CRAB, CRPA, CRKP, VISA, VRSA'라고 적는다. 그렇지 않으면 일상적인 검사방법으로 시행되므로 항균제 내성균 분리 여부를 판단하기 어려운 경우가 있다(예: stool의 경우 comment가 없으면 *Salmonella, Shigella, Yersinia* spp. 등만 검사한다).

3) 격리시행 절차

① 균주에 따라 격리실 사용이 필요한 경우 담당의사가 격리여부를 결정하고, 전산으로 격리실 사용 사유서를 작성한다(AMCnet → 전자결재 → 원무팀 → J12 격리실 사용사유서).

② UM과 담당 간호사가 병실, 격리물품을 준비한다.

③ 담당 간호사는 전산 Alert 정보관리에 항균제 내성균을 등록한다.

④ 격리로 인하여 병실 이동이 있게 되는 경우 UM이 결정하여 시행하나, 병동을 변경하여야 하는 경우에는 담당의사에게 알리고 시행한다.

⑤ 담당의사와 UM이 환자와 보호자에게 격리의 사유와 방법에 대하여 설명하고 협조를 구한다.

4) 격리실 사용 기준

① VRE: 113병동 VRE 전용 격리병실이나 1인실에 격리한다. 한 병동에 2인 이상 있을 경우 다인실에 코호트 할 수 있다.

② MRSA: 1인실을 권장하나 불가능한 경우 MRSA가 분리되는 환자끼리 같은 병실을 사용하도록 배치한다. 이것이 모두 불가능할 경우에는 원래 병실에 입원한 상태에서 격리한다.

③ CRGNB: 원래의 병실에 입원한 상태에서 격리를 시행한다.

④ VISA/VRSA: 1인실에 격리한다.

5) 손위생

「2장. 손위생」을 참조한다.

① 다음과 같은 경우에는 반드시 손을 씻어야 한다.

가. 격리실이나 격리구역(코호트 구역) 출입 전·후

나. 항균제 내성균이 분리되는 환자나 환자 물품을 접촉한 후

다. 같은 환자에서도 불결한 행위에서 청결한 행위로 옮겨가는 경우
(예 : 소변기를 만진 후 정맥주사 시)

라. 침습적인 처치를 시행하기 전(예 : 드레싱, IV 관련 행위)

마. 장갑 착용 전·후

바. 사용하고 난 오염물품이나 기구를 만진 후

② 손위생시에는 물과 비누 혹은 손소독제(Microshield, Ultrex 등) 또는 물 없이 사용하는 알코올젤을 사용한다. 단, 눈에 보이는 오염물질이 손에 묻었을 경우에는 물과 비누(손소독제)로 손을 씻는다.

6) 보호 장구 착용

① 장갑 착용

항균제 내성균 환자와 접촉 시 손을 씻은 후 장갑(멸균되지 않은 폴리 또는 비닐장갑이면 가능)을 착용하고, 병실에서 나오기 전 장갑을 벗고 손을 씻는다.

② 가운(또는 일회용 비닐 앞치마) 착용

항균제 내성균 환자와 접촉 시 비닐 앞치마를 착용한다. 그러나 다음과 같은 경우에는 긴팔 가운(멸균되지 않은 청결한 것이면 가능)을 착용한다.

가. 드레싱으로 덮이지 않은 큰 개방창상이 있는 경우

나. 설사, 실금, 회장조루(ileostomy), 결장조루(colostomy)가 있는 경우

다. 다른 분비물이나 배설물이 다량으로 있는 경우

라. 환자와 장시간 밀접한 접촉을 해야 하는 경우(예 : 체위변경이나 마사지 등)

② 마스크 착용

마스크는 호흡기 분비물이 많아 흡인이나 검사 시 얼굴에 튈 가능성이 있는 경우에 착용한다.

7) 검사나 병실 밖 이동시

① 환자의 검사나 병실 밖 이동은 최소한으로 제한한다. 그러나 이동제한으로 인하여 환자의 치료 과정에 지장을 초래해서는 안 된다.

② 환자가 이동 시 사용한 물품(wheel chair, stretcher, walker 등)은 사용 직후 소독제(HBV quat)로 소독해 둔다.

③ 환자의 이동을 돕는 직원은 환자와 접촉 시 손을 씻고 보호 장구(장갑, 가운)를 착용하며, 격리 병실 또는 코호트 구역에서 나오기 전 보호 장구를 벗고 손을 씻는다. 이송 도중 가능한 한 다른 환자나 주변 환경과의 접촉을 최소화한다.

8) 검사실과 수술실, 외래 등 입원 이외 지역

① 병동에서의 관리지침에 준하여 실시한다.

② 이동용 검사기구(EKG, X-ray, 초음파 등)는 사용 직후 표면을 소독제(HBV quat, 피부 접촉부위는 70% 알코올)로 닦는다.

③ 항균제 내성균 분리가 확인되면 전산 Alert 정보관리에 바로 등록한다.

9) 감염성 폐기물 관리

① 격리환자 방이나 침상 옆에 감염성 폐기물 박스를 비치한다.

② 병실에 폐기물 박스 외에 감염성 폐기물이 적체되어 있지 않도록 주의한다.

10) 린넨 관리

① 린넨이나 가운은 주변 환경을 오염시키지 않도록 청색 햄퍼에 분리수거한다.

② 린넨 사용량이 적은 경우에는 병실에 린넨 수거용기를 따로 두지 않고 사용 후 오염물실 햄퍼에 넣는다. 주변 오염의 우려가 있는 경우에는 흰색 비닐에 넣어서 운반한다.

11) 재사용 의료기구 관리

① 모든 재사용 기구는 사용 후 주변이 오염되지 않도록 주의하며(필요 시 흰색 비닐에 넣음) 분비물이 마르지 않도록 즉시 100배 희석한 테고에 10~20분 정도 침적하였다가 세척하고 헹군 후 건조시켜 멸균 의뢰한다.

② 환자 옆에 별도로 비치하였던 재사용 의료용품(혈압계, 체온계 등)은 다른 환자에게 사용하기 전에 소독제(HBV quat 또는 70% 알코올)로 닦는다.

12) 환경소독

① 매일 한 번 이상 환자 주변 가구와 병실을 소독제로 닦는다.

② 환자 퇴원 후에는 즉시 소독제(HBV quat)로 모든 표면이 충분히 젖도록 닦고, 소독제가 마르고 나면(10분 정도 소요) 다른 환자를 입원시킬 수 있다.

13) 환자용 식기

식기로 인한 감염전파 가능성은 없으므로 일반 환자와 동일하게 취급한다. 삶거나 별도로 분리하여 수거할 필요는 없다.

14) 방문객

방문객은 가능한 한 제한한다. 반드시 방문이 필요한 경우에는 병원직원과 동일한 주의사항을 지키도록 설명한다.

표 4-4. 격리용 준비물품

의료기구†	격리용 물품‡	격리 표식	소독제
① 혈압계/청진기 ② 체온계 ③ 소·대변기 ④ Tourniquet ⑤ 기타 환자가 개별적으로 사용 가능한 물품	① 일회용 청결장갑 (폴리 또는 비닐 장갑) ② 격리용 청결가운 (비닐 또는 면가운) ③ 감염성 폐기물 박스 ④ 손상성 폐기물 박스 ⑤ 청색 햄퍼(필요시)	① 일반병동 -EMR Alert 등록 -ARO스티커 : 차트, 침상/병실 밖 이름표 -격리표지판 : 병실 문 밖 ② 중환자실 -EMR Alert 등록 -ARO스티커 : 차트, 침상 이름표 -균주별 스티커 : 게시판 -격리표지판 : 침대머리맡과 격리실 앞	① 손소독제 ② 환경소독제 (HBV quat)

† 의료기구 : 환자마다 개별 사용
‡ 격리용 물품 : 코호트 내에서 공동사용 가능

1999. 5. 3 작성
2002. 7. 1 개정
2003. 6. 21 개정
2006. 10. 30 개정
2007. 5. 16 개정
2007. 10. 11 개정

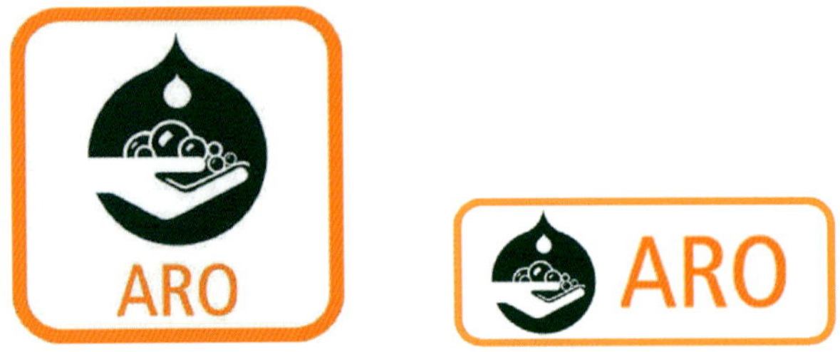

그림 4-2. ARO 스티커

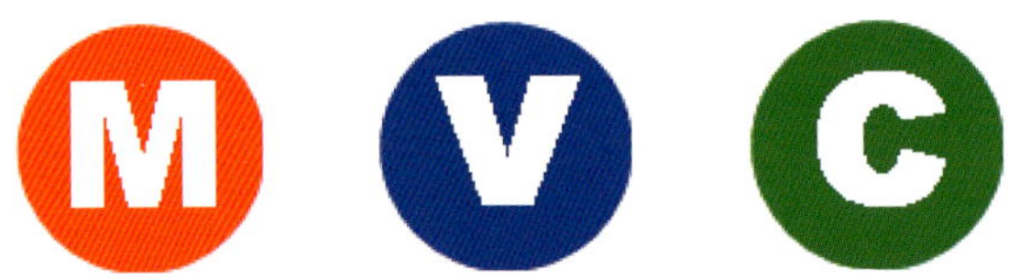

MRSA VRE CRGNB

그림 4-3. 균주별 스티커

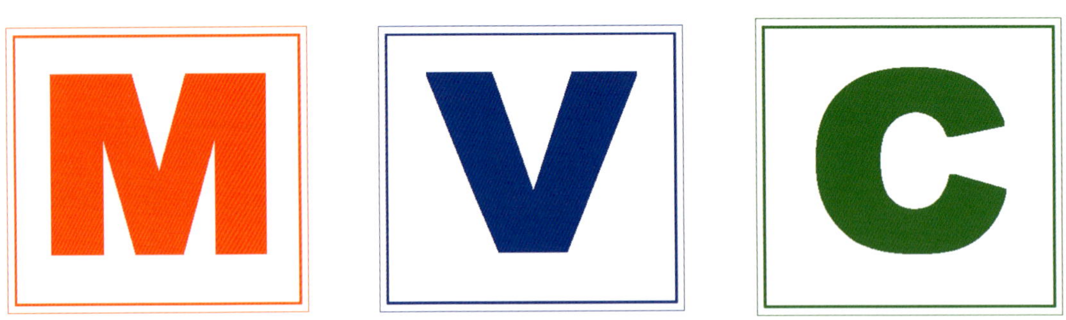

MRSA VRE CRGNB

그림 4-4. 격리표지판

5. 결핵 환자 격리지침(Tuberculosis isolation) : 공기주의

1) 격리를 해야 하는 경우(감염성이 있는 경우)

객담 도말 검사(sputum AFB stain) 양성이거나, 흉부 X-선 촬영에서 활동성 폐결핵이 의심되거나 소견이 있는 환자

2) 격리여부의 결정 및 준비사항

① 담당의사는 환자의 상태를 파악하여 감염성이 있다고 판단되면 격리를 지시한다.

② 결핵은 법정전염병 제3군이므로 담당의사는 진단 후 7일 이내에 보건소에 신고하여야 한다. 신고는 OCS 처방화면의 각종서식 → 신고서 → '결핵정보관리보고서'를 작성하면 자동 등록된다.

③ 담당의사는 환자와 가족에게 격리가 필요한 이유를 설명한다.

④ 담당 간호사는 환자를 격리에 적절한 병실로 이동시키고 격리에 필요한 물품(N95 마스크)을 준비한다<그림 4-5>.

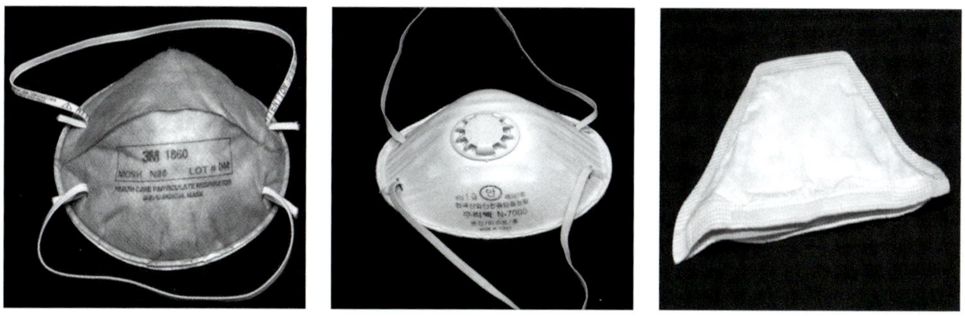

그림 4-5. 본원에서 사용 중인 N95 마스크의 종류

3) 격리기간

효과적인 치료를 시작하여 임상적으로 증세가 좋아지고 객담도말검사 3회 이상 음성일 경우에는 주치의의 판단에 따라 격리를 종결할 수 있다. 3번의 객담 중 최소한 1회는 아침 일찍 채취한 객담이어야 한다.

4) 격리방법

① 음압이 유지되는 1인실에 입원시키며, 불가능할 경우 같은 균이 나오는 환자를 함께 격리한다.

※ 결핵격리용 방은 외부에 비하여 음압이 유지되고, 시간당 6회의 공기교환이 이루어져야 하며, 이 중 2회는 외부의 신선한 공기여야 한다. 또는 추가로 UVGI(Ultraviolet Germicidal Irradiation) 시설을 설치할 수도 있다.

② 방문은 항상 닫아 둔다.

③ 병실에 출입하는 사람의 수를 제한하고, 모든 사람은 머무르는 동안 N95 마스크를 착용한다.

④ 환자가 기침을 할 경우에는 휴지로 구강, 비강을 가린다.

⑤ 환자는 가능한 격리병실 내에 머물러 있어야 하므로 세면대와 화장실이 병실 내에 있어야 한다.

⑥ 검사나 처치 등이 필요하여 방 밖으로 나가야 할 경우 환자는 외과용 마스크를 착용한다. 환자와 함께 다니는 사람은 방 밖에서는 마스크를 착용하지 않아도 되나 검사실이나 엘리베이터 등 밀폐된 공간에 함께 있게 될 경우 N95 마스크를 착용한다.

5) 물품 및 환경관리

① 기관지내시경과 같이 직접 기도내로 균을 전파시킬 수 있는 기구는 높은 수준의 소독을 하고, 일반적인 비품은 낮은 수준으로도 충분하다.「7장. 소독 및 멸균」을 참조한다.

② 결핵 병실의 청소나 소독도 일반 병실과 같은 방법으로 하나, 청소시 청소요원은 N95 마스크를 착용한다. 전동 및 퇴원 시에는 청소 후 1시간 정도 환기시킨 뒤에 다른 환자를 입실시킨다.

참 고 문 헌

1. 곽이경, 추은주, 최상호, 김남중, 우준희, 유지소, 민상우, 김미나, 문향미, 최정화, 서미례, 김양수. Data Warehouse를 이용한 감염관리 전산프로그램의 개발. 병원감염관리 2004;9:7-16.
2. 김미나, 정재심, 배직현. Vancomycin-resistant *Staphylococcus aureus*(VRSA)의 감염관리. 병원감염관리 1999;4:103-114.
3. 대한병원감염관리학회. 병원감염관리. 제3판. 서울: 한미의학. 2006:98-120.
4. 병원감염관리. 서울아산병원. 1996.
5. 정혜영, 곽연식, 이위교. 중환자실의 집중적인 감염관리 활동에 따른 MRSA 병원감염의 성공적 관리. 병원감염관리 1994;4:7-16.
6. 정희정, 김우주. 국내 vancomycin 내성 Enterococci(VRE)의 현황, 예방 및 관리대책. 병원감염관리 1998;3:57-64.
7. HICPAC. Guideline for isolation precautions : Preventing transmission of infectious agents in healthcare settings 2007.
8. CDC. Guidelines for preventing the transmission of *Mycobacterium tuberculosis* in health-care settings, 2005. *MMWR* 2005;54(RR-17).
9. HICPAC. Management of multidrug-resistant organisms in healthcare settings, 2006.

5장

균주별 감염관리

1 세균(Bacteria)

1. Methicillin-resistant *Staphylococcus aureus* (MRSA: 메티실린 내성 황색포도알균)

1) 개 요

황색포도알균(*Staphylococcus aureus*)은 호기성 혹은 통성혐기성 그람 양성 알균으로 사람의 피부나 점막에 집락을 형성하며 높은 보균율로 인하여 흔하게 감염증을 일으킨다. 이 균은 주로 사람의 비강에 보균되어 있는데 지속적인 보균자가 전체 인구의 약 10~20%에 달하여 일정시점에서는 약 30~50%의 인구가 보균 상태로 있다고 한다.

메치실린 내성 황색포도알균은 페니실린계 항균제인 methicillin(또는 oxacillin, nafcillin)에 내성을 보이는 것으로 모든 β-lactam계 항균제에 내성이 있으며 아미노글리코사이드, 퀴놀론 등 대부분의 항균제에도 내성이 있는 경우가 흔하다. 현재 치료제로 쓰이는 것은 vancomycin이며 이의 남용은 또 다른 다제 내성 균주의 출현을 초래할 수 있다.

2) 전파경로

MRSA에 감염된 환자나 오염된 물체를 만진 후 손을 씻지 않고 다른 환자와 접촉함으로서 전파되는 경우가 대부분이다.

3) 감염관리

「4장-4. 항균제 내성균(ARO) 관리지침」을 적용한다.

2. Vancomycin-resistant Enterococci (VRE: 반코마이신 내성 장알균)

1) 개 요

장알균은 catalase 음성, 그람 양성 통성 혐기성 알균으로서 주로 사람이나 동물의 장관 내에 존재하며 그 이외에 간담도계, 질, 요도 및 피부에서도 발견된다. 장알균은 외부환경에 대해 저항성이 매우 강하여 6.5%의 NaCl이나 10℃에서 45℃의 온도, 저장성, 고장성, 산성 혹은 염기성에서도 생존 가능하다. 장알균 중 가장 흔한 것은 *Enterococcus faecalis*와 *Enterococcus faecium*이며, *Enterococcus faecalis*는 전체 병원에서 분리되는 장알균의 80~90%를 차지한다. 장알균은 전체 병원감염의 8~12%를 차지하여 장알균 중 vancomycin에 내성을 지닌 경우를 반코마이신 내성 장알균(Vancomycin-resistant enterococci ; VRE)이라 한다.

2) 전파경로

VRE의 위장관 집락 및 감염의 위험인자로는 3세대 세팔로스포린과 같은 광범위 항균제의 사용, 악성종양 등의 중증 기저질환이 있거나 장기입원, 중심정맥관, 소변 카테터 등의 침습적 처치 및 vancomycin 사용 등이 있다.

위장관에 군집되어 있던 균주의 내인성 감염 또는 다른 환자나 병원직원, 병원환경 등으로부터 전파될 수 있다. 이 중 의료인의 손을 통한 직접전파가 가장 흔하며 침대 난간, 의료기구, 병실 벽이나 문 손잡이 등의 오염된 환경에 의해 간접 전파될 수 있다.

3) 감염관리

「4장-4. 항균제 내성균(ARO) 관리지침」을 적용한다.

3. 다제 내성 그람 음성 막대균

1) 개 요

여러 항균제(보통 세 가지 계열 이상)에 내성인 그람 음성 막대균을 다제 내성 그람 음성 막대균으로 정의한다. 주로 3세대 세팔로스포린에 내성을 보이면서 aminoglycoside, quinolone과 같은 여러 종류의 광범위 항균제에 내성을 보이는 장내세균(예 : *Klebsiella* spp., *E. coli* 등), carbapenem 등에 내성인 비발효성 그람 음성 막대균(예 : *Acinetobacter* spp., *Pseudomonas* spp.)을 대상으로 한다. 본원에서는 특히 carbapenem 내성 그람 음성 막대균을 관리하고 있다.

예 : CRAB (Carbapenem-resistant *Acinetobacter baumannii)*
CRPA (Carbapenem-resistant *Pseudomonas aeruginosa)*
CRKP (Carbapenem-resistant *Klebsiella pneumoniae)*

2) 전파경로

병원 내 입원 중인 환자들의 장관이나 구인두, 서혜부나 액와부와 같은 피부, 요도 등에 집락화되어 있거나 습한 병원 환경(가습기, 인공호흡기, 세면대 등)에 오염되어 있다가 의료진의 손 등을 통하여 접촉전파된다.

3) 감염관리

「4장-4. 항균제 내성균(ARO) 관리지침」을 적용한다.

4. Vancomycin-intermediate/resistant *S. aureus*(VISA/VRSA : 반코마이신 중증도 내성/내성 포도알균)

1) 개 요

미국 질병관리본부(Center for Diseases Control and Prevention; CDC)는 다음과 같이 vancomycin 최소억제농도(MIC)에 따라 포도알균을 정의하였다.

구 분	최소억제농도(MIC)
VSSA(Vancomycin-susceptable *S. aureus*)	≤2㎍/㎖
VISA(Vancomycin-intermediate *S. aureus*)	4~8㎍/㎖
VRSA(Vancomycin-resistant *S. aureus*)	≥16㎍/㎖

2) 전파경로

아직까지 확실한 전파경로가 밝혀져 있지 않다. CDC에서는 VISA와 VRSA의 발생과 전파를 막기 위해 환자의 격리실 사용을 포함한 지침을 제시하고 있다.

3) 감염관리

「4장-4. 항균제 내성균(ARO) 관리지침」을 적용한다.

5. Enterohemorrhagic *Escherichia coli*(장출혈성 대장균 감염증)

1) 개 요

제1군 법정전염병의 하나이며, 장출혈성 대장균(Enterohemorrhagic *Escherichia coli*) 감염에 의한 출혈성 장염을 일으키는 질환이다.

주요 원인균이 되는 혈청형은 O157:H7이고, 그 밖에 O17:H18, O26:H11, O11:H8 등이 있다. 특징적인 장점막 부착성을 가지며, 내산성으로 pH 2~4에서 생존 가능하나 균 자체는 70℃에서 2분이면 죽는다.

잠복기는 2~8일이며, 발열을 동반하지 않는 급성 혈성 설사와 경련성 복통이 특징이다. 설사는 경증으로 혈액을 포함하지 않는 것에서부터 혈액만 나오는 상태까지 다양하다. 발열이 없고 설사 변에 백혈구가 없는 것이 다른 질환과 감별할 수 있는 특징이다. 대개 1주일이면 치유된다.

2) 전파 경로

오염된 식품, 물을 통하여 감염되며 대변-경구 경로로 전파된다. 대부분의 발생은 소고기로 가공된 음식물에 의하며 집단 발생은 조리가 충분치 않은 음식물 섭취로 인해 발생한다.

3) 감염관리

표준주의와 접촉주의를 준수한다.

(1) 환자는 1인실에 격리하며 배설물 처리 시 주변 환경을 오염시키지 않도록 주의한다.

(2) 항균제 치료 종료 48시간 후부터 24시간 간격으로 2회 대변배양검사가 음성일 때까지 격리한다.

(3) 환자나 환자 주변 환경과 접촉하는 경우, 환자가 실금 하는 경우, 환자가 장루를 가지고 있는 경우, 환자의 가검물이나 배설물을 처리하는 경우에는 반드시 가운과 장갑을 착용한다.

(3) 환자 병실에서 나오기 전에 장갑과 가운을 벗고 손을 씻는다.

(4) 법정전염병 제1군으로 발생 즉시 신고하며 자세한 사항은 「10장. 법정전염병관리」를 참조한다.

6. *Legionella*(레지오넬라)

1) 개 요

레지오넬라는 그람 음성 막대균으로 크기가 다양하며 감염조직에 있는 것은 작은 막대균 혹은 알막대균으로 0.5×1.0~2.0㎛이다. 18개의 serogroup이 알려져 있고 이 중 *L. pneumophilia* serogroup 1이 가장 흔한 원인균이다. *L. micdadei*, *L. bozemanii*, *L. longbeachae* 등은 주로 면역 억제자에서 폐렴을 일으키는 원인균으로 보고되고 있다. 현재까지 35종, 45혈청형의 레지오넬라가 알려져 있다.

2) 전파경로

비말 형태의 레지오넬라에 오염된 물을 호흡기를 통해 흡인하여 전파되며 사람과 사람 사이의 전파는 보고된 사례가 없다. 병원에서의 주요 감염원으로는 냉각탑, 샤워기, 수도꼭지, 호흡치료기기, 가습기 등에 의해 발생하는 오염된 비말이다.

3) 감염관리

표준주의를 준수하며 「9장. 병원환경과 감염관리」를 참조한다.

7. *Meningococcus*(수막알균)

1) 개 요

수막알균은 협막을 가진 그람 음성 쌍알균, 호기성균으로 호이산화탄소성이며 환경에서 쉽게 죽는다. 대부분 인후에 집락하고 있고 협막이 풍부해서 식세포의 탐식작용에 저항하는 능력이 커서 전격성 혈류감염과 중추신경계 감염을 일으킬 수 있다. 주요 질환은 열과 두통, 발작과 같은 증상을 동반한 급성 농성 뇌수막염이다. 인구 중 5~10%가 비유행기간 동안 무증상 수막알균 보균자이며 가장 흔한 보균소는 비인두와 같은 상기도이다. 청소년이나 젊은 성인에서 무증상 보균이 흔하나 소아에서는 드물다. 비인두에 보균하고 있는 대다수의 사람은 질병이 생기지 않으나 박테리아의 독력과 숙주의 면역력이 질병 위험에 영향을 준다. 비말로 전파되므로 항균제 치료를 받지 않은 상태에서 행해지는 치료, 시술과정에서 의료진 노출이 병원에서 문제가 될 수 있다.

2) 전파 경로

1m 내까지 튀는 큰 비말의 호흡기 분비물과 밀접한 접촉으로 전파된다.

3) 감염관리

(1) 표준주의를 준수하며 호흡기 분비물과 접촉하는 경우에는 마스크, 보안경, 가운 등의 보호장구를 착용한다.

(2) 적절한 보호장구 없이 밀접한 접촉을 한 직원의 감염관리는 「8장. 직원 감염관리」를 참조한다.

※ 밀접한 접촉

① mouth to mouth resuscitation 한 경우
② 마스크 착용 없이 intubation 한 경우
③ 마스크 착용 없이 suction 한 경우
④ 환자의 분비물에 직접 접촉한 경우

8. *Bordetella pertussis*(백일해)

1) 개 요

*Bordetella*종은 그람 음성 알막대균으로서 현재까지 총 8종이 알려져 있다. *Bordetella pertussis*는 협막이 있고 운동성이 없는 균으로 백일해의 원인균이며 사람이 유일한 숙주이고, 전염력이 매우 강하다.

전형적인 임상 증상은 다음과 같이 세 단계로 구분될 수 있다. 6개월 이하의 영아나 성인에서는 전형적인 경과를 보이지 않는 경우도 많다.

(1) 카타르기(Catarrhal stage)

감기 같은 증상으로 시작하며 콧물, 재채기, 피로감, 식욕부진, 가벼운 기침이 있을 수 있고 보통 발열은 없으나 미열이 있을 수 있다. 이 시기에 백일해를 임상적으로 의심하긴 어려우나 실제로 세균의 증식이 가장 왕성하여 전염성이 제일 높은 시기이다. 이 시기는 1~2주 정도 지속된다.

(2) 발작성 기침 단계(Paroxysmal stage)

발작성 기침이 생긴다. 기침 발작은 식사, 연기의 흡입, 온도의 급격한 변화, 기관에 대한 가벼운 압박, 구역질, 울음 등에 의해 유발될 수 있으며 투명하고 점액성의 객담 배출이 동반되기도 한다. 발작성 기침 이외에는 비교적 전신 상태는 양호하며 이 단계는 약 1~2개월 또는 그 이상 지속된다.

(3) 회복기(Convalescent stage)

발작적 기침의 횟수나 정도가 줄어들기 시작한다. 이 시기에 2차 합병증이 발생할 수 있으며 가능한 합병증으로는 중이염이나 폐렴, 부비동염 등이 있다.

2) 전파경로

환자와 병원체 보유자의 호흡기 분비물에 의한 비말전파이다.

3) 감염관리

(1) 비말주의를 준수한다.

(2) 적절한 보호장구 없이 노출 된 직원의 감염관리는 「8장. 직원 감염관리」를 참조한다.

9. *Clostridium difficile*

1) 개 요

*C. difficile*은 대부분 절대혐기성 그람 양성 막대균이며 아포를 형성한다. *C. difficile*은 토양, 물, 동물의 장내에서 주로 발견되며, 성인의 3% 정도가 보균자이지만 소아의 경우에는 보균율이 더 높다. 항균제 치료에 의해 장내 정상 균무리의 평형이 파괴되면 병을 일으키게 되고, 항균제 관련 설사의 15~25%가 *C. difficile*에 의한 것이다. *C. difficile*에 의해 발생한 질환을 *C. difficile*-associated disease (CDAD)라 하는데 증상은 가벼운 설사로부터 심한 설사, 출혈과 심한 복통, 발열과 심한 탈수를 동반하는 이질성 설사까지 다양하다. *C. difficile*은 아포를 형성하므로 일반 환경에서도 장기간 생존 가능하며, 소독제로 쉽게 제거되지 않는다.

2) 전파경로

C. difficile 감염 환자와 보균자, 오염된 환경-입원한 병실의 바닥, 화장실, 변기, 욕조, 전화기, 직장체온계 등-이 주요 감염원이며, 이들로부터 의료인의 손을 통해 또는 환자 간의 직접적인 접촉에 의해 전파된다.

3) 감염관리

1인실 또는 코호트 격리와 함께 접촉주의를 실시하고 손씻기를 강화한다.

(1) 대변-경구 경로로 전파, 접촉 전파(사람 대 사람, 환자 주변의 오염된 물품)
환자 접촉 전·후, 환자의 대변이나 체액이나 분비물 등을 다룰 때는 비누와 물을 이용해 손위생을 실시한다. 아포 생성균이기 때문에 알코올 손소독제는 효과가 없다.

(2) 환자 대변, 체액이나 분비물 등을 다룰 때는 반드시 장갑을 착용한다.

(3) 격리

① 1인실 또는 코호트 격리하는데 특히 실금이 있거나 위생상태가 불량한 환자는 가능한 1인실을 사용한다.

② 격리는 설사가 멈춘 후 72시간까지 실시한다.

(4) 100배 희석한 락스로 환자 병실을 매일 청소하며, 화장실, 병실 바닥, 침상용 변기가 오염정도가 가장 높으므로 주의해서 청소한다. 격리해제를 할 때에도 병실을 100배 희석한 락스로 모두 닦아준다.

(5) 환자 검색을 위해 설사 등 의심되는 증상이 나타나면 반드시 *C. difficile* 검사를 실시하나 증상이 없는 환자를 대상으로 보균자 확인을 위한 검사는 불필요하다. 항균제 치료를 하면 재발하는 경우가 종종 발생하기 때문에 경한 경우는 원인이 되는 항균제의 복용을 중단하거나 항균제 유발 설사와 관련이 적은 항균제로 교체하거나 병행하는 것이 좋다.

10. Brucella(브루셀라)

1) 개 요

브루셀라균은 크기가 작고, 운동성과 협막이 없는 절대호기성 그람 음성 알막대균으로 아포를 형성하지 않으며, 이산화탄소가 풍부한 37℃에서 잘 자란다. 인체에 감염을 일으키는 브루셀라종은 4가지이다. 가장 병원성이 높은 것은 *Brucella melitensis*로 주로 염소, 양, 낙타에서 일차적으로 발생하며 *B. abortus*는 소, *B. suis*는 돼지, *B. canis*는 개에서 일차적으로 발생한다. 브루셀라균은 저온 살균하거나 고온 살균 시 죽게 되나 이런 과정을 거치지 않은 경우 8주까지도 살아남을 수 있으며 감염된 동물의 소변이나 대변, 질 분비물 또는 태반 등에 오염된 건조한 토양에서 40일까지 살아남을 수 있다.

2) 전파경로

동물과 사람에게서 공통으로 발생하는 감염병으로 가장 흔한 감염경로는 브루셀라균에 오염된 유제품을 섭취하는 경우이다. 병원환경에서의 전파경로는 다음과 같다.

(1) 브루셀라 환자의 가검물이나 배양된 검체에 노출되었을 경우
(2) 손상된 피부(needle stick injury 포함)나 점막에 노출되었을 경우
(3) 농이나 조직 같은 가검물을 조작하다가 비말 형태로 흡입한 경우(기침이나 같은 방에 있었다던가 하는 단순한 접촉은 해당 안 됨)
(4) 사람 사이의 전파는 극히 드물지만 모유수유나 성접촉을 통해 전파된 예가 있다.
(5) 고위험군 : 목장에서 일하는 목부, 수의사, 도축장 종사자, 실험실 종사자 등

3) 감염관리

표준주의와 접촉주의를 준수한다.

(1) 흡인 등 비말이 발생할 수 있는 처치를 할 경우나 환자의 가검물(혈액, 배액 등) 또는 배양된 검체를 다룰 경우에는 장갑, 고글, 마스크를 착용한다.
(2) 병원체가 포함된 가검물에 노출 시에는 감염관리실로 보고하고 필요시 예방적 항균제 투여 및 혈청학적 검사를 실시한다.
(3) 가검물을 다루게 되는 검사실(진단검사의학과, 진단병리과 등)에서의 주의가 필요하므로 검체 의뢰 시 주의 표시를 한다(예 : 'Brucellosis').
(4) 재사용 기구는 100배 희석한 테고에 담근 후 세척하여 멸균 의뢰한다. 세척 중 튀거나 찔리지 않도록 주의하고 환경이나 장비 표면은 100배 희석한 HBV quat로 닦는다.
(5) 수술 시 감염관리 사항은 다음과 같다.
  ① 수술 참여자(기관 삽관, 수술을 직접 진행하는 의료진)는 잘 찢어지지 않는 장갑, 고글, 마스크(N95 마스크 권장)를 착용하고 필요 시 방수가운을 착용한다.

② 수술 후 에어로졸의 배출을 위하여 30분 가량 문을 닫고 환기시킨 후 청소한다.
③ 배액을 비우는 과정에서 튀지 않도록 주의하며 혈액이 쏟아졌을 경우에는 100배 희석한 락스로 닦는다.

4) 법정전염병 신고

법정전염병 제3군으로 환자 및 의사환자 발생 시 7일 이내에 관할 보건소에 신고해야 한다. 자세한 사항은 「10장. 법정전염병관리」를 참조한다.

5) 브루셀라 검사

(1) 질병관리본부에서 실시하며 혈청에서 항체가를 측정하거나 혈액, 골수, 침범 조직에서 브루셀라균을 분리, 동정한다.
(2) 검체는 다음과 같다
① 배양 검사 : 항응고제 처리한 혈액 5㎖ 1회
② 항체 검사 : 2주 이상 간격의 혈청 2회, 각 1~2 ㎖
(3) 검체의뢰 방법
① 질병관리본부 검체의뢰서 <표 1>를 작성하여 담당의사가 서명한 뒤 병원장 직인(총무팀)을 받는다.
② 바코드(L531001, Brucella Ab)를 붙힌 검체와 검체의뢰서를 진단검사의학과 면역혈청검사실로 보낸다.
③ 검사 결과는 1개월 정도 후에 전산으로 조회가 가능하며 자세한 사항은 진단검사의학과 면역혈청검사실로 문의한다.
(4) 노출 직원 감염관리
① 노출 즉시 노출 직원 대장(성명, 사번, 등록번호, 감염원 노출 관련 업무, 예방약 희망여부 등)을 작성하여 감염관리실로 보고한다.
② 희망자에게 예방약(Doxycycline 100㎎ po bid + rifampin 600㎎ po qd 복합요법)을 3주간 투여하고 투약 관련 부작용을 고려하여 CBC, LFT 검사를 실시한다.
③ 노출 후 양성 전환을 확인하기 위하여 노출 시와 1, 2, 4, 6개월에 추적검사를 실시한다.
④ 검체의뢰 방법은 (3)과 같으며 자세한 사항은 감염관리실로 문의한다.

표 5-1. 브루셀라 검체 시험 의뢰서

<table>
<tr><td colspan="4">(　　　) 가검물시험의뢰서</td><td>처리기간
뒤쪽참조</td></tr>
<tr><td rowspan="2">의뢰기관</td><td>① 의료기관명</td><td></td><td>② 담당의사명</td><td></td></tr>
<tr><td>③ 주소</td><td colspan="3">전화번호)</td></tr>
<tr><td rowspan="3">환자</td><td>④ 성명</td><td></td><td>⑤ 주민등록번호</td><td></td></tr>
<tr><td>⑥ 주소</td><td></td><td>⑦ 직업</td><td></td></tr>
<tr><td>⑧ 발병일</td><td></td><td>⑨ 검체채취일</td><td></td></tr>
<tr><td colspan="2">⑩ 검체명</td><td colspan="3"></td></tr>
<tr><td colspan="2">⑪ 시험항목</td><td colspan="3"></td></tr>
<tr><td colspan="2">⑫ 검체채취구분(1차또는2차)</td><td></td><td>⑬ 시험성적서소요부수</td><td></td></tr>
<tr><td colspan="5">담당의사소견서

담당의사 :　　　(서명 또는 인)
면허번호 :</td></tr>
<tr><td colspan="5">식품의약품안전청질병관리본부시험의뢰규칙 제4조의 규정에 따라 위와 같이 시험을 의뢰함과 동시에 시험성적서 교부를 신청합니다.
년　월　일
의뢰기관의 장　　　인
질병관리본부장 귀하</td></tr>
<tr><td colspan="4">※구비서류
1. 검사대상물
2. 기타 시험에 필요한 자료

※기재상 주의사항
의뢰인은 의료법의 규정에 의한 의료기관이어야 하며 의료기관장의 직인을 날인합니다.</td><td>수수료
별도고시 참조</td></tr>
</table>

2 진균(Fungi)

1. *Aspergillus*(아스페르길루스)

1) 개 요

*Aspergillus*는 사상형 진균으로 흔히 흙, 물 또는 부패한 식물, 잎, 습기 찬 건물, 건축이나 수리 중인 건물의 먼지 등 일반적인 자연 환경에 광범위하게 존재한다. 병원 감염을 유발하는 주요 균종은 *A. fumigatus, A. flavus, A. niger* 등이며 *A. fumigatus*가 가장 흔히 감염을 유발하는 균이다. 병원 건물이나 병원 주위의 건물 공사 등으로 토양에 있던 *Aspergillus*가 공기를 통하여 병원으로 유입되면서 면역저하환자가 주로 입원하는 병동에서 유행을 일으킨 사례가 보고되고 있다.

2) 전파 경로

공기 중의 분생포자를 흡입하여 감염되며 사람 사이에는 전파되지 않는다.

3) 감염 관리

(1) 건물 공사 시 외부 먼지가 유입되지 않도록 적절한 여과 장치나 방어벽을 설치한다.
(2) 흙이 있는 화분 등이 병원 내로 유입되지 않도록 통제한다.
(3) 골수이식 환자와 같은 면역 저하 환자들은 HEPA filter, laminar air flow system이 설치된 병실에 입원시킨다.
(4) HEPA filter는 적절히 교환하여 장기간 사용으로 인해 filter 기능이 상실되지 않도록 관리한다.
(5) 병원 내 환기 시스템을 정기적으로 조사하여 공기 정화 및 환기가 적절히 이루어지도록 한다.
(6) *Aspergillus* 감염 환자가 둘 이상 동일한 부서에서 발생하면 집단 감염을 의심하여 감염관리실로 연락하여 감염 전파를 조기에 예방한다.

2. *Candida*(칸디다)

1) 개 요

칸디다 종은 가장 흔한 진균 감염의 원인균으로 사람의 위장관과 여성 생식기의 상재균 중 하나이다. 칸디다 종은 주로 기회감염을 일으키며 최근 항암요법, 장기 이식 등이 발전하면서 중증 면역 억제 환자들의 증가, 중환자 치료, 혈관 내 장치의 보편화 등으로 인해 병원 내 감염이 증가하고 있다.

2) 전파 경로

(1) 환자나 보균자의 입, 피부, 질의 분비물이나 분변과 접촉

(2) 성접촉

(3) 분만 시 신생아감염

3) 감염관리

(1) 환자 접촉 전·후 손을 깨끗이 씻는다.

(2) 환자의 병변 부위와 오염물, 분비물을 다룰 경우 표준주의를 준수한다.

(3) 정맥카테터 삽입 시나 유지 시 무균술을 준수한다.

(4) 가능한 한 경구 영양법을 사용하고 TPN의 경우 무균적으로 혼합한다.

(5) 무분별한 항균제 사용을 제한한다.

(6) 병원 내 칸디다 감염의 경우 대부분 환자 자신의 몸에 집락화되어 있는 균에 의해서 발생하나 집단 발병 시에는 감염관리실로 연락하여 외부적인 요인을 조사하도록 한다.

3 바이러스(Virus)

1. Varicellar-Zoster Virus(수두-대상포진 바이러스)

1) 개 요

Varicella-zoster virus(VZV)는 호흡기나 환자의 병변 부위에 접촉함으로써 전파되고, VZV에 노출된 적이 없는 사람에게 초감염인 수두를 일으킨다.

(1) 수두

전염력이 강해서 감수성이 있는 사람의 90% 이상이 감염될 수 있고, 주로 늦겨울과 봄에 발생하며 환자의 90% 정도가 13세 미만의 소아에서 발생한다. 수두의 잠복기(노출이 되고 나서 수포성 발진이 생기기까지의 시간)는 14~15일이며 발진이 발생하기 48시간 전부터 모든 피부병변에 딱지가 앉기 전까지 전염력이 있다.

(2) 대상포진

초감염된 후 후근신경절(dorsal root ganglia)에 잠복되어 있던 VZV가 재활성화되어 발생하며 바이러스와 숙주인자의 균형에 의해 결정된다. 대상포진은 모든 연령에서 발생할 수 있으나 주로 60세 이상의 연령에서 그 빈도가 높다.

2) 전파 경로

VZV 전파의 일차 기전은 감염성이 있는 병변과의 직접 접촉에 의한 것이고, 공기를 통한 전파도 가능하며 모체로부터 수직 감염을 일으킬 수도 있다.

3) 감염관리

가능한 입원시키지 않는 것을 원칙으로 하고, 입원 중에 수두 환자가 발생하면 환자 상태에 따라 가능한 한 빠른 시일 내에 퇴원시키도록 한다.

(1) 격리

불가피하게 입원한 수두 및 대상포진 환자나 입원 중 수두 및 대상포진이 발생한 환자를 퇴원시킬 수 없을 때에는 환자의 VZV 감염 상태에 따라 아래와 같은 조치를 취한다.

① 수두, 파종성 대상포진 및 면역기능이 저하된 환자의 국소 대상포진

가) 1인실(가능하면 음압이 유지되는 방)에 엄격히 격리시키고 공기 및 접촉주의를 준수한다.

나) VZV에 감염된 환자끼리 같은 병실을 사용할 수 있으나 면역저하환자가 적은 병동에 입원시키며 종양내과 환자가 있는 병동과 소아과 병동에는 가능한 한 입원시키지 않는다.

다) 격리기간에는 별도의 혈압계, 체온계, 청진기를 사용하도록 하고 방문은 반드시 닫아 둔다.

라) 격리는 발진이 시작한 후 최소 5일간 또는 수포가 지속되는 기간 동안 실시한다. 단, 대상포진을 가진 면역기능저하 환자가 acyclovir로 치료받는 경우 치료가 시작된 후 24시간이 지나면 전염성이 소실되어 더 이상 격리 할 필요가 없다.

마) 얼굴의 신경절, 눈이나 입까지 포함하는 병소가 있을 경우에는 파종성 대상포진과 같이 취급하고 주의한다.

② 면역기능이 정상인 환자의 국소 대상포진

가) 반드시 1인실에 격리할 필요는 없으나 면역기능이 저하된 환자나 수두에 감수성이 있는 환자와는 같은 병실에 입원시키지 않는다.

나) 감염된 신체 부위의 분비물과 직·간접 접촉에 의해 전파된다.

다) 격리 기간은 모든 피부 병소에 딱지가 앉고 분비물이 그칠 때까지이다.

(2) 가능하면 음압이 유지되는 방을 이용한다.

(3) 수두 환자를 담당하는 의료진은 수두에 면역성이 있는 사람으로 제한한다.

(4) 수두 환자 격리 병실 출입 시 별도의 보호 장구가 필요 없으나 환자와 직접 접촉하게 되는 경우에는 장갑과 가운을 착용하도록 한다. 환자와 접촉 후에는 반드시 손을 씻는다.

(5) 면회는 가능한 한 제한하고 어린이의 출입을 금한다.

(6) 노출된 환자 중 varicella-zoster immunoglobulin(VZIG)를 투여 받은 경우 잠복기가 길어질 수 있으므로 28일까지 공기주의를 실시한다.

(8) 환자가 사용하는 물품(체온계, 혈압계, 청진기 등)은 별도로 사용한다.

(9) 재사용 물품은 부서에서 소독 후 재사용하거나 멸균 의뢰한다.

(10) 환자가 퇴원한 병실은 100배 희석한 HBV quat를 이용하여 청소한다.

4) 노출자 예방조치

(1) 노출 기준

① 긴밀한 접촉 시

가. 수두 : 다인용 병실에서 전염성이 있는 사람과 1시간 이상 같이 있었거나 5분 이상 안면 접촉을 한 경우

나. 대상포진 : 전염성이 있는 사람을 만지거나 포옹하는 등 긴밀한 접촉을 한 경우

② 환자의 병실에서 시트 교환, 청소 등을 위하여 오래 머문 경우

(2) 노출 시 관리

① 수두에 감수성이 있으면(수두를 앓은 적이 없으며, 예방접종을 안했거나 기억이 확실하지 않은 경우) 혈청검사를 실시한다. VZV에 대한 항체가 음성인 경우는 VZIG의 접종을 고려할 수 있다.

② 감수성이 있는 노출된 직원은 10~21일 정도 근무를 제한하거나 환자와 직접적인 접촉을 피한다. 근무가 불가피할 경우에는 아래와 같이 근무를 제한한다.

가. 환자와 직접 접촉하지 않는다.

나. 수두에 면역이 있는 직원하고만 함께 근무하고 회의나 미팅에는 참석하지 않는다.

다. 병원 내에 사람들의 왕래가 잦은 지역(예 : 식당)은 가능한 한 피한다.

라. 병원 출입 시 가장 빠르고 안전한 통로로만 이용한다(병원 로비를 지나지 않는다).

③ VZV의 과거력이 없고 항체가 음성인 임신한 직원은 감염환자와의 접촉을 피해야 한다.

④ 재태 기간 36주 이후에 태어난 신생아나 3개월 미만 유아의 어머니가 수두에 면역이 있으면 아이도 면역이 있는 것으로 간주한다. 36주 이전에 태어났을 경우에는 산모의 면역상태에 관계없이 수두에 면역이 없는 것으로 간주한다.

2. Epstein-Barr Virus

1) 개 요

Epstein-Barr Virus(EBV)는 소아기 초기와 청소년기 후반에 흔히 발생하며 성인의 경우 90% 이상이 EBV에 대한 항체를 갖게 된다. 임상적으로는 전염성 단핵구증, 림프증식성 질환, 만성 활동성 EBV 감염증, 악성종양과 관련된 감염증 등으로 나타난다.

2) 전파 경로

EBV은 구강 인두의 상피세포에 증식하고 거의 모든 항체 양성자는 타액에 바이러스를 분비하므로 타액에 의해 전파되는데, 흔히 무증상인 성인에서 영아에게 또는 키스할 때 타액에 의해 젊은 성인 사이에 전파된다.

3) 감염관리

표준주의를 준수한다.

3. Cytomegalovirus(거대세포바이러스)

1) 개 요

30세 이상의 성인의 경우 선진국은 약 50~70%, 개발도상국은 거의 100%에서 cytomegalovirus(CMV)에 대한 항체 양성률을 보인다. CMV에 감염되면 대부분의 감염자는 평생 보균자 상태로 지내게 된다. 장기이식, 림프계 종양, AIDS 같은 T 림프구 매개 면역의 장애가 있는 경우에 CMV가 재활성화되어 CMV 감염이 발생하는데 주로 발열이 있으면서 간염, 위장관질환, 망막염, 뇌염, 폐렴 등으로 발현한다.

2) 전파 경로

CMV는 모유, 타액, 대변, 소변에서 발견되며 자궁 내 전파, 주산기 전파와 성인, 소아와 성인에서 수평 전파된다.

3) 감염관리

(1) 병원 내 전파 양상

① 다량의 수혈을 필요로 하는 외상 환자나 심장 수술 환자에서 수혈을 통하여 전파될 수 있다.

② 면역저하 환자에서도 수혈을 통하여 전파될 수 있으므로 CMV 음성이 확인된 공여자의 혈액이나 leukocyte-filtered 혈액을 수혈받는다.

③ 고형장기이식이나 골수이식을 통하여 전파될 수 있으므로 CMV 양성 공여자에서 CMV 음성 수여자로의 이식은 피해야 한다.

(2) 임신한 병원직원 관리

① 임신중 CMV 감염은 선천성 기형을 유발할 수 있으므로 주의를 요한다.

② 신생아중환자실이나 소아 병동 근무 시 가능하면 환자 배치를 고려한다.

③ CMV 혈청검사를 통한 면역력 확인은 의미가 없다.

(3) 격리

표준주의를 준수한다.

4. Herpes Simplex Virus(헤르페스바이러스)

1) 개 요

Herpes simplex virus(HSV) 전파는 타액과 생식기 분비물에 의해 이루어지므로 HSV 감염자와의 밀접한 접촉과 성관계가 주 감염경로가 될 수 있다. HSV-1에 의한 감염이 HSV-2 감염보다 더 흔하고 조기에 발생한다. 40대까지 성인에서 약 90% 이상이 HSV-1에 대한 항체가 양성이고, 사회경제적 수준이 낮은 경우에는 20대 이전에 HSV-1에 감염된다. 임상적으로 점막피부 감염, 안질환, 중추신경계 감염 등으로 발현한다.

2) 감염 전파

병변과의 직접 접촉이나 무증상 보균자의 분비물 접촉을 통해서 전파된다.

3) 감염관리

(1) 환자와의 접촉을 피하는 것이 가장 좋은 예방법이다.

(2) 환자의 분비물이나 점막 병변 등에 직·간접적으로 접촉하는 경우에는 장갑, 가운을 입는다.

(3) 직원이 HSV 구강 점막 병변을 가지고 있는 경우 가능한 한 환자와 접촉하지 않도록 한다. 환자를 접촉해야 하는 경우에는 마스크를 착용하여 손으로 병변을 만지지 않도록 한다.

(4) 파종성 혹은 일차성 중증 HSV 감염 시에는 질병기간 동안 접촉주의를 준수한다.

(5) HSV 뇌염, 재발성(피부, 구강, 회음부) HSV 감염 시에는 표준주의를 준수한다.

5. Human Immunodeficiency Virus(인간면역결핍바이러스)

1) 개 요

Human immunodeficiency virus(HIV)감염은 혈액과 체액에 의해 전파되는 감염성 질환으로 주된 전파경로는 성접촉, 오염된 주사기의 공동사용, 혈액이나 혈액제제의 투여 및 수직감염이다. 이중 병원 환경에서 유발될 수 있는 전파경로는 HIV에 오염된 혈액이나 일부 체액에 노출되는 경우로서 진료 과정 중에 의료인이 노출되는 경우가 많다. 가장 빈번한 경우는 주사바늘에 찔리거나 칼에 베이는 경우로서 감염의 위험성은 0.3% 정도이며 B형 간염은 20~30%이다.

1. **HIV가 포함되어 있을 수 있는 체액**
   혈액, 혈액이 섞인 체액, 정액, 질 분비물, 조직, 뇌척수액, 양수, 심막액, 흉수
2. **다른 병원성 미생물이 포함되어 있을 수 있는 체액**
   대변, 소변, 구토물, 가래
3. **병원성 미생물이 포함되어 있을 가능성이 적은 체액**
   눈물, 땀, 침, 비강분비물

2) 전파경로

(1) 혈액에 의한 전파(blood transmission)
(2) 성접촉에 의한 전파(sexual transmission)
(3) 모태로부터 태아로 전파(vertical transmission)

3) 감염관리

표준주의를 준수하고 혈액이나 체액에 노출되지 않도록 주의한다. 환자의 의식 수준이나 위생 상태가 불량하여 주변을 오염시킬 우려가 있는 경우나 결핵과 같은 공기 전파 감염이 우려되는 경우에만 1인실 격리가 필요하며, 이외에는 반드시 1인실에 격리할 필요는 없다.

(1) 환자 진료나 간호 시

① 환자의 방에 들어가기 전·후에는 반드시 손을 씻는다.
② 환자의 혈액이나 체액을 만지는 경우는 반드시 장갑을 착용하고, 착용 전·후에 반드시 손을 씻는다.
③ 환자의 혈액이나 체액이 튈 우려가 있는 경우에는 마스크와 보안경을 착용한다. 위장관 내시경, 기관지경, 기관 내 삽관, 수술 시에는 반드시 착용한다.
④ 사용한 주사바늘은 뚜껑을 다시 씌우지 않고, 구부리거나 부러뜨리거나 주사기에서 제거하지 않는다. 사용한 일회용 주사기나 바늘 칼날 등은 뚫리지 않는 안전용기에 폐기한다.

(2) 수술 시

① 해당 수술에 꼭 필요한 물품만 비치하도록 한다.

② 수술방 문 앞에는 주의 표시를 하고 꼭 필요한 인원만 출입을 허용한다.

③ 가능한 한 일회용 방포 및 린넨을 사용한다.

④ 수술에 참여하는 모든 의료진은 모자, 마스크, 가운(방수가운), 장갑 등 보호장구를 착용한다.

⑤ 수술에 직접 참여하는 의사, 간호사, 마취의는 보안경을 착용하고 손에 상처가 있는 의료인은 가능한 한 수술에 참여하지 않도록 한다.

⑥ 수술 시에 사용했던 봉합바늘이나 칼은 집도의 손에서 소독 간호사 손으로 직접 전달하지 않고 중간에 용기를 두어 간접적으로 전달되게 한다. 또 봉합 바늘은 꼭 기구를 사용하여 다루어야 하며 손에 직접 들고 매듭(tie)을 만들어서는 안 된다.

⑦ 바닥에 혈액이나 체액이 흐른 경우는 10배 희석한 락스를 묻힌 일회용 걸레나 종이타월로 닦는다.

⑧ 수술이 끝난 후 회복실에도 환자 감염관리에 대한 정보를 제공한다.

(3) 치과

① 모든 치과 환자의 혈액, 타액, 치주액 등은 감염력이 있는 것으로 간주한다.

② 환자의 구강 점막과 접촉 시에는 장갑을 착용한다.

③ 혈액이나 타액, 치주액 등이 분사되거나 튈 경우에는 마스크, 보안경, 안면보호대 등 보호장구를 착용한다.

④ 비말 등이 튀는 것을 예방하기 위해 rubber dam이나 고속 진공 흡인기를 사용할 수 있다.

⑤ Handpiece는 사용 후 즉시 세척 멸균하고, 멸균할 수 없는 손잡이는 속을 씻어 내며 외부는 100배 희석한 HBV quat로 닦아 낸다.

⑥ 입 안에 사용되었던 재료들은 혈액과 체액을 주의해서 세척하고 소독한다.

⑦ 소독하기 어려운 치과기구나 표면은 가능한 일회용을 사용하고 부득이한 경우 알루미늄 호일, 투명 플라스틱 랩과 같은 새지 않는 재질로 싸서 사용하며 사용 즉시 제거한다.

(4) 환경 관리

① 린넨 관리

가. 혈액이나 체액으로 오염된 린넨은 새지 않는 백에 넣은 후 청색 햄퍼에 넣어 세탁실로 보낸다.

나. 린넨은 71℃ 이상의 온도에서 25분간 비누와 물로 세탁한다. 온도가 낮을 경우에는 화학소독제를 이용한다.

다. 혈액이나 체액으로 심각하게 오염된 경우가 아니라면 소각할 필요는 없다.

② 재사용 기구의 처리 및 소독

가. HIV 양성자가 사용한 기구는 100배 희석한 테고 용액에 10~20분간 담근 후 멸균한다.

나. 기구 처리 시에는 장갑을 착용하고, 특히 날카로운 기구로 인하여 상처를 입을 우려가 있을 때는 주의해서 기구를 다루며 필요하다면 장갑을 2개 착용한다.

③ 감염성 폐기물의 처리

가. 특별히 다른 과정이 필요하지 않으며 평소의 처리과정에 준한다.

나. 주사바늘이나 메스 등은 손상성 폐기물 박스에 버린다.

다. 혈액이나 체액, 기타 배설물은 오염물 싱크에 버린다.

라. 드레싱, 고체 폐기물, 임상병리폐기물, 진단병리폐기물은 정해진 감염성폐기물 박스에 버린다.

④ 혈액이나 체액을 흘리거나 엎질렀을 때

가. 반드시 장갑을 착용하고 필요에 따라 보호 장구를 착용한다.

나. 소량일 경우에는 종이타월 등으로 닦고 100배 희석한 락스로 한 번 더 닦아준다.

다. 다량일 경우에는 종이타월이나 다른 흡수력이 있는 물체로 덮은 후 10배 희석한 락스를 쏟아 부은 뒤 10분간 두었다가 새 종이타월 등으로 닦아 내고, 100배 희석한 락스로 오염된 부분을 한 번 더 닦아준다.

라. 사용된 종이타월과 걸레 등은 감염성폐기물박스에 폐기한다.

(5) 환자의 비밀 유지 및 신고

① 후천성면역결핍증예방법 제7조에 의해 감염자의 진단, 검안 및 간호에 참여한 자와 감염자에 관한 기록을 유지, 관리하는 자는 재직 중은 물론 퇴직 후에도 정당한 사유 없이 감염자에 관하여 업무상 알게 된 비밀을 누설하지 않도록 규정하고 있으며 이를 위반 시 3년 이하의 징역 또는 1,000만원 이하의 벌금에 처하도록 되어 있다.

② AIDS 관련 증상이 있는 감염자를 진료하는 경우에는 진료 후 7일 이내에 <AIDS 환자 보고서>를 작성하여 보건소로 신고하여야 한다. 자세한 사항은「10장. 법정전염병관리」를 참조한다.

(6) HIV 감염 혈액에 노출되었을 때의 조치

① 상처 부위를 물과 비누로 씻어낸다.

② 업무상 감염노출 사고보고서를 작성하여 즉시 직원의무실을 방문한다.

③ 자세한 사항은「9장. 직원감염관리」를 참조한다.

6. Influenza(인플루엔자)

1) 개 요

인플루엔자 바이러스는 항원 대변이(antigenic shift)와 항원 소변이(antigenic drift)이라는 독특한 특징이 있으며 이런 항원의 대변이는 대유행(pandemic)과 관련이 있다. 항원 대변이는 유전자 재조합을 통해 A형 인플루엔자에서 주로 일어난다. 항원 소변이는 A형 및 B형 인플루엔자에서 발생하며, 한 가지 인플루엔자 아형에서 약간의 항원 변화가 생기는 것으로 거의 매년 인플루엔자 유행(epidemic)의 원인이 된다.

잠복기는 보통 2일 (1~5일)이며, 전염성은 증상 시작 1~2일전부터 시작하여 4~5일간 가장 높다. 가장 흔한 합병증은 폐렴이며, 대부분이 2차 세균성 폐렴이다. Reye 증후군은 소아에서만 발생된다. 기타 합병증들로 심근염, 만성 기관지염 및 기타 만성 폐질환의 악화 등이 있다. 사망은 1,000명중 0.5~1명이며 대부분이 65세 이상에서 발생된다.

2) 전파경로

주요 전파경로는 호흡기 분비물에 의한 비말전파이다. 인플루엔자 바이러스는 건조한 점액에서도 몇 시간 동안 생존할 수 있기 때문에 이에 접촉할 경우 감염될 수 있다.

3) 예 방

인플루엔자에 대한 가장 효과적인 예방책은 매년 예방접종을 받는 것이다. 매년 유행 전 2~4개월 사이에 접종하여야 효과적이다. 인플루엔자 백신에 포함되는 바이러스주는 다가오는 절기에 유행을 일으킬 것으로 예측되는 새로운 바이러스주들과 항원적으로 일치되는 것들로 매년 갱신된다. 인플루엔자 백신은 발병을 완벽히 예방하지는 못하지만 임상 증상 및 경과의 완화, 입원율 및 사망의 위험을 낮추는 효과가 있다. 병원 직원들의 예방접종은 환자와 다른 직원에게 전파되는 것을 감소시키고 결근율을 낮출 수 있다.

표 5-2. 인플루엔자 백신 우선접종 대상자(AI 포함)

1. 폐 질환자, 심장 질환자
2. 만성 질환으로 사회복지시설 등 집단시설에서 치료, 요양, 수용 중인 사람
3. 병원에 다닐 정도의 다음 만성질환을 앓고 있는 사람 : 대사질환(당뇨병)자, 신장질환자, 만성간질환자, 악성 종양자, 면역저하 환자, 아스피린 복용 중인 6개월~18세 소아, 혈색소병증(hemoglobinopathy) 환자
4. 65세 이상의 노인
5. 의료인
6. 임신부
7. 50세~64세 인구
8. 생후 6개월~23개월 인구
9. 사스/조류인플루엔자 대응기관 종사자
10. 닭/오리 농장 및 관련 업계 종사자

4) 감염관리

(1) 유행 시기 이전에 병원 직원과 고위험군 환자에게 예방접종을 실시한다.

(2) 증상기간 동안 비말주의를 준수하며 항바이러스 제제를 투여한 경우 증상기간이 짧아질 수 있다.

(3) 격리 및 노출 후 처리는 「4장. 환자의 격리와 감염관리」를 참조한다.

7. Avian influenza(조류 인플루엔자)

1) 개 요

조류 독감 또는 조류 인플루엔자(AI)는 인플루엔자 바이러스 중 조류만 감염시킬 수 있는 특정 바이러스에 의해 유발되는 전염성 질환을 의미한다. 조류 이외의 종에서도 감염시킬 수 있는데 대표적인 예가 돼지이다. AI 바이러스는 종간 특이성을 가지고 있기 때문에 종간 벽을 넘어 사람에게 직접 전파되는 일은 매우 드물다. 그러나 최근 조류 인플루엔자가 직접적으로 사람을 감염시킨 예가 알려지고 사망자가 발생하면서 인플루엔자 대유행을 알리는 전조 증상으로 심각하게 받아들여지고 있다.

2) 병원체

AI 바이러스에는 두 종류가 있다. 감염되면 치명적인 질병을 일으키는 고병원성(HPAI ; highly pathogenic avian influenza) 바이러스와 감염된 조류에게 경미한 증상만 일으키는 저병원성(fullnare) 바이러스가 있다. 조류에서는 16종류의 HA와 9종류의 NA로 이루어지는 144조합의 A형 인플루엔자 아형이 모두 나타날 수 있지만 고병원성 바이러스는 모두 H5 혹은 H7 아형에 속한다.

3) 병원소

자연계 병원소는 야생 오리를 비롯한 야생 조류가 대표적이고 AI 바이러스는 야생 조류의 장관세포에서 증식하여 대변 등의 배설물을 통하여 배출된다. 야생 조류의 배설물을 통해 배출된 바이러스는 호수나 강을 쉽게 오염시키고 다른 물새들을 쉽게 감염시킬 수 있다. 감염된 야생 조류가 농가로 날아들거나 닭이나 집오리와 같은 가금들이 야생 조류와 섞이게 되는 환경적 영향에 의하여 AI 바이러스가 가금에게 전파될 것이라는 견해가 일반적이다.

4) 위험인자 및 전파경로

(1) 조류에서 사람으로의 직접 전파 : 쉽게 일어나지 않는다. 조류 인플루엔자에 이환된 사람들의 공통적인 특징은 감염된 가금과의 직접 접촉, 감염된 가금의 배설물에 오염된 매개물과의 접촉 등 과거력이 있다는 것이다. 충분히 조리된 닭, 오리 고기나 계란이 감염원이 되었던 증거는 없었다.

(2) 사람에서 사람으로의 전파 : 극히 제한적이다. 일부 예에서 사람 간의 전파 증거가 있지만 이차 환자 발생 예는 아직 없다.

5) 예방법 및 감염관리

(1) 백신은 현재 개발 중이며 상품화되어 있지 않다.

(2) 의료기관에 환자 입원 시

① 1인실에 격리한다.

② 표준주의, 접촉주의, 비말주의, 공기주의를 준수한다.

③ 긴 소매 가운, N95 마스크, 고글, 장갑, 장화와 같은 보호장구를 착용한다.

(3) 노출 의료인에 대한 조치

① 감염된 사람을 돌보는 의료인은 1일 2회 체온을 측정해야 하며 열이 나는 경우 보고해야 한다.

② 환자 접촉력과 열(38℃ 이상)이 있는 의료인은 적절한 진단검사를 받아야하며 다른 원인으로 증명되지 않으면 인플루엔자 감염을 의심하여 즉시 oseltamivir를 복용하여야 한다.

③ 전파의 위험이 큰 시술(예 : 기관지삽관)을 앞두었거나 보호 장구 없이 환자에 노출되었다면 질병발생을 예방할 목적으로 oseltamivir와 같은 항바이러스제를 복용한다.

표 5-3. 사람에게 A형 인플루엔자(H5N1) 감염 위험에 노출시킬 수 있는 상황

① 2003년 10월 1일 이후 A형 인플루엔자(H5)가 사람 또는 동물에서 병의 원인으로 밝혀진 적이 있는 국가 또는 지역

② 증상 시작 전 7~14일 동안 다음 중 한 가지 이상에 해당하는 경우

- 살아 있는 또는 죽은 가금 또는 야생 조류 또는 집에서 키우는 오리와의 접촉력(1m 이내)이 있는 경우
- H5N1 인플루엔자 감염으로 진단되었거나 의심되었던 사람과 보호장구 없이 접촉한 경우(만지거나 말을 건네는 정도의 거리 이내)
- 중증 폐렴에 걸렸거나 그로 인해 사망하였으나 원인을 알 수 없는 급성호흡기 질환자와 보호장구없이 접촉한 경우(만지거나 말을 건넬 수 있는 정도의 1m 거리 이내)
- 직업적으로 가금류와 접촉하는 경우(가금류의 도살, 살아있는 가금류를 판매하는 사람 등)

8. Measles(홍역)

1) 개 요

외피를 가진 RNA virus로 Paramuxoviridae과 Morbillivirus속에 속한다. 인간만이 숙주이고 동물 숙주가 없어 지속감염 및 주기적인 바이러스 배출도 없다. 온도, 광선, 습도 등에 민감하여 외계에서는 장시간 생존하지 못하지만 전염성이 강하여 접촉자의 90% 이상이 발병한다. 호흡기 분비물 등의 비말이나 오염된 물건을 통하여 호흡기로 감염된다. 임상 증상은 발열, 콧물, 결막염, 홍반성 반점, 구진의 융합성 발진, 질병 특유의 점막진(koplik's spot)을 특징으로 하며 전염력은 발진이 있기 6~7일 전부터 나타나고 발진 2~3일 후가 가장 높다.

2) 전파경로

(1) 공기나 환자의 비·인두 분비물과의 접촉으로 전파된다.

(2) 잠복기는 5~21일이며 면역 저하 환자에서 홍역이 발생할 경우 바이러스 배출기간이 연장된다.

(3) 증상이 시작되기 2일전부터 발진이 시작된 후 4일까지 전염성이 있다.

3) 감염관리

(1) 발진이 있기 6일전부터 사라진 뒤 6일까지 공기주의를 준수한다.

(2) 면역이 있는 의료인이 환자를 담당하고 출입 시 마스크를 착용한다.

9. Mumps(유행성 이하선염)

1) 개 요

멈프스 바이러스는 Paramyxovirus과에 속하는 100~300nm의 RNA virus이다. 잠복기는 약 2~3주간이며 잠복기를 거친 후에 발열, 두통, 근육통, 식욕부진, 구토 등의 전구증상이 1~2일간 나타난다. 침샘(주로 귀밑샘)이 단단하게 부어 올라 동통과 압통을 느끼게 되며, 붓기 시작한 후 1~3일째 최고조에 도달해서 3~7일 이내에 차차 가라앉는다. 합병증으로는 뇌수막염, 고환염, 부고환염, 난소염, 췌장염 등이 발생할 수 있다. 감염자의 약 1/3은 불현성 감염으로 무증상을 보인다. 소아에 비해 청소년기 이후에 발생하였을 경우가 더 심한 경과를 밟는다. 고령자에서는 타액선 이외의 다른 장기가 더 흔히 침범 받는다.

2) 전파경로

주로 호흡기를 통한 비말감염으로, 감염된 사람의 비말이나 타액과 직접 접촉할 경우 전파된다. 잠복기는 약 2~3주간이며 이하선염이 발생하기 6~7일 전부터 증상이 발생한 후 9일까지 전염성이 존재한다.

3) 감염관리

표준주의와 비말주의를 준수한다.

10. Respiratory syncytial virus, parainfluenza, adenovirus, rhinovirus (호흡기 바이러스)

1) 개 요

호흡기 바이러스는 영아기에 발병율이 높고 선천성 심장 기형아, 조산아, 개흉술 직후의 소아 감염 시 일부에서 사망에 이르게 할 수 있다. 호흡기 감염증의 확산을 막는 방법은 손을 잘 씻는 것과 증상이 있는 눈, 비강 등을 만지는 것을 피하는 것이다.

2) 전파 경로

성인에서는 비말주의, 소아에서는 접촉주의를 준수한다.

3) 감염관리

(1) RSV

① 손위생, 접촉주의, 코호트가 필요하다.

② 면역 저하된 환자에게 중대한 문제를 야기하므로 이들에게 특별한 관리가 필요하다.

③ 환자와 1m 이내에서 접촉할 경우 마스크를 착용한다.

④ 유증상 의료인이나 방문객, 12세 미만의 소아는 방문을 제한한다.

(2) parainfluenza, adenovirus, rhinovirus

RSV와 유사하다.

11. Rotavirus(로타바이러스)

1) 개 요

영·유아 급성 설사증의 가장 흔한 원인이며 우리나라에서는 연중 발생하고 있으나 특히 늦가을부터 겨울철에 걸쳐 발생하고 있다. 물 속에서 수 주간, 사람의 손에서 적어도 4시간 이상 생존 가능하며 상대습도 50% 이하 시 공기 중에서도 감염성을 수일 동안 가지고 있을 수 있다.

2) 전파 경로

분변에 오염된 음료수, 음식, 손을 통해 경구로 전파되며 잠복기는 1~3일이다.

3) 감염관리

(1) 표준주의를 준수한다.
(2) 환자 접촉 전·후나 수유 전, 분비물, 특히 대변과 접촉 한 후에는 반드시 손을 씻는다.
(3) 목욕은 맨 마지막에 시키고 개별 목욕 대야를 사용한다.
(4) 기저귀 교환 시에는 대변이 밖으로 노출되어 손이나 환경을 오염시키지 않도록 잘 싸서 버린다.
(5) 개별 물품을 사용한다.
(6) 입원 기간 중 체온계 등의 개별 물품과 bassinet, 매트리스와 같은 주변 환경 등을 70% 알코올로 매일 닦는다.

12. Norovirus(노로바이러스)

1) 개 요

Caliciviriridae에 속하며 세계적으로 가장 주된 바이러스성 위장관염의 원인이다. 지역사회에서 가장 흔한 설사의 원인으로 요양원, 학교, 식당, 군대 등에서의 집단 감염과 관련이 있으며 이차성 전파도 일으킨다.

2) 전파경로

분변-경구 전파와 구토물, 에어로졸로 전파가 가능하다. 이차 감염은 사람사이의 직접 접촉, 에어로졸화된 구토물, 기구, 음식 조리자의 오염된 손을 통해 전파된다.

24~48시간의 잠복기 후에 미열, 구토, 복통, 설사를 일으키며 3주까지 바이러스가 배출될 수 있다. 바이러스는 질병을 앓기 시작한 뒤 24~48시간에 최고로 배출된다.

3) 감염관리

접촉주의를 준수하며 배설물 관리 시 주변 환경이 오염되지 않도록 주의한다. 대규모 유행이 발생할 수 있으므로 주의 관찰이 필요하다.

13. Rubella(풍진)

1) 개 요

Togaviridae과 Rubivirus속의 RNA virus로 혈청형은 한가지이며 사람이 유일한 숙주이다. 발열은 보통 2~3일간 계속되고 발진은 3~5일 나타났다 사라진다. 발진은 연분홍색 구진으로 처음에 얼굴에서 시작하여 2~3시간 내 온 몸으로 퍼진다. 수는 많지만 홍역처럼 형태가 불규칙하거나 서로 융합하지도 않고 색소 침착도 되지 않는다. 발진이 나타나기 5~10일 전부터 수 주간에 걸쳐 후두부, 후경부와 귀 뒤의 림프선 종창이 나타나는 것이 특징적인 임상양상이다. 소아에서는 무증상 감염이 많다. 성인에서는 미열, 두통, 권태감, 비염이나 결막염의 전구증상이 발진이 나타나기 1~5일 전부터 나타나며 증상이 심해지기도 한다. 20~25%에서 발진이 나타나지 않기도 하고, 약 반 수에서는 발진 없이 지나간다.

선천성 풍진은 선천성 기형을 유발할 수 있기 때문에 임상적으로 중요한 감염증 중 하나이다. 임신 1기에 감염되면 태아의 50%에서, 2기에 감염되면 33%에서 선천성 기형이 발생하고, 임신 20주 이후에는 드물다. 자궁 내 사망이나 유산 또는 저체중아의 출산, 심장 기형, 뇌성마비, 청력 장애, 백내장, 소안증이나 녹내장, 뇌수막염, 지능저하, 간비종대 등이 주요한 임상상이다.

2) 전파경로

(1) 비말이나 유증상 또는 불현성 감염자의 비인두 분비물에 의하여 전파되며 혈액, 대변, 소변에도 존재할 수 있다.

(2) 잠복기는 12~23일이 가장 흔하다.

(3) 노출 후 14~16일에 피부 발진이 생기는 경우가 많고 발진이 생기기 1주 전부터 발진이 생긴 후 5~7일까지 분비되며 발진이 생겼을 때 전염력이 가장 높다.

(4) 선천성 풍진 증후군에 걸린 소아는 호흡기와 소변을 통해 생후 2년 동안 고농도의 바이러스를 배출하므로 중요한 감염원이 된다. 풍진은 전염력이 높아 집단 내 발병률이 높고 가족 내에서 발병할 경우 50~60%에서 전염된다. 증상이 없어도 전염력이 있다.

3) 감염관리

(1) 표준주의와 비말주의를 준수한다.

(2) 일반적인 풍진 환자에 대해서는 발진 후 7일간 표준주의와 비말주의를 준수한다.

(3) 선천성 풍진 환아의 경우 생후 1년까지 접촉주의를 준수하며 생후 3개월 지난 뒤 비인두와 소변 배양에서 연속적으로 음성이 나오면 저감염력자로 분류할 수 있다.

14. Severe Acute Respiratory Syndrome(SARS;중증 급성 호흡기 증후군)

1) 개 요

중증급성호흡기증후군은 2002년 11월에서 2003년 7월에 걸쳐 중국, 홍콩, 싱가포르, 캐나다 등에서 8,000여명의 추정환자가 발생하고 이중 774명이 사망한 질병이다.

2) 증상과 징후

사스의 임상 경과는 크게 세 가지 시기, 즉 잠복기, 열성 전구기, 호흡기 증상기로 구분할 수 있다. 잠복기는 보통 3~7일 정도이지만 길게는 10일까지 보고 된 바 있다. 열성 전구기에 나타나는 증상은 발열, 오한, 마른기침, 근육통, 두통 등이다. 콧물은 거의 발생하지 않는다. 환자의 약 20%에서 설사가 있었다. 호흡기 증상기에는 마른기침, 호흡곤란이 나타나고 저산소증이 생길 수 있다. 환자의 10~20%에서는 저산소증이 심해서 인공호흡기 치료가 필요하다. 호흡기 증상은 일부 환자에게 발병 1주 째에 나타나기도 하였지만 대부분은 발병 2주 째에 나타났다. 사스의 전염력은 호흡기 증상기, 특히 발병하고 10일 정도에 가장 높으며 증상이 없는 시기, 즉 잠복기에는 전염력이 없다고 판단하고 있다.

3) 검사소견

(1) 혈액검사소견

질병의 초기에 백혈구, 특히 림프구 숫자가 감소한다. 호흡기 증상기 초기에 creatinine phosphokinase와 transaminase의 상승소견이 관찰된다.

(2) 방사선 소견

열이 발생하는 시점에서 환자의 70~80%가 흉부방사선에서 이상소견이 관찰된다. 흉부방사선 소견은 작은 편측성의 반점형 침윤으로 시작하여 1~2일 내에 간질성 또는 융합성 침윤양상으로 양측성으로 진행한다. 초기 방사선 소견을 토대로 다른 원인의 폐렴과 감별하는 것은 어렵다.

4) 진단기준

(1) 사스 의심환자

① 발열(38도 이상)이 있으면서

② 기침, 호흡곤란 같은 호흡기 증상이 있고

③ 증상이 나타나기 10일 전에 사스 의심 또는 추정 환자와 긴밀한 접촉을 하였거나 사스가 유행하는 지역을 여행하였거나 사스가 유행하는 지역에 거주하는 환자

(2) 사스 추정환자

사스 의심환자이면서

① 흉부방사선 소견상 폐렴이나 호흡곤란증후군에 합당한 소견이 있는 경우

② 한 가지 이상의 SARS-CoV 검사에서 양성

③ 부검 조직검사에서 원인 불명의 호흡곤란 증후군 소견을 보이는 경우

④ 해당 질환을 명확하게 설명할 수 있는 다른 진단이 없는 경우

5) 감염관리

(1) 사스 의심환자 외래 진료 시 주의 사항

① 환자가 내원하기 전에 환자 관리를 위한 준비가 철저히 이루어져 있을 경우 전파가 최소화된다.

② 사스가 의심되는 환자 내원 시 여행력, 증상을 신속하게 파악하여 사스가 의심되는 경우는 즉시 환자를 임시 격리 공간으로 격리시켜 전파를 최소화한다.

③ 응급실이나 병원은 의심 환자를 분류하고 진료할 수 있는 적절한 장소가 준비되어야 하며 담당 의료인은 N95 마스크, 장갑, 가운 등 개인보호장구를 착용하여야 한다.

④ 사스 의심환자를 진료하는 의료인은 개인보호장구를 착용하며, 환자 진료 전·후, 처치 후, 장갑을 벗은 후 철저히 손을 씻도록 한다.

(2) 입원환자 관리 및 감염예방조치

① 환자격리

가. 음압이 되는 병실에 격리하고, 방문은 반드시 닫아 놓는다.

나. 화장실이 있는 1인실에 격리한다.

다. 별도의 공기 공급과 배출 시스템이 있는 영역에 코호트 한다.

라. 독립적인 공기 공조 시스템이 되어 있지 않은 경우에는 에어컨은 끄고 환기가 잘 되도록 창문을 열어놓는다. 가능하면 SARS 의심환자는 이미 진단받은 환자와 구별하여 따로 배치한다.

② 손위생

장갑 착용 여부와 관계없이 반드시 손을 씻는다. 다른 환자나 환경에 미생물의 전파를 예방하기 위하여 환자 접촉 전·후, 환자 사이 장갑을 벗은 후에는 즉시 손을 씻어야 한다.

③ 장갑 착용

모든 처치 시에는 반드시 장갑을 착용하고, 다른 환자를 접촉하기 전에는 반드시 교환하고 손을 씻는다. 호흡기 분비물로 오염된 기구(마스크, 산소튜브, nasal prong 등)와 접촉할 경우에도 장갑을 착용한다.

④ 가운(방수용)과 헤드커버 착용

혈액, 체액, 분비물, 배설물이 튈 가능성이 있는 경우에 착용한다.

⑤ 눈 보호장구나 안면보호대의 착용

혈액, 체액, 분비물이 튈 가능성이 있는 시술이나 진료를 하는 경우에는 마스크와 보안경 또는 안면보호대를 착용해야 한다. 의심환자 또는 확진환자인 경우에는 N95 마스크를 착용해야 한다.

⑥ 환경관리

가. 환자가 자주 접촉하는 환경은 매일 세척과 소독을 한다. 벽이나 창문, 커튼 같은 것은 매일 닦고 소독해야 할 필요는 없으나 환자의 호흡기 분비물이 벽이나 창문에 묻는다면 즉시 소독해야 한다(예 : 문고리, 화장실, 세면실 등의 시설물, 전화기 등).

나. 청소 가능한 한 명이 하고 청소 시 개인보호장구를 철저히 갖추도록 한다.

⑦ 의료기구

가능한 일회용을 사용하고 재사용 시에는 「7장. 소독과 멸균」을 참조한다.

4 기생충(Parasite)

1. Pediculosis(이)

1) 개 요

이는 2~3mm 길이로 양발 끝에 집게 발을 세 쌍씩 가진 날개가 없는 기생충이다. 인간에 기생하는 이는 세 가지 종류로 몸이인 *Pediculosis capitis*, 머릿이인 *Pediculosis corporis*와 사면발이인 *Phthirus pubis*가 있다. 몸이는 유행성 발진티푸스(rickettsia prowazekii), 재귀열(relapsing fever, Borrelia recurrentis), 참호열(Trench fever, Bartonella quintana)과 같은 질환의 중요한 전파원이나 머릿이와 사면발이는 질병을 전파시키지 않는다.

2) 전파 경로

(1) 머릿이 : 이와 직접적으로 접촉하여 전파되거나 모자나 헬맷, 헤드폰, 빗, 침대와 같은 개인 물품과의 접촉을 통해 전파된다. 머릿이는 숙주를 떠나면 24~48시간 안에 죽는다.
(2) 몸이 : 이와 직접적으로 접촉하여 전파되거나 의복이나 침구와의 접촉을 통해 전파된다. 이는 의복, 특히 솔기에 매달려 있으며 사람(숙주)의 몸에서 분리되어 있을 수도 있으나 심각하게 침범했을 때에는 알이 모발에 접근해 있을 수도 있다.
(3) 사면발이 : 밀접한 신체 접촉, 특히 성접촉을 통해 이와 직접 접촉함으로써 전파된다. 전파는 옷이나 침구를 통해 발생할 수도 있지만 이는 인간 숙주를 떠나면 빠르게 죽기 때문에 변기 등과 같이 무생물체에 의한 전파는 거의 일어나지 않는다.

3) 감염관리

이 감염증이 있는 사람과 접촉한 사람은 이와 유충에 대해 체계적으로 검진하여야 하나 치료는 기생충의 체내 침입이 확인된 사람에게만 실시한다. 그러나 사면발이가 있는 사람과 성접촉을 한 경우에는 모두 치료하도록 한다.

(1) 옷과 침구 : 5~10분 동안 60℃에서 세척하고 건조한다. 이 때 드라이 클리닝이나 다림질을 통한 가열도 가능하다.
(2) 열을 가할 수 없는 물품은 12~24시간 동안 냉장고에 넣어 둔다.
(3) 세척을 할 수 없는 물품은 밀봉이 되는 플라스틱 백에 넣어 둔다.
(4) 몸이의 저장소가 될 수 있는 물품은 10~14일 동안 플라스틱에 밀봉하여 보관한다.
(5) 사면발이의 저장소가 될 수 있는 물품은 7일 동안 밀봉하여 보관한다.
(6) 환자의 격리는 의복과 침구가 적절하게 소독된다면 필요하지 않다.
(7) 개별 물품을 사용한다.
(8) 병실은 진공 청소기로 청소한다.
(9) 접촉한 직원은 기생충 침입의 증거가 없다면 치료할 필요가 없다.

2. Scabies(옴)

1) 개 요

옴은 *Sarcoptes scabiei* var *hominis* 진드기가 피부에 침입한 감염질환으로 주로 장기요양기관에서 발생하며 이러한 기관에서 전원된 환자로 인해 원내 감염이 발생할 수 있다.

옴은 연령, 성별, 청결 상태와 관계없이 모든 사회경제적인 수준에 걸쳐 나타난다. 병원에서의 유행 발생은 진단이 늦게 내려지고 격리가 적절히 되지 않기 때문이며, 주로 스폰지 목욕이나 로션 도포와 같은 환자 치료과정 중 손의 접촉으로 인해 전파가 일어난다. 의복이나 침구류에 의한 전파는 직접 접촉보다는 덜 되며, 진드기는 천 의자나 소파, 타일바닥에서 3일 정도 살아있을 수 있고, 신체 다른 부위로는 손에 의한 접촉이나 긁으면서 전파되며, 긁게 되면서 많은 수의 진드기가 환자의 손톱 밑에 있을 수 있다.

(1) 침대에 누워지내는 환자 : 시트나 간호사의 접촉 부위에 한정하나 둔부와 등의 습기 있는 부분에 진드기가 잘 침범한다.

(2) 가피성 옴(노르웨이 옴)

① 주로 정신지체, 신체쇠약, 면역 결핍환자에게 잘 생긴다.

② 증상 : 손과 발에 위축성 손·발톱을 가진 가피성, 인설형 피부염과 홍반성 발진이 나타나기도 하나 가려움은 별로 없다.

③ 감염성이 높다.

(3) HIV 환자 : 일반적 옴을 획득하는 특별한 소인이 있으며, CD4 수가 감소될 때 가피성 옴으로 전환된다. HIV 환자에게서는 가피성 옴이 첫 번째 증상일 수도 있으며, 옴이 있는 HIV 환자의 20%에서 *S. epidermidis, S. aureus,* 그람 음성 막대균에 의한 이차 혈류감염이 발생할 수 있다.

2) 전파 경로

(1) 잠복기는 4~6주이며 빠르면 10일 정도에 초기 침입한다. 재감염의 경우에는 잠복기가 1~2주로 빠르다.

(2) 발병부위 : 약 2/3에서 손, 손가락사이, 손목, 팔꿈치 후면, 무릎 앞면, 발의 바깥면, 겨드랑이, 둔부, 허리 부분에 누(burrow) 모양에 가려운 병변이 생기면서 점차 팔과 몸통, 다리, 음경, 음낭, 유두로 번진다.

(3) 소양증으로 피부를 긁으면서 출혈과 가피 형성 후 이차 세균감염이 발생하기도 한다.

3) 치료

치료제로는 1% gamma bezene hexachloride(lindane)를 사용할 수 있으나 소아에서는 신경계 독성을 일으킬 수 있고 약제내성과 관련될 수 있다. 기타 여러 가지 제제가 있으나 우리나라에서는 공인되지 않았다.

4) 예방 및 관리

(1) 환자 및 환경 관리

① 옴 진단 : 특히 손, 손목, 팔꿈치에 가려움이 있는 발진이 있는 경우 고려하며 의료진에게서 특이하게 발생하는 부위는 전박, 배, 대퇴부이다.

② 살아있는 진드기는 침대보, 의자, 감염된 환자 침상 주위, 공동 사용하는 보행 보조기, 피부 크림이나 로션 등을 통해 전파된다.

③ 의복과 침대보

가. 50℃ 이상의 뜨거운 물로 적어도 10분간 세탁기에서 세탁하고 20분간 뜨거운 바람으로 건조하거나

나. 10일간 밀봉하거나

다. 냉동실에 넣어둔다.

라. 겉옷이나 가구는 세척할 필요가 없다.

④ 환자 간호

가. 치료 후 24시간 동안 접촉주의를 준수한다.

나. 환자가 적절한 치료를 받기까지 직접적인 처치를 하는 사람은 장갑을 착용한다.

다. 가피성 옴 환자는 2차 치료제 도포 후 24시간까지 격리한다.

(2) 보호자 및 동일 병실 환자 관리

① 가족이나 성적인 접촉을 한 사람은 예방적 치료를 할 수 있다.

② 동일 병실 환자 중 직접적인 접촉이 없는 경우에는 일반적으로 치료가 필요 없으나 노출된 의료진이나 보호자를 통하여 감염가능성이 있을 경우에는 예방적 치료를 고려할 수 있다.

(3) 직원 관리

① 옴 발생이 높은 환자군(예 : AIDS 환자 또는 장기 요양원 거주 등)

가. 피부 병변이 있을 때는 항상 장갑을 착용한다.

나. 접촉 후에는 반드시 손을 씻는다.

② 감염 환자와 피부 대 피부의 직접 접촉을 한 경우(예 : 스폰지 목욕, 로션 도포, 마사지)에는 예방적 치료를 고려할 수 있다.

③ 가피성 옴에 노출된 모든 의료인에 대해 예방적 치료가 필요하나 하나 근무제한은 필요 없다.

④ 병원 직원이 옴에 이환된 경우에는 효과적 치료 후 24시간까지 근무를 제한한다. 이때 예방적 치료, 감염자의 치료, 치료 효과 평가는 피부과 진료를 통하여 결정한다.

(4) 유행 발생 관리

① 옴 환자 또는 노출된 보호자나 의료진이 옴 관련 증상이 있을 경우에는 즉시 감염관리실로 보고한다.

② 피부과 진료를 통해 진단한다.

5 프리온(Prion)

1. Creutzfeldt-Jakob Disease(CJD, 크로이츠펠트야콥병)

1) 개 요

CJD는 빠르게 진행하는 치명적 신경퇴화성 질병으로 프리온이라는 세포 당단백에 의하여 발생한다. 1921년 첫 보고 이래 전 세계적으로 발생하며 연간 약 100만명당 한명이 발생하는 희귀 질환으로 대부분의 환자는 발병 1년 이내에 사망한다. CJD는 전염성 스폰지형 뇌질환(transmissible spongiform encephalopathy)로 분류되며 환자의 85%에서 특별한 전파경로를 밝히지 못한 채 산발적으로 발견되나 5~15%에서는 유전적 프리온 단백 유전자의 변이에 의해 발생할 수 있다고 알려져 있는데 게르스트만-스트로이슬러-샤인케르증후군(Gerstmann-Straussler-Scheinker syndrome), 가족성 치명성 불면증(fatal familial insomnia)이 있다

2) 전파경로

세계적으로 250례의 원내 전파가 보고되고 있는데 오염된 성장호르몬, 경질막, 공막이식편, 신경외과 수술 기구 때문이었으며, 그 중 6례는 오염된 기구와 관련이 있었고, 4례에서는 신경외과 수술기구, 2례는 뇌 정위 수술 뇌파 전극 오염 때문이었다. 모든 기구 연관 전파는 1976년 이전 소독 과정이 행해지기 전의 발병이었다.

- 감염력이 높은 조직 : 뇌, 척수, 안구, 혈액
- 감염력이 낮은 조직 : 뇌척수액, 신장, 간, 폐, 림파절, 비장, 태반
- 감염력이 없는 것 : 지방조직, 근육, 갑상선, 고환, 눈물, 땀, 소변, 대변

3) 감염관리

(1) 일반병동

CJD 의사환자 또는 확진환자와 일반적인 접촉을 할 경우에는 표준주의를 준수하나 오염된 물품이나 폐기물은 특별한 소독을 요하므로 주의한다.

① 대변, 소변, 타액 등은 감염력이 없으므로 표준주의를 준수한다.

② 감염 위험 조직(뇌, 척수, 안구, 혈액)과의 직·간접적인 접촉을 필요로 할 때에는 반드시 장갑을 착용하고 환자가 사용한 바늘이나 날카로운 물건에 찔리지 않도록 주의한다. 마스크, 가운, 보안경 착용은 보통은 필요 없으나 환자의 혈액, 뇌척수액, 조직이 튀어서 의료진의 점막(눈, 코, 입 등)이나 피부의 상처에 접촉하게 될 우려가 있으면 반드시 착용한다.

③ 병실에서 침습적 시술을 하는 경우에는 가급적 일회용을 사용하고 사용한 제품은 지침

에 따라 소각 처리한다.

④ 환자용 물품은 가능한 일회용이 좋고, 일회용이 아닌 경우 병동에서 세척하지 않고 새지 않는 비닐 등에 포장하여 겉면에 'CJD'라고 표기한 뒤 중앙공급실로 보낸다. 중앙공급실에서는 우선 멸균한 뒤 세척한 후 재멸균한다.

(2) 수술실

① 수술 시

가. 꼭 필요한 사람 이외에는 출입을 제한한다.

나. EO gas 멸균이 필요한 물품은 사용하지 않는다.

다. 가운, 장갑, 마스크, 고글, 장갑, 린넨이나 덮개 등은 반드시 일회용을 사용한다.

라. 일회용이 아닌 모든 기구는 덮개를 사용한다.

마. 기구들의 이동은 한 방향으로 흐름을 유지한다.

바. 검체는 'Biohazard' 라는 표기를 해서 검체를 다루는 사람들이 충분히 주의할 수 있도록 한다.

② 수술기구의 관리

조직의 전염 수준과 기구의 재사용 여부에 따라서 결정한다. 전염력이 높은 조직과 접촉하는 기구는 가능하면 일회용을 사용하도록 하며 일회용이 아닌 경우 다음의 지침에 따라 처리한다.

가. 세척과 오염을 제거할 때까지 젖은 상태로 둔다.

나. 조직, 혈액, 체액 등이 말라붙는 것을 최소화하기 위해 가능한 빨리 세척해야 한다.

다. 전염력이 높은 조직에 사용된 기구와 전염력이 낮은 조직에 사용된 기구가 섞이지 않도록 한다.

라. 반드시 CJD 멸균지침에 의해 멸균된 기구만을 재사용할 수 있다.

마. 작업대는 일회용으로 덮고 사용 후 제거, 소각한다.

③ 마취 기구의 관리

전신 마취 시 구강, 인두, 편도, 호흡기계에 직접 접촉한 물품과 국소마취에 사용된 바늘은 일회용으로 사용한 후 모두 소각한다.

(3) 진단검사의학과에서의 관리

① 검체는 'Biohazard' 라고 표기한다.

② 일회용 보호 장구를 사용하고 가능한 일회용 장비를 사용한다.

③ 뇌, 뇌척수액, 안구, 혈액은 전염 가능성이 있으므로 분석 시 자동화 장비를 사용하지 않도록 한다.

④ 고전염성 조직에 사용했던 기구들은 명확히 표시하여 소각 처리한다.

⑤ 덮개를 포함한 모든 폐기물과 보호의류는 소각 처리한다.

⑥ 고정액과 폐수는 지침에 따라 오염을 제거하거나 톱밥 같은 물질에 흡착하여 소각시킨다.

(4) 소독 및 멸균

CJD 감염인자는 일반적인 물리적, 화학적 소독과 멸균에 내성을 갖고 있다. 또한 소독 효과는 감염조직의 물리적 성상에 따라 영향을 받는다. 건조되거나 알코올, 포르말린, 글루타르알데하이드 등에 고정된 경우 전염성은 매우 안정적으로 유지되므로 오염물질 등은 고정액에 노출되지 않도록 하고 소독 시까지 젖은 상태로 유지해야 한다.

① CJD에 효과적인 소독과 멸균

가. 소각

가) 모든 일회용기구, 물품, 쓰레기는 소각한다.

나) 감염성이 높은 조직에 사용한 기구는 소각하는 것이 좋다.

나. 열에 잘 견디는 기구들을 위한 고압증기멸균/화학적 방법

가) NaOH에 담그고 gravity displacement autoclave에서 121℃로 고압 증기 멸균 후 세척하고 물로 헹구는 통상적인 멸균과정을 거친다.

나) NaOH나 NaOCl(sodium hypochlorites)에 1시간 동안 담그고 물로 헹군 뒤 개방된 pan에 옮겨 121℃ gravity displacement autoclave, 134℃ porous load autoclave에서 1시간 가열하고 세척한 뒤 통상적인 멸균과정을 거친다.

다) NaOH에 담그고 대기압에서 10분간 끓인 뒤 세척하여 통상적인 멸균과정을 거친다.

라) NaOCl(더 좋음) 혹은 NaOH에 상온에서 1시간 담근 후, 세척하고 물로 헹군 후에 통상적인 멸균법을 따른다.

마) 134℃에서 18분간 고압 증기 멸균을 시행한다.

② 표면이나 열에 약한 기구들을 위한 멸균방법

가. 2N NaOH나 희석하지 않은 NaOCl에 1시간 동안 담근 뒤 닦아내고 물로 헹군다.

나. NaOH나 NaOCl에 잘 견디지 못하는 경우 희석하여 충분히 세척함으로써 대부분의 감염력을 제거할 수 있다.

③ 건조된 물품들을 위한 고압 증기 멸균/화학적 방법

가. NaOH나 NaOCl에 잘 견딜 수 있는 작은 건조된 물품들은 위에서 언급된 용액에 담가두었다가 121℃ 이상 porous load autoclave에서 1시간 가열한다.

나. 부피가 큰 건조된 물품이나 NaOH, NaOCl에 잘 견디지 못하는 건조된 물품들은 134℃ 이상 porous load autoclave에서 1시간 가열한다.

4) 감염에 노출된 경우

(1) 상처가 없는 피부에 체액이나 조직이 오염된 경우

① 세제와 다량의 물로 비비지 말고 씻어내며 헹구고 건조시킨다.

② 안전을 위해 단기간(1분 정도) 0.1N NaOH, 10배 희석 NaOCl에 노출시키는 것을 고려할 수 있다.

(2) 주사 바늘에 찔리거나 상처 발생시

① 세제와 다량의 물로 비비지 말고 씻어내며 헹구고 건조시킨다.

② 더 필요한 조치는 손상의 정도에 따라 결정한다.

(3) 눈, 구강 점막에 노출된 경우

눈은 생리식염수로, 구강 점막은 수돗물로 씻은 뒤 정해진 절차에 따라 감염관리실로 보고한다.

5) 사후 처리

(1) 사망 환자의 취급 지침

CJD가 의심되거나 확진된 환자가 사망한 경우 통상적인 감염관리 방법에 따라 사체를 옮긴다. 사체는 밀봉된 가방에 넣어서 옮겨야 하며, 뇌척수액 누출이 있는 경우에는 흡착제를 가방주위에 처치하여 어떤 체액도 새지 않도록 해야 한다.

(2) 사후 검시

진단과 사인을 확인하기 위해서 검시는 필수적이다. 검시에는 병리사와 보조 기사, 검체 용기를 다루고 표지를 붙일 사람 1명을 포함해서 3명이 참여하는 것이 이상적이다. 교육 목적이 아니라면 관찰자는 없도록 하거나 최소한으로 유지한다.

(3) 화장

밀봉된 관에 넣어 매장을 해도 주위 환경을 오염시킬 위험은 없으나 가능한 사체는 화장하도록 가족들에게 권고한다.

6) 조직의 기증, 헌혈

(1) CJD 환자는 장기나 조직, 혈액, 호르몬 등을 기증해서는 안 된다.

(2) 뇌하수체호르몬을 투여받은 사람은 장기나 혈액의 공여자가 되어서는 안된다. 헌혈실에서는 이런 사항에 대해 미리 조사해야 한다.

참 고 문 헌

1. 대한감염학회. 감염학. 서울: 군자출판사. 2007.
2. 대한병원감염관리학회. 병원감염관리. 제3판. 서울: 한미의학. 2006:321-420.
3. 배직현, 김미나, 정재심 등. 감염관리를 위한 임상미생물학. 서울: 한미의학. 2007.
4. 유진홍. SARS에 노출된 환경의 세척과 소독 지침. 병원감염관리. 2003;8:1-4.
5. APIC. APIC text of infection control and epidemiology. 3rd ed. 2005.
6. Bennett JV, Brachman PS. Hospital infection. 4th ed. Philadelphia and New York : Lippincott-Raven. 1998.
7. Mayhall CG. Hospital epidemiology and infection control. 3rd ed. Philadelphia: Lippincott Williams & Wilkins. 2004.
8. Murray PR, ed. Manual of clinical microbiology. Washington DC: American society for microbiology. 1999.
9. Pickering LK, ed. Red book. committee on infections disease and American academy of pediatrics. 2003.
10. WHO. Infection control guidelines for transmissible spongiform encephalopathies. 2001.
11. www.cdc.gov/ncidod/dvrd/cjd/qa_cjd_infection_control

6장

부서별 감염관리

1 소화기병 검사실

1. 개 요

내시경은 소화기계 질환의 예방, 진단 및 치료를 위해 유용하게 사용되고 있다. 그러나 반복 사용하는 기구로 환자 사이에 감염질환이 전파될 위험성이 있기 때문에 사용 후에는 감염 예방을 위한 적절한 관리가 이루어져야 한다.

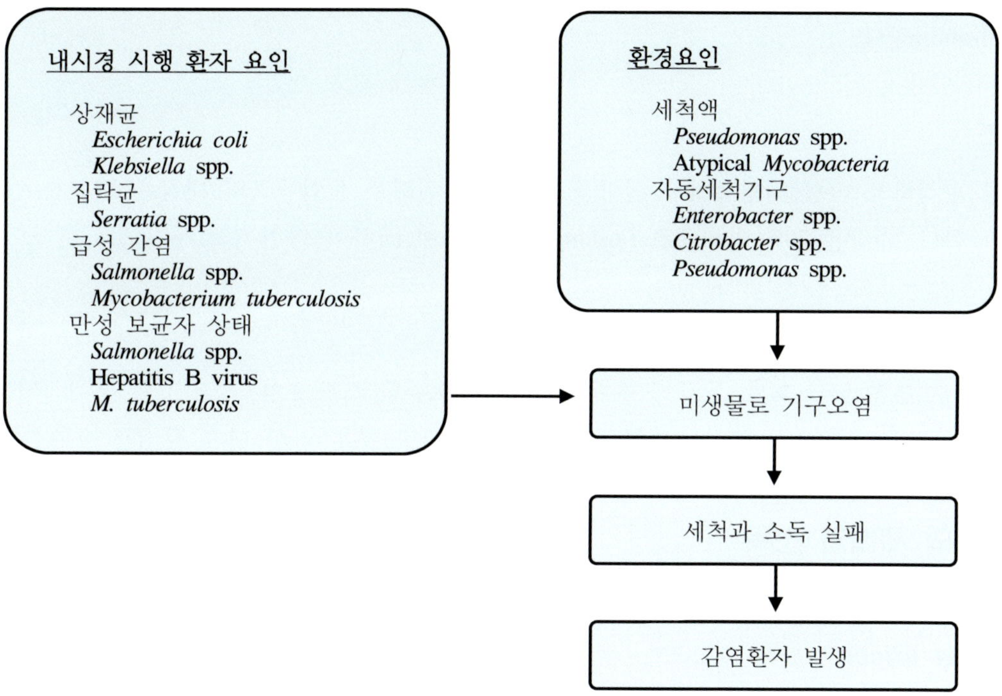

2. 내시경 세척 및 소독 지침

1) 세척

(1) 내시경을 체내로부터 제거한 후에는 즉시 기기 표면에 묻어있는 분비물을 거즈를 이용하여 닦아낸다.

(2) 내시경의 각 내강을 중성세제와 물을 이용하여 송기, 송수, 흡인한다.

(3) 방수 캡을 장착한 후 송기·송수 버튼과 겸자공 밸브를 내시경으로부터 분리한 후 내시경의 표면과 각 내강을 중성세제와 솔로 세척한 후 정수로 헹군다.

2) 소독

내시경을 고수준 소독제에 적정시간 침적시킨다.

(1) Glutaraldehyde : 20분

(2) Orthophthalaldehyde(OPA) : 5분

3) 헹굼

소독 후 잔류 화학제로 인한 독성을 예방하기 위하여 내시경 표면과 내강을 충분히 헹군다. 수돗물은 *Pseudomonas* spp.와 결핵균 등 미생물을 포함하고 있기 때문에 헹굼은 멸균수로 하도록 한다. 멸균수로 할 수 없을 경우에는 수돗물로 인한 재오염을 방지하고 내시경 표면 및 내강의 건조를 촉진시키기 위하여 70% 알코올 거즈로 표면을 닦고 내강은 70% 알코올로 flushing한다.

4) 건조

습한 환경하의 미생물 성장이나 전파를 예방하기 위해서 삽입튜브와 내강은 완전히 건조시켜야 한다. 내강은 70% 알코올로 flushing 후 air flushing하여 완전 건조시키도록 한다.

5) 보관

내시경은 조절밸브, 후드, 보호대 등을 분리해서 보관하고 재오염 및 건조를 용이하게 하기 위하여 내시경 전용 보관장에 세워서 보관하며 보관장 문은 항상 닫은 상태를 유지한다.

3. 부속물의 세척과 소독

1) Biopsy forcep

(1) 검사 직후 세제로 닦고 깨끗한 물로 헹군다. 이 때 초음파 세척기를 이용하여 손으로 제거할 수 없는 찌꺼기를 제거한다.

(2) 화학멸균제는 metal coil에 침투하지 못하므로 고압증기멸균을 시행한다.

2) Water bottle

멸균수를 사용하며 매일 water bottle과 connecting tube를 멸균한다.

3) Other accessories

(1) 세제로 닦고 깨끗한 물로 헹군다.

(2) 가능한 한 고압증기멸균을 시행한다.

(3) 마우스피스는 매 환자마다 교환하고 검사 종료 후 멸균한다.

(4) 겸자공 고무 마개는 매 검사마다 교환하고 검사 종료 후 멸균한다.

4. 내시경실 직원의 감염관리

1) 모든 체액, 분비물, 혈액은 오염된 물질로 간주하고 다루며 필요 시 장갑, 가운, 마스크, 보안경 등을 착용하고 시술 후에는 반드시 손을 씻는다.
2) 내시경과 관련하여 HBV에 감염될 위험은 적지만 모든 직원은 예방접종을 받도록 한다.

참 고 문 헌

1. 대한감염관리간호사회. 감염관리학. 서울: 동방한문화. 2006:368-387.
2. 대한병원감염관리학회. 병원감염관리. 제3판. 서울: 한미의학. 2006:197-204.
3. Alvarado CJ, Reichelderfer M. APIC guideline for infection prevention and control in flexible endoscopy. *Am J Infect Control* 2000;28:138-155.
4. Reichert MF, Schultz JK. Infection control with endoscopes. In: Block SS, ed. Disinfection, Sterilization, and Preservation. 5th ed. Philadelphia: Lippincott Williams & Wilkins, 2001:967-978.
5. Holton J. Infection risks of endoscopy. In: Mayhall CG, ed. Hospital Epidermiology and Infection Control. 3rd ed. Philadelphia: Lippincott Williams & Wilkins, 2004:1125-1138.

2 수술실

1. 개 요

수술부위감염은 병원감염 중 세번째로 흔한 감염으로 절개부위, 피하조직, 심부조직이나 기관/강의 감염으로 나타난다. 수술부위감염 발생의 위험요인은 환자의 특성, 수술종류, 외과의, 병원의 특성에 따라 다양하다. 대부분의 수술부위감염의 병원균은 환자의 피부, 점막, 또는 장에 있는 내인성 세균군이 원인이 되는데 피부가 절개될 때 노출된 조직이 내인성 세균군에 의해 오염되는 것이다. 이 세균군은 주로 그람 양성 알균(예 : 포도알균)이며 절개가 회음부나 소화기 계통에서 시행되면 분변내 세균군(예 : 혐기성 세균과 그람 음성균)이 오염원이 되기도 한다. 외인성 오염원은 수술환경-순환공기, 수술요원, 기구 등-으로 세균군은 주로 호기성이며 그람 양성균(예 : 포도알균과 사슬알균)이 된다. 수술부위 감염 발생을 예방하기 위하여 수술장에서는 환경관리, 외과적 손소독과 무균술 준수, 수술기구의 소독 및 멸균이 요구된다.

2. 수술실 환경관리

1) 수술실 구역 관리와 복장

수술실은 완충구역, 반제한구역, 제한구역의 세 구역으로 나누어지며 각 구역의 출입자는 모두 적절한 복장 규정을 준수해야 한다.

(1) 완충구역(입구, 갱의실 등)

수술실 복장을 반드시 착용할 필요는 없다.

(2) 반제한구역(회복실, 마취준비실, 암실, 수술실 내 연결통로 등)

수술복 상·하의를 착용하고 수술실 전용 신발로 갈아 신으며 모자는 머리카락이 완전히 덮이도록 착용한다.

(3) 제한구역(수술장 각 로젯 및 수술실)

① 수술복, 모자, 수술실 전용 신발, 마스크를 모두 착용하여야 한다.

② 모자는 머리카락이 완전히 덮히도록 착용한다.

③ 마스크는 와이어가 코 쪽으로 오도록 하여 코의 모양대로 눌러준 후 윗끈은 머리 위로, 아랫끈은 목 뒤로 묶는다.

④ 수술실 내에서만 신는 신발을 신으며 수술실 밖으로 나갈 때는 외부용 신발로 바꾸어 신어야 한다.

2) 수술실 출입지침

(1) 모든 방문객과 직원은 수술실 구역에 따른 복장지침을 준수한다.

(2) 방문객은 수술장 입구에 비치된 장부에 성명, 입실 시간, 방문 목적을 적고 신분증을 맡긴다. 방문이 종료되면 수술실 입구 장부에 퇴실시간을 적고 신분증을 돌려 받고 나간다.

(3) 수술장에 들어오는 장비는 수술장 입구에 비치된 100배 희석한 HBV quat를 이용하여 표면 및 바퀴를 닦는다.

3) 수술실 공기 관리

(1) 수술실 내의 공기 입구는 바닥보다 높게 위치하고 출구와 멀리 떨어져야 한다.

(2) 수술실의 온도는 18~24℃, 습도는 50~55%를 유지한다.

(3) 수술실 출입은 최소한으로 제한하며 수술 중 수술실 문은 항상 닫혀있어야 한다.

(4) 수술실의 공기는 주위보다 높은 압력을 유지하여야 하며 그 기준은 0.25mmH_2O이다.

(5) 미세 분진을 제거하고 연기, 바이러스, 세균 등을 집중적으로 제거하는 HEPA filter가 설치되어 있어야 한다.

4) 수술실 청소지침

(1) 간호직원

① 아침 첫 수술 시작 전에 100배 희석한 HBV quat로 무영등, 수술침대, 수술기구상, mayostand 등을 닦는다.

② 매 수술 종료 시마다 청소한다.

③ 하루의 모든 수술이 종료된 후에는 방 정리 및 청소를 시행한다.

(2) 청소원

① 로젯 내로 청소차를 가지고 들어오지 않는다.

② 수술실 바닥은 혈액이나 오염물이 없도록 닦고 하루의 모든 수술이 종료된 후에는 대걸레를 이용하여 구석구석 닦는다. 수술실 바닥에 심한 오염이 있는 경우 100배 희석한 락스로 닦은 후 100배 희석한 HBV quat로 다시 닦는다.

③ 환자의 분비물은 오염물 싱크에 버린다.

④ 세탁물이나 쓰레기 등 오염물을 만진 후에는 즉시 장갑을 벗고 손을 씻는다.

⑤ 청소용 장갑과 걸레는 깨끗한 것과 더러운 것을 색깔로 구분하여 사용한다.

⑥ 손이 닿는 부분은 바닥 걸레를 사용하지 않으며, 바닥용 걸레와 다른 부분용 걸레를 철저히 구분하여 사용한다.

3. 외과적 손소독

1) 물과 소독제를 사용하는 외과적 손소독(Surgical hand scrub)

(1) 소독제

4% chlorhexidine gluconate, 7.5% povidone iodine 제제

(2) 방법

① 손소독을 시작하기 전 모든 장신구(반지, 시계, 팔찌 등)를 제거한다.

② 소독제를 충분히 묻힌 후 손과 팔꿈치 위 약 5㎝까지 잘 문지르며, 소독제로 문지르는 시간은 2~6분이다.

③ 손소독 후 흐르는 물로 헹군 후 손끝을 위로 향하게 한 채 이동한다.

2) 물 없이 사용하는 외과적 손소독(Surgical handrub)

(1) 소독제

4% chlorhexidine gluconate와 알코올 혼합제제(예 : 아바가드)

(2) 방법

① 손 소독을 시작하기 전 모든 장신구(반지, 시계, 팔찌 등)를 제거한다.

② 흐르는 물 아래에서 네일클리너를 사용하여 손톱 아래 이물질을 제거한다.

③ 소독제가 포함되지 않은 일반비누와 물로 손과 전박을 닦고 완전히 건조시킨다.

④ 소독제를 충분히 사용하여 손과 팔꿈치 위 약 5㎝까지 잘 문지르며 멸균장갑을 착용하기 전까지 완전히 건조시킨다.

⑤ 수술과 수술사이에는 ③, ④의 과정으로 시행한다.

4. 수술실 물품과 기구의 멸균 및 소독

1) 소독과 멸균의 수준

(1) 소독은 아포(spore)를 제외한 모든 병원성 미생물을 제거하는 과정이다.

(2) 멸균은 아포를 포함한 모든 병원성 미생물을 제거하는 과정으로써 고압 증기 멸균법, EO gas 멸균법 등이 있다.

2) 멸균

(1) 고압 증기 멸균(Steam sterilization)

(2) EO gas 멸균(Ethylene oxide gas sterilization)

(3) 이온화 방사선 멸균(Radiation sterilization)

*Flash sterilization
기구를 포장하지 않고 완전히 노출하여 기구만을 직접 멸균하는 방법으로서, 건조 시간 없이 멸균 시간만을 적용하며 단품이나 짧은 시간 내에 소독이 필요한 경우에만 실시한다.

자세한 사항은 「7장. 소독과 멸균」을 참조한다.

5. 감염환자 수술시 감염관리

1) 수술팀간 의사소통으로 의료진을 보호한다.
2) 수술실 문 앞에 감염의 종류에 따른 주의 표지판을 부착한다.
   (1) 혈액 및 체액 주의 : HBV, HCV, HIV, VDRL 등 혈액매개 감염질환
   (2) 접촉주의 : MRSA, VRE, 다제내성균 등 접촉으로 전파되는 감염질환
   (3) 공기주의 : 결핵, 수두, 홍역 등 호흡기로 전파되는 감염질환
3) 기구 세척 시 조무원의 감염주의를 위해 '감염수술' 팻말을 기구와 함께 내놓는다.
4) 수술에 사용한 기구는 100배 희석한 테고(0.1%)에 10~20분간 담근 후 세척하여 멸균한다.
5) 수술에 사용된 방포는 다른 방포와 분리하여 수거한다.
6) 각종 거즈 및 쓰레기도 분리수거 한다.
7) 환자와 접촉한 모든 표면(기구상, mayostand, 수술침대, 수술실 바닥)을 100배 희석한 HBV quat로 닦는다.
8) 혈액주의
   HBV, HCV, HIV 등의 혈액매개 질환은 표준주의외 다음과 같은 사항을 추가한다.
   (1) 수술에 참여하는 의료진은 이중 장갑을 착용하며 1시간마다 겉장갑을 교환한다.
   (2) 덧가운, 장갑, 보안경 등의 보호장구를 착용한다.
   (3) 심한 오염이 예상되는 경우에는 신발커버나 덧신을 착용한다.
   (4) 혈액, 체액은 오염물 싱크에 튀지 않게 주의하여 버린다.
   (5) HIV 환자의 혈액이나 체액을 흘리거나 쏟았을 경우에는 소량은 종이타월로 닦고 100배 희석한 락스로 다시 한 번 닦으며, 다량인 경우에는 종이타월이나 걸레로 덮은 후 10배 희석한 락스를 부어 10분간 두었다가 새 종이타올로 닦고 100배 희석한 락스로 다시 닦는다.

참 고 문 헌

1. 대한감염관리간호사회. 감염관리학. 서울: 동방한문화. 2006:314-339.
2. 대한병원감염관리학회. 병원감염관리. 제3판. 서울: 한미의학. 2006:236-241.
3. APIC. APIC text of infection control and epidemiology. 3rd ed. 2005.
4. Nichols RL. The operating room. In: Bennett JV, Brachman PS. Hospital infections. 4th ed. Philadelphia, New York: Lippincott-Raven. 1998:421-430.

3 신생아실

1. 개 요

신생아는 면역이 저하되어 있으며 특히 저출생체중아나 미숙아는 정상 방어기전 및 면역체계가 미숙하여 감염의 위험이 더 크다. 신생아는 자궁내, 분만중, 분만 후의 여러 원인으로 인해 감염될 수 있다. 신생아의 병원감염률은 환아에게 행해지는 치료 수준에 따라 매우 다양한데 미숙아와 질환이 있는 아기의 치료에 사용되는 침습적 장치는 감염 위험을 증가시킨다.

2. 수유관리

1) 모유수유

(1) 수유하기 전에 손을 씻는다.

(2) 모유수유를 원하는 산모는 깨끗한 덧가운을 입고 수유한다.

(3) 직접 수유하지 않을 때는 냉장 보관은 24시간, 냉동 보관은 6개월간 보관 가능하다. 단, 미숙아의 경우에는 1개월간 냉동 보관이 가능하다.

(4) 공동 사용하는 유축기는 하루에 한 번 소독제로 세척한다.

(5) 우유나 모유의 정기적인 배양검사는 권장하지 않으며 감염이 의심되는 경우에는 시행할 수 있다.

(6) 유두에 피부병변(예 : herpes simplex)이나 농양이 없는 건강한 산모만 모유 수유한다.

(7) 공동으로 사용하는 유축기의 깔대기는 세척 후 EO gas 멸균한다.

3. 신생아 목욕, 제대 및 눈 감염관리

1) 제대 간호

(1) 첫 입원 시 제대 간호는 triple dye를 이용하여 소독한다

(2) 소독액이 결찰 부위 이외의 피부에 닿지 않도록 주의한다.

(3) 균의 집락과 제대염을 예방하기 위하여 알코올로 닦고 건조시킨다.

(4) 제제 사용 시 일회용이나 신생아별로 사용한다.

2) 눈 관리

(1) 분만 후 첫 눈 간호시 임균성 결막염을 예방하기 위해 ecolicin 연고를 도포한다.

(2) 매일 목욕시키기 전에 멸균 생리식염수를 소독 거즈에 묻혀 양안을 안쪽에서 바깥쪽으로

닦아준다.

3) 피부 간호 및 목욕

(1) 출생 후 빠른 시간 내에 따뜻한 물에 적신 멸균된 거즈로 모체로부터 묻은 혈액이나 태변 등의 분비물을 닦아 주도록 한다.
(2) 엉덩이나 회음부등은 증류수에 적신 솜으로 필요 시마다 닦아 준다.
(3) 소독제는 신생아의 일상적인 목욕에는 사용하지 않는다.
(4) 싱크대와 소독제, 비누 등에서 세균이 번식할 수 있으므로 최대한 건조한 상태를 유지하도록 한다.
(5) 목욕은 소독된 개인 대야를 사용하도록 한다.
(6) 피부의 손상을 줄이기 위해 최소한의 반창고를 사용하고 필요 시 duoderm을 이용한다.
(7) 목욕을 위해 C-line, UAC, UVC line을 절대로 분리하지 않는다.

4. 린넨과 기저귀 관리

1) 새 린넨은 반드시 세탁 후 사용하도록 한다.
2) 격리된 환아의 린넨은 청색 햄퍼에 넣도록 하며 8시간마다 비우도록 한다.
3) 바닥에 떨어진 린넨은 오염된 린넨으로 간주한다.
4) 린넨의 이동 시나 보관 시에는 덮개나 포장, 보관장을 이용한다.
5) 린넨 교환 시에는 깨끗한 린넨을 더러운 표면에 놓지 않는다.
6) 오염되거나 젖은 린넨은 지정된 햄퍼에 모아서 수거한다.

5. 신생아 격리

1) 환아를 위한 공간 확보
(1) 적절한 치료를 수행할 수 있는 충분한 수의 의료진이 근무하도록 한다.
(2) 신생아와 신생아 사이가 90~120cm 정도의 거리를 유지하여야 한다.
(3) 충분한 수의 손씻기 전용 싱크가 있어야 한다.
2) 24시간 이상 조기 양막 파수된 산모에게서 태어난 신생아나 감염병을 가지고 있는 산모에게서 태어난 신생아는 중환자실에서 관찰하고 치료하도록 한다.
3) 감염된 신생아를 간호할 때는 가운과 청결 장갑을 착용하도록 한다.
4) 감염된 신생아를 처치할 때 사용하는 모든 물품은 개별적으로 사용되어야 한다.
5) 격리 환아의 사용 물품은 햄퍼나 쓰레기통을 별도로 설치하여 일반 환아의 것과 구별하여 처리한다.
6) 격리실 환아가 퇴원하면 소독제를 이용하여 청소를 하고 미화원에게 연락하여 바닥 청소를

시행한다.

7) 방안에 있는 일회용품은 폐기하고, 재활용품은 모두 소독하거나 멸균한다.

8) 감염성 질환에 대한 격리 유형은 「4장. 환자의 격리와 감염관리」를 참조한다.

6. 직원의 복장

1) 직원은 지정된 장소에 가운을 두고 근무 시작시 마다 새 옷으로 교환해 입는다.

2) 근무복은 신생아실과 신생아중환자실 내에서만 입으며 근무지를 벗어날 때에는 외부용 덧가운을 입는다.

3) 격리 환아를 간호하거나 침습적인 시술을 시행할 때에는 적절한 보호장구를 착용한다.

4) 머리카락은 얼굴에 내려오지 않도록 청결하게 유지하고 긴 머리는 어깨에 닿지 않도록 머리핀으로 정리한다.

5) 손톱과 손톱 밑은 깨끗이 관리한다.

참 고 문 헌

1. 대한감염관리간호사회. 감염관리학. 서울: 동방한문화. 2006:340-355.
2. 대한병원감염관리학회. 병원감염관리. 제3판. 서울: 한미의학. 2006:242-256.
3. APIC. APIC text of infection control and epidemiology. 3rd ed. 2005.
4. Moore DL. Nosocomial infections in newborn nurseries and neonatal intensive care units. In: Mayhall CG, ed. Hospital epidemiology and infection control. 3rd ed. Philadelphia; Lippincott Williams & Wilkins. 2004:851-884.
5. Siegel JD. The newborn nursery. In: Benett JV, Brachman PS. Hospital infections. 4th ed. Philadelphia, New York: Lippincott-Raven. 1998:403-420.

4 신생아중환자실

1. 개 요

신생아는 출생 후 정상 상재균에 의해 집락되지만 치료를 받는 아기는 비정상적인 균주로 쉽게 집락되며, 집락된 아기는 신생아중환자실 내에서 다른 아기에게 감염을 전파시키는 주요한 원인이 된다. 신생아중환자실에서의 가장 주요한 감염전파 경로는 의료인의 손으로 손의 오염은 보통 일시적이며 손씻기에 의해 전파가 차단될 수 있지만 원인균을 만성 보유한 의료인이 전파를 일으키기도 한다. 손의 오염 외에도 오염 제거가 적절하게 되지 않은 의료 용품이나 피부, 배꼽, 눈 등에 사용되는 국소 제제와 같이 공유하는 물품 등이 감염의 원인이 될 수 있다. 신생아중환자실에서 가장 많이 발생하는 감염은 중심정맥관, 제대동맥, 제대정맥 카테터와 관련된 혈류감염으로 이러한 침습적 장치와 관련된 감염 예방을 위한 노력이 특히 필요하다.

2. 일반적인 지침

1) 신생아중환자실 병원 감염의 대부분은 의료인의 손을 통해 감염원이 전파되므로 철저한 손위생이 가장 중요하다.
2) 신생아중환자실에 들어가는 모든 직원은 반드시 손을 씻고 가운을 착용한다. 직접 접촉을 하지 않는 경우에는 일회용 비닐 가운을 착용하나 직접 접촉을 하는 경우는 천가운을 착용한다.
3) 입실 시 손씻기는 손끝을 위로 향하여 팔꿈치 위 5cm까지 4% chlorhexidine으로 브러쉬를 이용하여 완전히 닦도록 한다.
4) 근무 중에는 15초 동안 손소독제를 이용하여 손을 씻는다.
5) 입실 전에는 반드시 장신구를 제거해야 한다.
6) 장갑은 환자 사이에 교환하고, 벗은 후 즉시 손을 씻는다.
7) 기저귀 교환 시 일상적으로 장갑 착용을 권장하지 않으나 다량의 대변에 의한 오염 가능성이 있으면 장갑을 착용한다.
8) 체크리스트를 이용하여 입원 절차를 시행하며 감시 배양 결과가 나오기 전까지 접촉주의를 실시한다.
9) 환아를 수유하거나 안아야 할 경우 환아와의 직접적인 접촉은 피하고, 환아가 덮고 있는 포의 안쪽으로 환아를 싸서 안는다.
10) 신생아중환자실에서 결막염은 보육기 가습기나 호흡기 분비물에 의하여 빈번히 발생한다. 따라서 흡인 시 카테터로부터 오염물이 떨어지는 것을 방지하기 위해 open suction을 하는 경우에는 눈을 가리고 흡인한다.

11) 저출생체중아의 경우는 dressing set를 이용하여 소독 거즈로 부분 목욕을 시행하고 tub bathing을 시행하는 경우에는 고압증기 멸균한 개별 대야를 사용한다. 보육기 안의 저출생체중아는 이틀에 한번씩 목욕한다.
12) 다음과 같이 감염이 발생하거나 의심되는 경우에는 격리실로 옮겨 치료하며 코호트한다.
   (1) 혈액에서 미생물이 분리되거나 다른 부위에서 의미가 있는 감염균이 분리된 경우
   (2) 호흡기감염이 있는 경우(예 : 수두, RSV, influenza 바이러스 양성)
   (3) 위장염이나 설사 등 위장관 질환이 있는 경우(예 : Rotavirus, enterovirus 등)
   (4) *S. aureus*에 의한 개방된 상처나 화농성 결막염이 있는 경우

3. 수유 관리

1) 모유 수유

「6장-3. 신생아실」을 참조한다.

2) 위관영양

(1) 위관 영양을 위하여 튜브를 삽입하고 있는 경우에는 만 24시간마다 교환한다. 단, 외과적 수술로 인한 경우는 외과의에 따라서 시행한다.
(2) 위관 영양에 사용하는 주사기(위 잔류량 측정 주사기 포함)는 매회 교환하도록 한다.
(3) Continuous feeding 시에는 3시간마다 우유와 모든 line을 교환해 준다.

4. 동정맥 카테터 관련 감염관리

1) 동정맥 카테터를 삽입하거나 드레싱을 하기 전에는 손을 씻는다.
2) 혈관 내 카테터를 조작할 때에는 멸균된 소공과 소독 방포를 이용한다.
3) 조작자는 마스크와 모자, 가운을 착용하고 무균술을 준수한다.
4) 중심정맥관은 7일마다 드레싱을 교환하고 말초정맥관은 3일마다 카테터를 교환한다.
5) 제대혈관 카테터는 환아가 안정되는 대로 되도록 빨리 제거 하고 UAC는 5일 이내, UVC는 14일 이내 사용 후 제거한다.
6) Injection cap이 불필요한 경우에는 빨리 제거하도록 한다.

5. 신생아중환자실의 환경 유지

1) 환경은 청결하고 먼지가 없도록 유지한다.
2) 단독적인 공조시스템이 되어 있으며 따뜻하고 적절한 습도를 유지한다(온도 : 26~28℃, 습도 : 60%).

3) 환아가 퇴원하고 난 후 모든 물품은 소독제로 소독한다.
4) 매달 한 번씩 환경 청소를 실시한다.
5) 먼지가 공기 중으로 날리지 않도록 젖은 소독 걸레로 닦고, 주 1회 진공청소기로 먼지를 제거하며 벽, 커튼, 창문, 블라인드, 에어컨 등은 주기적으로 세척하여 먼지 발생을 예방한다.
6) 약품과 음식물은 같은 냉장고에 보관하지 않는다.
7) 신생아중환자실 내에서 음료수나 음식을 먹지 않도록 한다.
8) 식물이나 생화는 신생아중환자실 내에 반입을 금지한다.

6. 기구 및 물품 관리

기구는 세척 일정을 정하여 담당 조무원이 관리한다.

1) 보육기(Incubator)

(1) 사용한 후에는 청소와 소독을 철저히 한다.
(2) 사용 중인 보육기는 주 1회 소독한 보육기로 교환한다.
(3) 분리되는 부분은 모두 떼어내고 세심히 닦는다.
(4) 보육기 내의 공기 여과 필터는 6개월마다 정기적으로 교체한다.
(5) 사용 중인 보육기의 멸균 증류수는 매일 교환한다.
(6) 사용하지 않는 보육기는 건조 상태를 유지한다.
(7) 저출생체중아가 보육기 내 가습기를 추가 사용할 때는 최소한의 기간만 사용한다.

2) 인공호흡기 회로

(1) 인공호흡기 회로는 5일마다 교환하며 환아 사이에는 멸균한다.
(2) 인공호흡기 회로의 응축수는 주기적으로 버린다.

3) 기타장비

(1) 사용한 laryngoscope blade는 2% glutaraldehyde(그린와이나)에 20분간 침적하고, 멸균증류수로 헹군 후 건조하여 사용한다.
(2) 다른 부서에 빌려준 기구는 신생아중환자실로 반입하기 전에 세척 및 소독한다.
(3) Nebulizer 회로는 매일 멸균된 것으로 교체한다.
(4) 우유병 warmer의 물은 매 근무 시마다 교체하며, 환아에게 수유하기 전에 우유병 표면의 습기는 반드시 거즈로 닦는다.
(5) 기타 물품 소독은 본원 소독지침을 따른다.

참 고 문 헌

1. 김옥선, 윤성원, 신은정, 백경란, 오원섭, 송재훈. 신생아 중환자실에서의 두 가지 병원감염 조사 방법 비교. 병원감염관리 2004;9:27-36.
2. 대한감염관리간호사회. 감염관리학. 서울: 동방한문화. 2006:340-355.
3. 대한병원감염관리학회. 병원감염관리. 제3판. 서울: 한미의학. 2006:242-256.
4. APIC. APIC text of infection control and epidemiology. 3rd ed. 2005.
5. Moore DL. Nosocomial infections in newborn nurseries and neonatal intensive care units. In: Mayhall CG, ed. Hospital epidemiology and infection control. 3rd ed. Philadelphia; Lippincott Williams & Wilkins. 2004:851-884.
6. Siegel JD. The newborn nursery. In: Benett JV, Brachman PS. Hospital infections. 4th ed. Philadelphia, New York: Lippincott-Raven. 1998:403-420.

5 약제팀

1. 개 요

약국은 환자 치료에 직접 참여하는 경우를 제외하고는 직업적으로 감염질환에 노출되는 위험이 낮지만, 오염된 약제로 인해 환자의 감염 발생이 높아질 가능성이 있으므로 약국에서 취급 및 관리하는 모든 약제를 각종 오염 및 감염 위험으로부터 예방하기 위한 적극적인 노력이 필요하다.

2. 감염관리의 일반적 사항

1) 약제를 보관하고 조제하는 모든 작업 공간은 청결해야 하며 항상 일정 청정도를 유지한다.
2) 조제에 필요한 기구 및 장비, 설비는 항상 청결하게 관리한다.
3) 조제에 사용되는 용기들은 반드시 사용 전에 결함 여부를 확인한다.
4) 작업자는 약제 취급에 적합한 복장 및 위생 상태를 유지해야 하며 특히 작업 전과 후에 철저한 손위생을 시행한다.
5) 무균제제 제조 시 작업자는 규정에 적합한 복장 및 작업대를 갖춘 후 작업을 시행한다.
6) 항암제 및 유독성 약품을 취급할 때에는 반드시 hood 내에서 작업한다.

3. 약제에 의한 감염 경로

1) 약제가 병원에 도착하기 전에 이미 오염된 경우
2) 약제를 보관, 운반, 재포장하는 과정에서 오염된 경우
3) 조제 과정에서 오염된 경우
4) 약국에서 출고시킨 약제가 사용 부서의 보관법 미숙, 관리 부족 등으로 오염된 경우
5) 약품이 환자에게 투여되는 시점에서 의사, 간호사의 취급 미숙으로 오염된 경우

4. 일반조제실의 감염관리

1) 작업 환경

(1) 외부인의 출입을 제한한다.
(2) 항상 청결상태를 유지한다.
(3) 약품, 재료, 기구 등은 정해진 위치에 정리정돈한다.

2) 조제 전 준비

(1) 복장은 흰색 랩가운을 착용하며 지정된 근무화를 신는다.
(2) 조제대 및 tray, 조제용 가위 등은 70% 알코올로 닦은 후 사용한다.
(3) 조제에 사용되는 투약 용기는 깨끗이 씻어 건조한 후 사용한다.
(4) ATC(자동 약포장기), 반자동 포장기, 집진기, 분쇄기 등은 정기적으로 분해하여 내부 청소를 실시한다.
(5) 조제 전 반드시 손을 깨끗이 씻는다.

3) 조제 업무

(1) 약품을 계수하는 경우에는 가급적 약에 손이 닿지 않도록 정제 계수기를 사용한다.
(2) 알약을 1/2, 1/4정으로 분할할 경우에는 1회용 장갑을 끼고 70% 알코올로 닦은 조제용 가위를 사용한다.
(3) 산제 조제에 사용되는 분쇄기, 유발, 유봉은 이전에 조제했던 약품이 혼입되지 않도록 조제 전·후에 흡입 호스로 청소 후 70% 알코올로 깨끗이 닦아 말린 후 사용한다.
(4) 포장기는 주기적으로 청소한다.

4) 조제 후

조제에 사용된 기구 및 물품은 70% 알코올로 닦아 건조시킨 후 제자리에 정리한다.

5. 제제실 및 주사조제실의 감염관리

1) 작업환경

정맥주입용 약품은 clean bench가 설치된 공간에서 조제하여야 하며, 적절한 설비 및 장비를 사용해야 한다.

(1) 모든 무균제제는 수직형 또는 수평형 clean bench를 사용하여 class 100 이상의 환경에서 조제한다. Clean room은 class 10,000 내지 100,000을 유지해야 하며, 천장에는 HEPA filter를 장착하고 양압이 유지되도록 한다.
  ① Clean bench는 작업 공간에 충분하도록 작업시간 최소 30분전 작동시킨다.
  ② 모든 작업은 hood 안쪽으로 최소한 약 15cm 떨어진 곳에서 작업한다.
  ③ 작업대 표면과 내부는 작업 전·후 70% 알코올로 닦으며 작업이 끝나면 UV등을 켜 놓는다.
  ④ Clean bench는 년 2회 particle count를 실시하고, 년 1회 HEPA filter를 교체하며 정도 관리를 한다.

(2) 무균제제는 다른 공간과 기능적으로 구분된 공간에서 조제해야 한다.
  ① 작업공간은 공기흐름과 사람의 이동이 복잡하지 않도록 별도의 제한구역에 위치한다.

② 작업 장소와 준비실은 구분한다.

③ 원료나 멸균 자재는 무균이 유지되는 pass box를 통해 작업 장소로 반입한다.

④ 작업 공간 내부는 미세한 먼지를 유발하지 않는 재질로 되어 있도록 한다.

⑤ 먼지를 일으킬 수 있는 상자나 카펫 등을 hood 주위에 비치하지 않는다.

(3) 작업 공간에는 손씻기를 위한 설비를 설치한다.

(4) 작업자는 조제 전 가운, 마스크, 모자 등의 작업복을 착용한다.

(5) 고압증기멸균기, 초음파 세척기 등 기구의 점검은 정기적으로 중앙공급실, 의공학과에 의뢰하며 수시로 고장 여부를 점검한다.

2) 원료 관리

(1) 제제 원료는 통풍이 잘되는 일정한 장소에 보관하고 수시로 유효기간과 재고를 점검한다.

(2) 바이알, 투약병 및 고무마개는 외부공기에 노출되지 않도록 하며 정해진 방법에 따라 고압증기멸균을 시행한다.

(3) 안약용기와 바이알 등은 일정 수량씩 밀봉한 후 EO gas 멸균을 의뢰한다.

3) 제제용수 관리

(1) 무균조제에 사용하는 물은 3차 역삼투압수(RO수)를 사용한다.

(2) 제제용수 filter는 매일 아침 filter 상태를 점검하고 주기적으로 교체한다.

(3) 1차, 3차 RO수는 월 1회 미생물 배양 검사를 실시한다.

(4) 장비점검 및 filter 교환 시기 등을 점검표에 기록한다.

4) 조제 전 준비

(1) 작업자는 소독제를 이용하여 손을 씻고 멸균 장갑을 착용한다.

(2) 작업공간에서 음식물 섭취나 흡연은 금한다.

(3) 작업에 필요한 원료는 조제 전 결함이나 흠집 여부, 유효기간 등을 점검한다.

(4) 용기의 고무마개는 닫기 전에 70% 알코올로 닦아내거나 분사한 후 사용한다. 작업에 필요한 앰플, 바이알, 뚜껑 등은 clean bench 안에 넣기 전에 고압증기멸균 소독하며 다른 원료 및 기구 또한 70% 알코올로 표면 전체를 닦은 후 clean bench 내로 반입한다.

(5) 작업자는 risk level에 따른 복장을 준수한다.

5) Risk level에 따른 복장 준수사항

무균제제의 Risk level에 따라 다음 각 호로 구분하여 복장을 갖추어야 한다. 만일 조제하는 사람이 조제하는 동안 조제실이나 준비실을 나간다면 들어올 때는 깨끗한 복장을 다시 갖추어야 한다.

(1) Risk level 1

평상 시 복장은 수술복을 입는다. 혼합 조제를 할 때 깨끗한 가운이나 소매 끝이 고무줄로 되어 있는 코트를 입고 마스크, 모자를 착용한다.

(2) Risk level 2

risk level 1의 장갑, 수술복, 모자, 마스크 등을 모두 착용하며, 조제실의 청결 상태를 유지하기 위하여 신발 덮개를 사용한다.

(3) Risk level 3

Low shedding coverall, headcover, facemask, shoescover, sterile glove 등과 같은 완전한 무균실 복장을 갖춘다.

6) 무균 조제

(1) 조제는 반드시 clean bench 15cm 안에서 시행하며, 수직형 clean bench인 경우 작업자 보호용 유리막은 조제 중 15cm 이상을 들어 올리지 않는다. 작업자의 손이 clean bench 밖으로 나가지 않도록 주의한다.

(2) 조제 시와 조제 완료 후 약물 주입구는 70% 알코올로 소독하며, 조제 완료 후에는 입구를 봉한 뒤 clean bench 밖으로 꺼낸다.

(3) 동일 또는 인접한 장소에서는 가급적 서로 다른 작업을 하지 않도록 하며 불가피하게 다른 작업을 하게 될 때에는 상호간의 혼동, 교차오염이 일어나지 않도록 주의한다.

7) 완제품의 관리

(1) 완제품은 제제의 특성 및 약품의 화학적 특징을 고려하여 0.2㎛ membrane filter 사용, 고압증기멸균기 사용 등 적절한 방법으로 멸균을 시행한다.

(2) 주사제는 제조 후 endotoxin과 미생물 배양 검사를 진단검사의학과에 의뢰하여 실시하고, pH 및 함량검사, 삼투압 측정 등은 약제팀 내 실험실에 의뢰한다. 모든 검사 결과가 확인되어 '합격' 판정이 나기 전까지 해당 약제를 출고시키지 않는다.

(3) 판정이 '불합격'인 경우 불합격 판정의 원인을 규명하여 다음 제조 시 반영하도록 하고, 제작된 약제 전량을 폐기한다.

(4) 완성된 제제는 약품코드, 약품명, 유효기간 등을 기재한 라벨을 붙이고 적절한 장소에 보관한다.

6. 폐기물 관리

1) 업무 시 발생되는 모든 폐기물의 처리는 원내 폐기물 처리 규정에 따른다.

2) 독극약 병, 항암제 조제 관련 소모품, 항암제 잔여량 등 위험물은 반드시 안전수거 용기에

버린다.

7. 청소지침

일반적인 사항은 본원 청소 지침에 따른다.

1) Risk level 2 환경 : 주사조제실 등

(1) Clean bench 내부 표면은 70% 알코올로 닦는다.

(2) Clean bench 외부와 물품 보관장소 표면, 테이블, 의자, 카트 등은 주 1회 및 오염 가능성이 있는 경우에 100배 희석한 HBV quat로 닦는다.

(3) 바닥은 일 1회 이상 100배 희석한 HBV quat로 닦는다. 오염이 있을 경우 세제로 먼저 닦으며 청소용 대걸레를 사용하고 락스에 담가 소독한 후 건조시킨 것으로 오염이 심하면 새 것으로 교환하여 사용한다.

(4) 벽은 월 1회 물과 세제를 이용하여 먼지와 오염을 제거한다.

2) Risk revel 3 환경 : 무균조제실

(1)~(3)의 내용은 Risk level 2와 같다.

(4) 벽과 천정은 적어도 주 1회 100배 희석한 HBV quat로 닦는다.

(5) 조제대 표면과 물품 표면은 멸균 거즈를 이용하며, 벽과 천정 바닥은 1회용 와이퍼(Engineered cloth wiper; L024461)를 사용하며 닦는다.

(6) 청소 시 오염을 예방하기 위해 멸균 가운과 장갑, 마스크, 모자를 착용하고 신발을 갈아신는다.

참 고 문 헌

1. APIC. APIC text of infection control and epidemiology. 3rd ed. 2005.
2. ASHP. Technical assistance bulletin on quality assurance for pharmacy-prepared sterile products. *Am J Hosp Pharm* 1993;50:2386-2398.
3. Hopkins CC. Pharmacy service. In: Mayhall CG, ed. Hospital epidemiology and infection control. 3rd ed. Philadelphia; Lippincott Williams & Wilkins. 2004:1315-1322.

6 영양팀

1. 개 요

입원 환자의 급식과 관련한 식중독 사고를 예방하고 환자에게 위생적으로 안전한 식사를 제공하기 위하여 영양팀에서의 감염관리 업무는 중요하다. 영양팀에서의 감염관리는 『식품위생 관련 법규』와 『식품위해요소 중점관리 기준(HACCP)』에 근거하여, 모든 식품 및 음식은 위생적으로 취급되며 보관, 조리, 공급되기까지의 모든 단계에서 적정 온도를 유지하여야 한다. 급식종사자들은 철저한 위생교육 및 훈련을 받아야 하고 개인 위생지침을 준수하여야 하며, 작업환경 및 급식기기는 위생적으로 관리하여야 한다.

2. 개인위생관리

1) 건강관리

(1) 급식종사자는 년 1회 건강검진을 받아야 한다.

(2) 다음 질병에 걸린 자는 급식 관련 업무에 종사할 수 없다.

① 제1종 전염병 중 소화기계 전염병

② 제3종 전염병 중 결핵 및 성병

③ 피부병 및 화농성 질환자

④ B형 간염(전염 우려가 없는 비활동성 간염은 제외)

(3) 다음과 같은 증세가 있는 사람은 식품취급 업무에서 배제하여야 한다.

① 열이 나거나 설사를 하는 경우

② 복통, 구토, 구역 등의 증세가 있는 경우

③ 피부에 배농 병소가 있는 경우

④ 인후염 또는 후두염, 감기 등에 걸린 경우

(4) 근무 중 아프거나 다친 직원 관리

① 아프거나 다친 직원은 즉시 사무실로 보고하고 식품이나 기구를 오염시킬 우려가 있다면 작업을 중지시킨다.

② 베이거나 화상, 헐거나 종기 난 직원 발생 시 다음과 같은 절차로 처리한다.

가. 소독액으로 상처부위를 소독한다.

나. 밴드(붕대)를 감은 후 고무골무를 착용하여 상처의 이물을 완전히 차단한다.

다. 면장갑 착용 후 위생장갑이나 수술용 장갑을 착용한다.

라. 조리 이외의 작업 즉, 청소나 세정업무로 전환 배치한다.

2) 개인위생관리

(1) 용모, 복장 관리

① 머리카락은 깨끗하고 단정히 유지하며 수염은 매일 깎고 위생모를 착용하며 위생모 밖으로 머리카락이 나오지 않도록 한다.

② 위생복, 앞치마, 작업화는 복장 착용 기준에 따라 규정된 것을 올바르게 착용하며 항상 청결히 유지한다.

③ 조리실에서는 전용 신발을 착용한다.

④ 반지, 목걸이, 귀걸이 팔찌, 시계 등의 장신구 착용은 금한다.

(2) 위생적인 습관

① 주방 내에서의 흡연이나 껌을 씹는 행위는 금한다.

② 지정된 장소, 시간 이외에는 음식을 먹지 않는다.

③ 불필요한 잡담은 금하며 상차림 작업 중에는 마스크를 착용한다.

④ 화장실을 이용할 경우 앞치마는 벗고 화장실용 신발을 신으며 이용 후에는 반드시 손을 씻는다.

⑤ 조리장은 외부인 출입을 통제하고 출입 시에는 규정 복장을 착용한다.

3) 손 관리

(1) 손에 의한 오염원 유입이 많으므로 손은 항상 청결히 유지한다.

(2) 손씻기용 씽크는 음식용 씽크와 구분하여 별도로 설치해야 하며 손세정제, 손톱솔, 종이타올, 쓰레기통을 구비하고 청결히 관리한다.

(3) 손톱은 짧게 관리하고 매니큐어는 바르지 않는다.

(4) 조리장 내에서는 머리나 얼굴을 만지지 않는다.

(5) 조리 완성된 음식물은 어떤 경우에도 맨 손으로 만져서는 안 되며 반드시 조리용 고무장갑, 위생장갑, 라텍스 장갑을 용도에 맞게 착용하고 취급한다.

(6) 격리 병실에 들어갈 경우 반드시 손을 씻는다.

3. 균조절식 위생관리

1) 식사의 종류

(1) 저균식 : 항암 치료 중 면역기능저하환자에게 적용한다.

(2) 멸균식 : 자가조혈모세포이식 후 면역기능저하환자에게 적용한다.

(3) BMT식 : BMT 전 후 환자에게 적용한다.

2) 식사 위생처리 방법

(1) 식기 : 소독된 전용식기를 사용한다.

(2) 수저 : 소독된 수저를 호일에 싸서 오븐에 1회 굽는다.

(3) 식사 메뉴 구성

① 모든 음식은 익힌 음식으로 제공하며 파, 마늘 등의 양념이 별도로 추가된 경우 한번 더 재가열한다.

② 제외 식품 : 해물류, 패류, 숙성된 치즈, 말린 과일, 살균되지 않은 식품(일반 우유, 병쥬스) 등

(4) 식사제공

① 저균식 : 익힌 음식으로 상차림 후 별도의 살균 작업 없이 그대로 배식한다.

② 멸균식 : 익힌 음식으로 상차림 후 전용 덮개를 덮은 후 120℃에서 30분간 고온살균처리 후 배식한다.

(5) 식수

BMT식에만 제공한다. 보리차를 100℃에서 10분 이상 끓여 소독된 식수통에 담고 쿠킹호일로 전체를 포장한 후 120℃에서 30분간 고온살균처리 후 배식한다.

4. 식중독 등 음식물 관련 위생사고시 대응

1) 보고체계

(1) 식중독이 의심되거나 의사가 진단한 경우 즉시 영양팀장에게 보고한다.

(2) 경미한 경우(증상이 심하지 않고 발생자수가 2인 미만)에는 자체에서 상황을 지속적으로 확인하고 확진이 된 경우에는 상부에 보고한다.

(3) 발생자수가 다수이고 증상이 심할 경우에는 상황을 상부에 보고하고 총무팀, 감염관리실 등 관련부서에 알린다.

(4) 식품위생법 시행규칙 제 67조 1항(식중독 환자 또는 사체에 관한 보고)에 의해 진단한 의사는 식중독 발견 즉시 관할 보건소장에게 보고하여야 한다.

2) 환자 격리

환자는 발생한 장소로부터 즉시 격리한다.

3) 급식관련 조치사항

(1) 신속히 보존식, 음용수를 채취하여 현대백화점 품질연구소에 식중독 관련 검사를 의뢰한다.

(2) 부서 내 위생담당자는 오염구역, 비오염구역 등의 비위생적인 부분을 신속히 파악하여 원인분석을 한다.

(3) 외부유입 요인을 차단하기 위해 외부인 출입을 금한다.

(4) 내부 요인 파악을 위해 종사자들의 개인위생을 점검하고 출입을 통제한다.

(5) 주방을 청소 및 소독한다.

5. 위생점검 및 교육

1) 위생 및 감염관리지침의 준수사항을 매일 점검하고, 주 1회 부서장의 확인을 받는다.

2) 부서 자체 및 위기관리 TFT, 위생관리 TFT에 의한 위생 점검을 년 8회 실시한다.

3) 교육

(1) 조리원, 조리사를 대상으로 분기마다 위생관련 교육을 1시간씩 실시한다.

(2) 식중독 예방을 위해 식재료 처리 방법을 수시로 교육한다.

참 고 문 헌

1. 대한병원감염관리학회. 병원감염관리, 제3판. 서울: 한미의학. 2006:257-261.
2. 우준희, 김양수, 오명돈, 김병국, 김유영, 최강원, 석종성, 김의종. 병원환경 및 음식에 대한 미생물학적 조사. 감염 1988;20:187-192.
3. APIC. APIC text of infection control and epidemiology. 3rd ed. 2005.

7 인공신장실

1. 개 요

투석(dialysis)은 모든 과정이 심혈관계와 관련이 있으므로 전 과정을 멸균적으로 유지하는 것이 중요하다. 만성 투석환자들은 면역 저하로 감염에 대한 감수성이 증가되어 있으며 잦은 입원과 수술, 침습적인 시술로 인해 병원감염의 기회는 더욱 더 증가한다. 따라서 인공신장실에서는 엄격한 지침이 권고되며 혈액투석 중 혈관 통로 관리, 투석수 관리 및 바이러스성 감염환자 관리, 기구 관리, 환자 및 의료인 교육, 정기적인 감염 감시와 같은 요소들을 철저히 관리함으로써 인공신장실에서의 감염을 최소화할 수 있다.

2. 직원 감염관리

1) 인공신장실에서 근무하는 직원은 매년 정기 검진 일정에 따라 HBsAg/Ab를 검사한다.
2) B형 간염 항체가 음성인 사람은 백신을 접종하여 항체를 가지도록 한다.
3) 근무 중 오염된 바늘에 찔렸거나 점막이나 손상이 있는 피부에 감염 혈액이 노출된 경우에는 업무상 감염 노출 사고 보고서를 작성하여 처리절차에 따라 적절한 조치를 받는다.
4) 환자를 돌보거나 환자의 물품을 만질 때에는 항상 장갑을 착용해야 하고, 장갑은 환자마다, 혹은 오염된 환경, 물품 접촉 전·후로 교환해야 한다. 장갑 사용이 용이하도록 일회용 장갑을 사용하고 폐기물 박스를 각 투석기계에 가까이 비치한다.
5) 혈액, 체액, 분비물, 배설물, 오염된 물품을 만지고 난 후, 장갑을 벗은 후, 환자 접촉사이에는 꼭 손을 씻는다.
6) 투석 시작이나 끝과 같이 혈액이 튈 수 있는 절차를 수행할 때에는 가운, 보안경, 안면보호대, 마스크를 착용해야 한다.

3. 감염환자 관리

1) 혈액매개질환 환자 관리

(1) 혈액투석이 예정된 사람은 투석을 시작하기 전이나 시작 시에 HBsAg/Ab/cAb, Anti-HIV, Anti-HCV, VDRL을 검사한다.

(2) 모든 투석환자는 HBsAg/Ab/cAb, Anti-HIV, VDRL 검사의 경우 년 1회, Anti-HCV 검사의 경우 6개월마다 실시한다.

(3) HIV 환자관리

① 인공신장실에서 HIV전파에 대한 보고는 매우 낮다.

② 표준주의를 준수하며 투석 시 기계를 따로 구분하여 사용할 필요는 없다.

(4) VDRL 환자관리

표준주의를 준수하며 투석 시 기계를 따로 구분하여 사용할 필요는 없다.

2) 항균제 내성균 환자 관리

(1) 「4장. 환자의 격리와 감염관리」 중 '항균제 내성균(ARO) 관리 지침'을 따른다.

(2) ARO 환자는 코호트하여 격리된 방에서 투석한다.

3) 결핵 환자 관리

(1) 「4장. 환자의 격리와 감염관리」 중 '결핵 환자 격리지침'을 따른다.

(2) 따로 격리된 방에서 하루의 마지막 일정으로 투석한다.

4. 혈액투석 후 기계 관리

1) 기계의 표면은 매일 100배 희석한 락스로 닦는다.

2) Blood pump는 수동으로 작동시켜 뚜껑을 열어 닦고, heparin pump holder 틈새도 세심히 닦아준다.

3) Dialysate port는 목요일마다 물에 담그어 씻어 준다.

4) Concentrate line은 하루 일과가 끝난 후 물에 씻어 100배 희석한 락스에 담그어 놓은 후 다음날 일과 시작 전에 깨끗하게 씻은 후 사용한다.

5) Acid rinse는 중탄산 투석액 사용 후 투석과 투석 사이, 투석 후에 반드시 시행한다.

6) 매일 오후 투석 후에 청소 및 소독을 시행한다. 소독 및 멸균은 제조사의 권고사항에 따른다.

7) 만약 투석 중 blood leak가 발생하면 같은 방법으로 청소하고 소독한다.

8) 세척 및 소독 일정

(1) Gambro HD machine: 매일 오후 투석 후에 hemoclean으로 소독한다.

(2) Phoenix HD machine: 매일 오후 투석 후에 hemoclean으로 소독한다.

(3) FMC HD machine: 투석 사이에 rinse, 오후 투석 후에 citrosterile으로 소독한다.

(4) ICU HD machine

① 기계 종류에 따라 위의 지침대로 소독한다.

② Viral marker를 모르는 경우 매 투석마다 세척 및 소독한다.

③ 기계 사용을 하지 않을 경우에는 매일 세척 및 소독한다.

(5) 기타

① 사용하지 않은 RO inlet, outlet은 매일 rinse를 5분간 실시한다.

② 투석 중 blood leak가 발생한 경우에는 다음 환자 사용을 위해 반드시 세척한다.

5. 투석을 위한 Reverse osmosis water(RO수) 관리

투석 시 제공되는 물은 환자에게 해를 줄 수 있는 화학적, 미생물적 오염물질이 포함되면 안된다. 특히 RO수는 반투과성막을 통해 삼투압과 정수압을 이용하여 이온이나 미생물이나 불순물이 제거된 물로 투석센타의 99%에서 사용하고 있고, 정규적으로 관리해야 하며 세척과 반투과성막의 정기적 교환이 필요하다.

1) 투석액 미생물 배양 검사

모든 투석환자에게 적절하고 안전한 투석을 제공하기 위해 투석을 위한 물의 미생물 배양검사를 정기적으로 시행한다.

(1) 방법

Plain tube에 sterile technique으로 sampling한다.

(2) 부위

① 투석기계에 유입 전

② 투석기계를 거친 후 dialyzer로 들어가기 직전

③ R/O membrane을 거친 후 water port

④ Storage tank

(3) 시기

매달 마지막 주 수요일, 각방에서 1개씩 random sampling한다.

(4) 결과

① 미생물 배양 결과가 2,000CFU/ml 이상이면 재검사를 실시한다.

② 재검사 결과도 2,000CFU/ml 이상이면 기계를 소독한 후 재검사를 시행하고 미생물 배양검사 결과가 2,000CFU/ml 미만이 될 때까지 기계의 사용을 중단한다.

* 기준
- Dialyzer에 유입하기 전(RO수) : 200 CFU/ml
- 투석액 : <2,000 CFU/ml

2) 투석액 화학검사

모든 투석환자에게 적절하고 안전한 투석액을 제공하기 위해 투석액의 전해질, 화학검사들을 정기적으로 시행한다.

(1) 방법

투석액을 기계와 연결하고 안정된 상태로 conductivity가 오른 후 inlet dialysate line의 sampling port에서 sampling한다.

(2) 항목

Na+, K+, Cl, glucose

(3) 시기

매달 마지막 주 수요일에 실시하며 각 방에서 1개씩 random sampling한다.

(4) 결과

결과표를 실제 사용했던 투석액의 성분과 기계상의 conductivity를 비교한다.

3) 중금속 검사

(1) 기준

AAMI 지침에 따른다.

(2) 항목

① Copper, Barium, Zink, Aluminum, Arsenic, Lead, Silver, Cadmium, Selenium, Mercury, Chromium

② Others : Fluoride, Chloramin, Nitrate nitrogen, Sulfate, Iron

(3) 부위

① storage tank

② 인공신장실의 투석 기계에 유입전의 inlet site

(4) 시기

년 2회 실시한다.

4) Limulus lysate(endotoxin)

(1) 기준

2CFU/ml을 초과해서는 안 된다.

(2) 부위

① RO water

② storage tank

③ 인공신장실 투석기계로 유입 전 inlet site

④ 투석기계통과 후 투석기로의 유입 전

(3) 방법

③의 경우 물을 1L 이상 쏟아 버리고, inlet site를 알코올 솜으로 닦은 후 falcon tube(복막투석액 culture용 bottle)를 이용하여 midstream sampling한다.

(4) 시기

년 2회 실시한다.

참 고 문 헌

1. Alter MJ, Tokars JI, Arduino MJ, Favero MS. Control of infections associated with hemodialysis. In: Mayhall, ed. Hospital epidemiology and infection control. 3rd ed. Philadelphia; Lippincott Williams & Wilkins. 2004:1139-1160.
2. Band JD. Infections associated with peritoneal dialysis. In: Mayhall CG, ed. Hospital epidemiology and infection control. 3rd ed. Philadelphia; Lippincott Williams & Wilkins. 2004:1161-1172.
3. Favero MS, Alter MJ, Tokars JI, Arduino MJ. Dialysis-associated infections and their control. In: Bennett JV, Brachman PS. Hospital infections. 4th ed. Philadelphia, New York: Lippincott-Raven. 1998:357-380.
4. National commission on AIDS. Preventing HIV transmission in health care setting. Washington DC: U.S. government printing office. 1992.

8 재활치료실

1. 개 요

재활의학과에서 치료를 받는 환자들은 물리/작업/언어/열전기/인지치료실 등의 여러 곳에서 치료를 받는 경우가 많으며, 환자의 얼굴을 맞대며 몸을 많이 접촉하는 치료가 주로 행하여진다. 또한 좁은 공간에서 많은 환자들이 공동으로 치료 장비를 이용하여 치료를 받는다. 그러므로 재활치료는 환자와 직접 접촉하여 치료하는 과정이나 처치기구나 수치료 기구 등의 오염으로 인해 환자 사이 또는 환자와 직원 사이의 교차 감염과 집단 감염발생의 가능성이 있으므로 적절한 감염관리가 필요하다.

2. 감염관리

1) 일반적 사항

(1) 재활치료실 직원은 정기적으로 재활치료에 관련한 감염관리 사항을 교육받는다.
(2) 모든 환자에 대하여 표준주의를 적용한다.
(3) 환자 사이에는 손을 씻어야 하며 손을 씻을 수 있는 세면대, 비누, 종이타올, 알코올젤과 같은 설비를 구비하여야 한다.
(4) 의복은 매일 갈아입고, 치료 중 오염이 되었을 경우 갈아입도록 한다.
(5) 감염환자에 대해 적절한 감염관리 방법을 준수하며 환자의 치료과정에 장해가 되지 않도록 한다.

2) 감염 환자 관리

(1) 다음과 같은 감염 환자는 가급적 해당 병실에서 재활 치료를 받도록 하고 부득이한 경우에는 가능한 한 가장 마지막 시간으로 치료시간을 배정한다.
① VRE 보균자
② 옴
③ 설사 질환자
④ 큰 개방창상 환자, 화상 환자
⑤ 공기매개 감염 질환자(결핵, 수두, 홍역)
⑥ 비말 감염 질환자(인플루엔자, 백일해 등)
⑦ 그 외 다른 환자나 의료진에게 감염 질환 전파가 우려된다고 판단되는 경우
(2) 감염관리가 필요한 경우 다음과 같은 감염관리 방법을 준수한다.
① 환자 접촉 전·후에는 소독제를 이용하여 손을 씻는다.

② 분비물, 배설물과 접촉하는 경우에는 장갑을 착용한다.
③ 환자가 기침을 할 경우에는 마스크를 착용한다.
④ 필요 시 천가운이나 비닐 앞치마를 착용한다.
⑤ 환자는 치료 전과 치료 사이, 치료 후에 손을 씻도록 한다.

(3) 환자는 환의가 더러운 경우 치료실에 내려가기 전 갈아 입히도록 하고, 배액관이나 소변백은 잘 고정하고, 필요 시 비닐백에 넣어 주변 환경이 오염되지 않도록 한다.
(4) 분비물이나 배설물에 오염된 기구는 피부에 닿는 기구의 경우 70% 알코올, 가구나 매트는 100배 희석한 HBV quat를 이용하여 소독한다.

3) 수치료 관리

(1) 수치료를 위한 규정 및 수치료 탱크와 치료실 청소, 소독에 대한 관리 지침이 비치되어 있어야 한다.
(2) 수치료 탱크는 매 환자마다 세척하고 50배 희석한 락스로 닦거나 제조사의 권고에 따라 소독하고 건조시킨다.
(3) 개방 창상 또는 실금, 감염성 질환이 있는 환자의 경우에는 수치료를 하지 않도록 하나, 불가피한 경우라면 마지막 순서로 실시하고, 실시 후에는 250배 희석한 락스를 채워 15분간 소독 후 세척하고 건조시킨다.
(4) 수치료 장비를 정기적으로 미생물 배양 검사를 할 필요는 없다.

4) 물품 관리

(1) 물품은 사용 후 세척 소독한다. 멸균이 필요한 기구는 사용 후 100배 희석한 테고에 10~20분간 침적 한 후 세척하여 중앙공급실로 멸균 의뢰한다. 테고 사용 시는 다른 세정제를 첨가하지 않도록 한다.
(2) 일회용 물품은 재사용하지 않도록 한다.
(3) 환자의 손이 닿는 기구, 물품은 정기적으로 세척하고 소독한다. 소아치료실의 빨거나 분비물로 오염되는 기구는 매일 소독한다.
(4) 모든 매트와 테이블은 세척과 소독이 용이한 재질로 되어있어야 하며 매일 HBV quat를 이용하여 닦고, 오염 정도에 따라 정기적으로 세척이나 소독한다.
(5) 환자가 사용하는 베갯잇은 환자마다 새 것으로 교환한다.

5) 환경 관리

(1) 바닥, 씽크, 오염된 벽은 병원 규정에 따라 청소한다.
(2) 가구 위나, 선풍기, 환기구 등에 먼지가 쌓이지 않도록 주기적으로 청소한다.
(3) 물을 사용하는 곳에서는 사용 후 물이 고여 있지 않도록 청소 후 건조시킨다.
(4) 환자의 분비물, 배설물, 혈액 등이 오염되면 즉시 닦아내고 100배 희석한 HBV quat를 이용하여 소독한다.

참 고 문 헌

1. 대한감염관리간호사회. 감염관리학. 서울: 동방한문화. 2006:398-404.
2. 대한병원감염관리학회. 병원감염관리. 제3판. 서울: 한미의학. 2006:223-226.
3. 박은숙, 강은영, 정문자, 강복희, 강신숙, 박복희, 신지철, 김준명. 일개 대학 재활병원에서 병원감염조사. 병원감염관리 2001;6:9-16.
4. APIC. APIC text of infection control and epidemiology. 3rd ed. 2005.
5. Kralovic SM, Linnemann Jr. CC. Nosocomial infections associated with physical therapy, including hydrotherapy. In: Mayhall CG, ed. Hospital epidemiology and infection control. 3rd ed. Philadelphia; Lippincott Williams & Wilkins. 2004:1173-1180.

9 조혈모세포이식 병동

1. 개 요

조혈모세포이식환자는 대표적인 면역기전저하 환자군이며, 감염은 골수이식환자의 이환과 사망의 주원인이다. 조혈모세포 이식 후 면역이 저하된 환자들은 면역력이 다시 회복될 때까지 많은 기회감염을 일으킬 수 있다. 따라서 골수이식환자의 감염을 최소화하기 위해 철저한 감염관리가 필요하다고 할 수 있다.

2. 감염관리의 일반적 사항

1) 무균실 시설 및 관리

(1) Clean room

오염방지를 위하여 실내 온도, 습도, 기류, 청정도를 인체에 가장 적합한 상태로 유지시킨 방이다.

(2) Laminar air flow

실내공기 오염을 막기 위하여 HEPA(High-efficiency particulate air) filter를 사용하고 양압을 유지하여 공기가 한 방향으로 흐르도록 한 설비이다.

Clean room 방식은 수평형과 수직형이 있는데 현재 무균실은 수직형이다.

(3) HEPA filter

대기 중에는 눈으로 볼 수 있는 먼지에서부터 눈으로 볼 수 없는 세균까지 여러 가지 입자가 부유하고 있다. 입자의 크기는 0.001㎛~1.0㎛까지 다양하고 세균은 먼지에 부착하여 번식하고 기류를 따라 움직인다. HEPA filter는 이러한 입자를 걸러내는 고성능 필터로서 0.3㎛의 입자를 99.7% 제거한다. PRE, MED, HEPA filter로 단계적으로 구성되어 있는데 PRE filter는 공기 초입구의 필터로서 월 1회 이상 세척 또는 교환이 이루어져야 하고, MED 및 HEPA filter는 정기적(6개월~1년)으로 청정도를 측정하여 class 100 이상이거나 필터 초기 압력에 2배 손실이 있을 때 교환한다.

(4) Fan speed

방 내부의 공기 유입량을 조절하는 장치이다. 환자 입실 전에는 속도를 최고 4에 위치시켜 충분히 운전함으로써 방 내부의 공기를 순환 및 정화시키고 입실 후에는 속도를 1.5 정도 위치시켜 사용한다.

(5) Clean room monitoring

Clean room 내의 상황을 정확히 파악한다는 목적 하에 풍속, 풍량, 청정도, 공기압, 온습도를 측정 관리하는 것이 필요하다. Particle count는 6개월마다 시설팀에서 실시하고, 진균 낙하균 검사는 6개월마다 무균실 간호사가 실시한다.

(6) 청정도 유지

Class 100 : 0.5㎛입자가 100개/ft^3 이하

(7) 청정도 조건

① 병실 : 100 class 이하
② 전실, 화장실 : 1,000 class 이하
② 간호사실, 복도, 보호자 휴게실 : 10,000 class 이하

(8) 병실 환기

① 최소한 시간당 12회 이상의 공기 교환이 이루어져야 한다.
② 병실은 일정한 양압을 유지하도록 한다.

2) 청 소

(1) 일 1회 이상 창문과 환기 장치를 포함한 모든 장소를 먼지가 나지 않도록 100배 희석한 HBV quat를 적신 걸레로 청소한다.
(2) 진공 청소기는 진균 아포가 에어로졸화할 수 있으므로 사용하지 않는다.
(3) 소독된 장갑을 착용하고 청소하며, 화장실은 가장 마지막에 청소한다.
(4) 청소 직원은 병실마다 모자, 장갑, 마스크, 가운을 교환한다.
(5) 병실 청소는 환자 주변에서 시작하여 먼 쪽으로 청소한다(침대→탁자→벽→바닥→전실→화장실).
(6) 화장실 청소는 벽, 세면대, 바닥, 변기 순서로 하며, 소변기의 소독용 테고 희석액을 교환한다.

3) 격리와 예방조치

(1) 조혈모세포이식 환자는 1인실에 격리하며, 다인실의 경우 환자 침상은 class 100 이하를 유지하도록 한다.
(2) 조혈모세포이식 환자가 생착되기 전에 일반 병실로 나가게 되는 경우에는 마스크를 착용하도록 한다.

4) 손위생

(1) 손위생을 철저히 한다.

(2) 무균실에 출입하는 모든 사람들은 출입 전·후와 환자 접촉 전·후에 손을 씻는다.
(3) 마이크로쉴드를 이용하여 손가락 사이, 손등, 손바닥과 무균실 내에서 노출되는 팔까지 소독제를 이용하여 깨끗이 씻는다.
(4) 반지 등 손의 부착물을 제거하고 흐르는 물에 양손을 잘 비비면서 깍지 끼고 충분히 씻는다.
(5) 소독된 페이퍼 타월을 이용하여 건조시킨다.

5) 물품(장비) 소독 및 반입

(1) 무균실로 들어오는 물품은 반드시 소독 후 들어올 수 있다.
(2) 수액병, 주사기, 수액 set 등의 물품과 표면이 유리나 플라스틱으로 되어 있어 알코올 소독이 가능한 물품은 소독제로 닦은 후 pass box를 통해 반입할 수 있다.
(3) 나무나 천으로 된 기구나 물품은 반입할 수 없다.
(4) 모든 물품은 물품에 종류에 따라 알코올 소독, EO gas 혹은 steam 멸균을 한다.
(5) 병실의 모든 물품은 100배 희석한 HBV quat 용액으로 매일 닦는다.

6) 무균실 직원

(1) 전염성 질환을 앓는 병원 직원은 환자와 접촉하지 않는다.
(2) 감염 질환을 앓고 있는 병원 직원은 이환기간 동안은 근무를 제한한다.

7) 방문객

(1) 방문객은 무균실 입구에서 손위생을 철저히 한다.
(2) 병실 앞에 준비된 마스크, 모자, 가운을 착용한다.
(3) 신고 온 슬리퍼는 병실 입구에서 벗고 병실 안에 준비되어 있는 소독된 슬리퍼로 갈아 신는다.
(4) 환자 병실에 들어갈 때마다 손씻기를 하나 모자, 마스크, 가운은 매번 교환하지 않아도 된다.
(5) 일 1회 1~2시간 정도 1명의 보호자 면회가 가능하고, 그 외 면회는 제한한다.
(6) 방문객이 무균실 내로 들어올 때는 활동성 감염 증상에 노출되었는지를 확인한다.

8) 구강간호

(1) 치아를 깨끗이 하고 점막 손상을 막기 위해 부드러운 칫솔을 사용해야 하므로 Rx 칫솔을 준비하도록 한다.
(2) 자극성이 없는 치약을 준비한다(미백치약은 안됨).
(3) 칫솔질은 매 식사 후와 취침 전에 하도록 한다.
(4) 혈소판이 2만 이하일 경우 칫솔질보다 입안 헹구기를 권고하지만, 잇몸출혈이 없으면 더운물에 담가 부드러워진 칫솔을 사용하거나 oral swab으로 양치질을 할 수 있다. 잇몸출

혈이 있을 경우 가글이나 구강간호로 대신한다.

(5) 중조생리식염수 용액(Bivon)과 chlorhexidine gluconate gargle을 2시간마다 번갈아 가며 입안을 헹구어 낸다. 구강 상태를 사정하여 필요 시 더 자주 할 수 있다.

(6) 가글 후 15분간 아무 것도 먹지 않도록 한다.

9) 피부간호

(1) 매일 순한 도브 비누를 사용하여 샤워를 하도록 한다.

(2) 작은 수건에 비누를 묻혀 얼굴, 머리, 몸통, 팔, 다리의 순서로 닦고 충분히 헹구어 낸다. 특히 서혜부, 겨드랑이, 회음부를 잘 닦는다.

(3) 피부의 건조함을 방지하기 위해 피부 보습제나 로션을 바르도록 한다.

(4) 피부가 겹치는 양쪽 겨드랑이, 서혜부, 회음부에 카네스텐 산제를 자외선 소독한 후 소독한 분첩에 담아 목욕 후 바른다.

(5) 회음부에 바르는 분첩은 다른 신체 부위에 바르는 분첩과 구분하여 사용한다.

(6) 샤워가 불가능할 경우 0.5% chlorhexidine 용액으로 부분 목욕을 시행한다.

(7) 환의와 속옷은 매일 갈아입도록 한다.

10) 좌욕 및 항문간호

(1) 지노베타딘 좌욕 용액 10cc를 더운물 1L에 섞어 좌욕물을 만든다.

(2) 하루에 최소 2번을 시행하고 배변 직후에는 꼭 시행한다.

(3) 좌욕 후에 맑은 물로 헹구어 내지 말고 부드러운 수건으로 항문 주위를 두드려 말리도록 한다.

(4) 상처가 있는 경우 드라이어로 완전히 말리고 처방에 따라 연고를 바르도록 한다.

(5) 설사가 잦은 경우에는 매번 좌욕을 해야 하나 좌욕 용액은 하루 2회만 첨가한다.

(6) 좌욕이 불가능한 경우 0.02% chlorhexidine 소독솜으로 항문 및 회음 부위를 여러 번 닦아낸다.

(7) 항문 주위에 개방 상처가 있는 경우 식염수 세척을 하고 세척 후에는 건조시킨다.

11) 영양 및 식사 관리

(1) 조혈모세포이식 환자가 무균실에 입실하면 백혈구 수치와 관계없이 BMT 식이를 제공한다.

(2) 진공 포장된 음식(캔 음료, 통조림 등)은 알코올로 닦은 후 제공한다.

(3) 사식 반입은 금지한다.

12) 중심정맥관 관리

(1) 중심정맥관 드레싱은 거즈는 2일마다, 투명필름은 7일마다 교환한다.

(2) 피부상태에 따라 피부 보호제를 사용한다.

(3) 발한, 분비물, 통증, 가려움 등을 호소할 때나 드레싱이 느슨하거나 문제가 있을 때 드레싱을 교환한다.
(4) 드레싱 시 멸균장갑을 착용한다.
(5) 10% 베타딘 솜을 이용하여 삽입 부위로부터 바깥 방향으로 멸균 드레싱이 덮일 부위까지 소독하고 마를 때까지 기다린다.
(6) 사용하지 않는 lumen은 clamping 해 둔다.
(7) 세균 감염을 감소시키기 위해 TPN을 사용하는 lumen을 다른 목적으로 사용하지 않는다.

참 고 문 헌

1. 대한감염관리간호사회. 감염관리학. 서울: 동방한문화. 2006:411-422.
2. 대한병원감염관리학회. 병원감염관리. 제3판. 서울: 한미의학. 2006:208-222.
3. APIC. APIC text of infection control and epidemiology. 3rd ed. 2005.
4. Cosgrove SE, Perl TM. Infections control and prevention in hematopoietic stem cell transplant patients. In: Mayhall CG, ed. Hospital epidemiology and infection control. 3rd ed. Philadelphia; Lippincott Williams & Wilkins. 2004:1011-1070.

10 중앙공급실

1. 개 요

의료기구와 직물류, 진료 재료의 신뢰할 수 있는 멸균은 감염 예방을 위한 가장 오래되고 기본적인 척도 중의 하나이다. 중앙공급실은 환자 간호 시 사용한 의료 기구와 치료에 사용한 물품의 수거, 오염 제거, 포장, 멸균, 보관, 공급을 담당한다.

2. 중앙공급실의 기본 구역

이 구역들은 가능한 개별구역으로 분리되어야 한다.

1) 오염 구역

(1) 반납실은 사용한 물품의 반납, 세척, 오염 제거가 이루어지는 구역이다.
(2) 적절한 공조에 의한 환기시설과 음압유지 및 외부로의 공기배출이 필요하다.
(3) 오염물품이 모이는 장소로서 물리적 벽으로 분리되어야 한다.
(4) 바닥은 물세척이 가능하며 미끄럽지 않아야 한다.

2) 청결 구역

(1) 겉포장 제거 및 하역구역
(2) 행정구역, 직원서비스 구역
(3) 작업구역
(4) 장비와 카트 보관 구역

3) 멸균 구역

(1) 멸균실 : 멸균기 구역
(2) 멸균물품창고 : 멸균된 물품의 보관 구역

3. 세척과 오염 제거

세척은 육안으로 보이는 기구의 표면, 틈, 이음새에 붙은 오염물을 제거하는 것이다. 기구 세척과 오염 제거의 방법으로 손 세척, 초음파 세척, 자동세척기 등을 이용할 수 있다.

4. 멸균 방법

1) 스팀 멸균 : 고온과 고압을 이용한 물리적 멸균방법으로 습열이 침투되어 모든 균과 미생물을 사멸시킨다.
2) EO gas 멸균 : EO gas를 이용한 화학적인 멸균 방법이며 섬세하고 열에 약한 물품의 멸균에 사용한다. EO gas가 잔류하여 조직손상이나 독성을 일으킬 수 있으므로 완전히 정화시킨 후 사용한다.
3) 건열 멸균 : 스팀이 침투할 수 없는 물품(파우더, 오일류 등)을 위한 멸균 방법으로 140℃에서 3시간 멸균한다.

5. 멸균확인 체계

1) Bowie-Dick test

진공 멸균기 챔버내 공기를 제거하는 진공시스템의 효율을 측정하기 위하여 사용한다. 테스트 용지의 전체가 동일 색깔 변화를 보여야 하며, 부분적으로 다른 색을 보이면 멸균기의 성능 불량으로 진공이 되지 않음을 의미한다.

2) 기계적 멸균확인(Mechanical indicator)

멸균기에 부착된 계기판과 기록지로 기계가 정상적으로 작동하는지 확인한다.

3) 화학적 확인(Chemical indicator)

(1) Internal indicator : 스트립(strip) 형태로 멸균 물품, 특히 수술용 팩에 넣으며 멸균제가 침투하기 어려운 곳에 놓는다.
(2) External indicator : 테이프나 라벨의 형태로 멸균해야 하는 모든 물품에 부착한다.

4) 생물학적 확인(Biological indicator)

(1) 정기검사 : 스팀 멸균의 경우는 매일, EO gas 멸균은 매주 1회 시행한다. 인체 내 삽입물을 멸균한 경우에는 결과가 음성으로 판독될 때까지 사용하지 않는다.
(2) 비정기 검사 : 멸균기 처음 설치 시(연속 2회 실시하여 음성), 수리 후, 멸균기의 위치변경, 설명할 수 없는 멸균실패 발생, 스팀공급라인의 변화, 물품 적재 방법의 변화 시에 시행한다.
(3) 배양결과 판정
① 멸균기에 따라 규정된 아포를 사용한다. 스팀멸균기는 *Geobacillus stearothermophilus,* EO gas 멸균이나 건열 멸균에는 *Bacillus atrophae*를 이용한다.
② BI의 기능과 배지의 기능을 확인하기 위해 같은 상자 안에 들어 있는 BI를 대조균으로

멸균하지 않고 배양한다.

③ Rapid indicator인 경우 스팀은 3시간, EO gas는 4시간 동안 배양한다.

④ 멸균과정을 거친 BI는 색의 변화가 없어야 하고 대조군의 BI는 색의 변화가 있어야 한다.

⑤ 판독한 BI는 멸균 후 폐기한다.

(4) BI가 양성인 경우 관리지침

① 해당 물품을 추적, 수거한다.

② 미생물 검사실에 의뢰한다.

③ 멸균기를 점검한다.

④ 재검사에도 양성이면 고장 원인 제거 시까지 기계 사용을 중단한다.

6. 멸균 물품의 보관

1) 멸균 보관 구역은 멸균 지역에 근접해야 하고, 되도록이면 접근이 차단되어 해충, 먼지, 습기, 온도, 습도로부터 보호되는 잘 통풍되는 지역이어야 한다.

2) 보관 지역에서 최상의 환경 유지 조건은 멸균 장비의 잠재적인 오염을 최소화하기 위해 시간당 총 6~10회의 공기 순환이 있도록 한다.

3) 멸균 물품 보관창고의 온도는 18~22℃, 상대 습도는 35~50%의 범위 안에 유지되도록 한다.

4) 멸균 물품들은 적어도 바닥으로부터 8~10인치, 천정으로부터 18인치, 벽으로부터 2인치가 떨어져야 한다.

5) 물품 용기는 내용물의 멸균 상태를 유지하기 위하여 손상되지 않아야 한다. 용기가 손상되면 내용물은 오염된 것으로 간주한다.

6) 멸균물품의 유효기간은 다음과 같다.

(1) 린넨, 부직포, 그라프트지 : 3개월

(2) 멸균봉투 : 6개월

(3) 캔류 : 1주일

7) 바닥이나 창틀, 지정된 곳 이외의 지역이나 카트에 물품 보관은 피해야 한다.

8) 멸균물품은 유효일자가 빠른 것을 앞으로 오게 하여 선입, 선출되도록 진열한다.

9) 다음의 물품은 오염된 것으로 간주하여 다시 멸균하거나 재처리한다.

(1) 포장에 구멍이 났거나 멸균 봉투가 열려 있는 경우

(2) 포장에 물방울이 있거나 젖어 있는 경우

(3) 물품이 바닥에 떨어져 있는 경우

(4) 포장에 멸균테이프가 떨어져 있는 경우

(5) 유효기간이 없거나 불분명한 경우

(6) 물품의 멸균 여부에 의심이 가는 경우

참 고 문 헌

1. 대한병원감염관리학회. 병원감염관리. 제3판. 서울: 한미의학. 2006:273-284.
2. 대한감염관리간호사회. 보건의료 분야에서의 소독과 멸균. 제1판. 서울: 현문사. 2001.
3. APIC. APIC text of infection control and epidemiology. 3rd ed. 2005.
4. Pugliese G. Hubbard CA. Central services, linens, and laundry. In: Bennett JV, Brachman PS. Hospital infections. 4th ed. Philadelphia, New York: Lippincott-Raven. 1998:325-332.
5. Sehulster L, Schultz JK. Centrol sterile supply. In: Mayhall CG, ed. Hospital epidemiology and infection control. 3rd ed. Philadelphia; Lippincott Williams & Wilkins. 2004:1301-1314.

11 중환자실

1. 개 요

중환자실은 보통 전체 병상의 5~10% 정도를 차지하고 있지만 중환자실의 병원감염은 일반병동보다 5~10배 가량 높다. 왜냐하면 노인 인구증가, 보다 공격적인 의료 중재, 기저질환자나 면역저하환자, 장기이식이나 인공물 삽입 환자들의 생존률 증가와 같은 요인들로 인하여 감염에 취약한 환자들의 수가 증가하였기 때문이다. 또한 중환자실에서는 인공호흡기, 중심정맥관, 유치도뇨관 등의 기구를 삽입하고, 칩습적 행위들이 많이 이루어지면서 이로 인한 병원 감염이 증가하여 이를 예방하기 위한 노력들이 많이 필요하다.

2. 중환자실 감염관리

1) 감염감시

체계화된 감염감시를 통해 중환자실 감염관리를 꾸준히 유지한다. 병원감염의 정확한 정의와 기구 및 기구 사용일을 잘 연관시켜서 중환자실 감염에 대해 적절한 분석을 해야 한다.

2) 손위생

(1) 환자와 접촉 전·후에는 반드시 손을 씻는다.
(2) 손위생 제제는 일회용 용기를 사용하며 용기는 건조하게 유지한다.
(3) 면역저하환자, 항균제내성균 분리 환자의 경우 소독제가 함유된 물비누를 사용한다.
(4) 침습적 행위 시에는 소독제 함유 물비누를 이용한다.
(5) 모든 환자의 침상 옆에는 알코올젤을 비치한다.
(6) 주기적 손위생 이행도를 조사하여 손위생을 증진한다.
(7) 중환자실 직원은 손위생에 대한 교육을 이수한다.
(8) 면회객은 중환자실 출입 전·후 손을 씻도록 한다.
(9) 손위생 방법 및 기타 사항은 「2장. 손위생」 관련 지침을 따른다.

3) 보호장구 착용

(1) 직원과 환자를 보호하기 위해 표준주의를 항상 준수한다.
(2) 중환자실내에서는 여러 가지 기구의 삽입이나 처치가 행해진다. 이때 무균술을 철저히 이행하고, 이에 필요한 청결과 멸균 보호 장구를 항상 구비하여 적절히 착용한다.
(3) 보호장구 착용에 대한 사항은 「4장. 환자의 격리와 감염관리」를 참조한다.

4) 격 리

(1) 중환자실 환자는 공기감염, 비말감염 또는 접촉감염 질환자, 항균제 내성균 보균자, 면역 저하환자의 분포가 높아 유행발생을 예방하기 위한 적절한 격리가 필요하다

(2) 질환에 따라 양압이나 음압 조절이 가능한 병실을 마련하여 적절한 격리를 시행한다.

5) 항균제 내성균 관리

「4장. 환자의 격리와 감염관리」를 참조한다.

3. 중환자실 감염 조절 및 예방

1) 감염 조절

(1) 감염감시를 시행한다.

(2) 의료진의 충분한 교육과 감염관리 업무의 숙달을 통해 감염 발생을 최소화한다.

(3) 임상에서 실제적인 지침을 사용한 처치를 한다.

(4) 적절한 손위생과 손소독제의 적극적 사용을 격려한다.

(5) 표준주의를 철저히 준수한다.

(6) 환자의 영양 상태를 개선한다.

영양 불량으로 인한 전신 저항력의 저하와 근력의 약화 등은 궁극적으로 폐렴 등을 비롯한 중환자실 내 감염의 선행 인자가 되기 쉽다. 따라서 환자의 영양 상태 개선 및 유지를 통해 감염에 대한 저항력을 증강시키는 것도 중요한 감염 예방이라 할 수 있다.

(7) 침습적 술기의 문제

가급적이면 비침습적인 술기를 선호함으로써 감염 위험도를 낮추는 것이 이상적이나, 불가피하게 침습적 술기를 해야 할 경우 감염 위험을 최소화하도록 수행해야 한다. 침습성 기구에 항균제나 소독제가 도포된 것을 사용함으로써 감염 위험을 낮출 수 있다.

2) 감염 예방

「3장. 부위 및 술기별 감염관리」를 참조한다.

(1) 폐렴 예방

① 처치 전·후로 반드시 손을 씻고, 필요 시 적절히 장갑을 착용한다.

② 기관 흡인 시에는 장갑을 끼고 철저히 무균술을 준수한다.

③ 인공호흡기의 응축수는 자주 비워야 하며, 이때 응축수는 환자 쪽으로 흘러 들어가지 않도록 주의한다. 인공호흡기에 부착된 가습기를 채우는 용액은 멸균 증류수를 사용한다.

④ 성대 하방에 고여 있는 분비물은 지속적으로 흡인함으로써 폐렴 발생률을 감소시킨다.

⑤ 인공호흡기에 사용되는 증류수는 사용 직전에 채운다.

⑥ 재사용하는 기구는 세척 건조 후 중앙공급실로 멸균 의뢰한다. 감염의 우려가 있는 환자가 사용한 물품은 직원이 감염에 노출되지 않는 범위 내에서 멸균 의뢰한다.

(2) 유치도뇨와 관련된 요로 감염 예방

① 유치도뇨관은 필요한 경우에만 삽입하도록 하며 삽입 이유가 없어지면 즉시 제거한다.

② 삽입 전에는 반드시 손을 씻는다.

③ 삽입 시 무균술을 수행한다.

④ 요도의 물리적 자극이나 외상을 줄이기 위하여 되도록 환자에게 적절한 도뇨관을 사용하며 삽입 후 잘 고정한다.

⑤ 폐쇄 회로 체계를 유지하고, 도뇨관과 소변백의 연결부위는 불가피할 경우를 제외하고는 분리하지 않으며 소변백은 항상 방광보다 아래에 위치하도록 한다.

⑥ 요로 감염 예방을 위해 항균제를 투여하는 것은 권장되지 않는다.

⑦ 항균제를 포함한 방광 세척은 실시하지 않도록 한다. 단, 혈액 응고 등으로 인해 폐색이 될 경우에는 폐쇄 회로 시스템 내에서의 지속적 세척이나 간헐적 세척을 고려해 볼 수는 있다.

(3) 혈관내 카테터 관련 감염 예방

① 삽입 전·후로 철저한 손씻기와 무균술을 준수한다.

② 중심정맥관 삽입 후에는 멸균 거즈나 투명 필름 드레싱을 덮는다.

③ 삽입 부위에서 농이 나오거나 카테터 관련 혈류 감염이 의심될 때에는 중심정맥관을 제거한다.

④ 중심정맥관 삽입 부위는 경정맥이나 대퇴부정맥보다는 쇄골하정맥을 선택하는 것이 감염 발생률을 낮출 수 있다.

4. 물품 관리

「7장. 소독 및 멸균」을 참조한다.

5. 환경 관리

「9장-4. 청소지침」을 참조한다.

참 고 문 헌

1. 대한감염관리간호사회. 감염관리학. 서울: 동방한문화. 2006:299-313.
2. 대한병원감염관리학회. 병원감염관리. 제3판. 서울: 한미의학. 2006:285-292.
3. 박은숙, 박미라, 진혜영, 김정은, 최정실, 송영구, 최영화, 이위교, 홍성관, 허애정, 양동규, 김준명. 중환자실 병원감염에 대한 다기관 공동조사연구. 병원감염관리 2003;8:23-24.
4. APIC. APIC text of infection control and epidemiology. 3rd ed. 2005.
5. Pittet D; Harbarth SJ. The intensive cave unit. In: Bennett JV, Brachman PS. Hospital infections. 4th ed. Philadelphia, New York: Lippincott-Raven. 1998:381-402.

12 진단검사의학과

진단검사의학과는 인체 가검물을 다루는 부서로서 검체의 채취, 수송, 접종, 조작, 분석과정 등에서 감염성 물질에 노출될 위험이 크다. 따라서 혈액, 체액 등과 같은 모든 환자의 검체는 감염 우려가 있는 것으로 간주하여 취급하고, 이들 감염원에 노출되는 것을 최소화하도록 해야 한다.

1. 검사실 감염관리의 일반적 지침

1) 진단검사의학과 책임자는 감염예방지침을 마련하고 지속적인 교육을 실시한다.
2) 진단검사의학과의 모든 직원은 검사실에서 다루는 모든 검체에 대하여 표준주의를 적용해야 한다.
3) 검사실은 허가된 사람만이 출입할 수 있도록 제한한다.
4) 오염 물질의 흡입, 섭취, 접종을 최소화한다.
5) 검사실에서 음식물 섭취나 흡연, 화장을 하지 않는다.
6) 입으로 피펫을 조작하지 않는다.
7) 검사실은 오염구역과 청정구역으로 구분하여 관리한다.
8) 오염 물질을 엎질렀을 때나 작업이 끝난 후의 작업대는 소독제를 이용하여 소독한다.
9) 검사실 가운은 검사실 내에서만 착용한다.
10) 전화나 키보드는 장갑을 착용한 상태에서 만져서는 안 된다.
11) 손에 개방성 상처가 있는 경우에 검체를 취급해야 한다면 상처에 밴드를 붙인 다음 장갑을 착용한다.
12) 검체를 취급했거나 검사실을 나갈 때에는 반드시 손을 씻는다.

2. 검체 관리

1) 모든 검체는 혈액매개질환의 위험이 있는 것으로 간주하고 취급 시 표준주의를 준수한다.
2) 검체 취급 전·후에는 반드시 손을 씻는다.
3) Screw cap이 아닌 검체 용기의 뚜껑을 열 때 에어로졸이 발생할 염려가 있으므로 안면보호대나 안면마스크를 착용하고 열도록 하며 몸 가까이에서 열지 않는다.
4) 모든 검체를 원심분리할 때에는 반드시 뚜껑을 닫는다.

3. 환경관리

1) 작업대, 키보드, 전화기 등 작업대 주변 물품들은 매일 작업 종료 후 70% 알코올로 닦는다.
2) 오염된 초자기구나 장비는 10배 희석한 락스(0.5% sodium hypochlorite)로 소독한다. 락스는 사용 직전에 희석하여 사용하고 락스를 씽크대에 버릴 때는 수돗물을 틀어서 희석시킨다. 단, 금속 소독에는 부식 가능성이 있으므로 락스를 사용하지 않도록 한다.
3) 장비나 기구에 명백한 오염이 있을 때 또는 수리를 보내기 전에는 소독을 실시한다.
4) 결핵균 검사실은 작업 종료 후 UV light를 1시간 정도 켜둔다.

4. 감염성 물질을 엎지른 경우의 감염관리

1) 엎지른 물질이 소량일 경우는 즉시 소독제로 닦는다.
   (1) 가운, 장갑, 마스크(비말 형성 위험이 있을 때) 등 보호 장구를 착용한다.
   (2) 흡수지를 덮는다.
   (3) 적어도 30분 이상 20배 희석한 락스(0.25% sodium hypochlorite)액을 뿌려둔다.
   (4) 오염된 물질은 고압증기멸균용 봉투에 버린다.
2) 엎지른 물질이 대량이라면 경우에 따라서는 환기를 차단하고 검사실 전체의 소독이 필요하기도 하다.

5. 감염성 폐기물 관리

1) 혈액 배양 결과 양성인 병이나 균이 자란 평판배지와 액체 배지, 동정 검사를 실시한 패널은 biohazard 봉투에 넣어 폐기한다.
2) Biohazard 봉투에 모아진 폐기물은 고압증기멸균 후 감염성 폐기물 박스에 버린다.
3) 일반세균은 15분, 결핵균은 30분 고압증기멸균을 한다.
4) 보관
   (1) 항상 검사실 내에 보관하도록 하고, 일반인들이 접근하는 곳에 보관하지 않도록 한다.
   (2) 더운 날씨나 높은 습도에 오래 방치하여 부패하지 않도록 한다.
   (3) 폐기물 보관 장소에 병을 옮기는 벌레나 설치류가 살지 않도록 관리한다.

6. 주사침 자상사고 예방

1) 주사바늘, 외과용 칼, 기타 날카로운 바늘이나 기구에 찔리지 않도록 하기 위해 날카로운 기구를 다루거나 사용한 기구를 씻거나 주사바늘을 버릴 때 주의해야 한다.
2) 주사 바늘은 손으로 빼거나 구부려서는 안 되고, 뚜껑을 다시 씌우지 않도록 한다.

3) 만일 뚜껑을 다시 씌워야 하는 경우에는 한 손을 사용하는 scoop technique을 이용한다.

4) 채혈 시에는 가능한 vacutainer나 luer adapter를 사용하고 사용한 바늘은 needle box에 버린다.

8. 감염원 노출 시 처리

「8장. 직원감염관리」를 참조한다.

참 고 문 헌

1. 신종희. 감염관리에 있어서 미생물 검사실의 역할. 병원감염관리 1999;4:115-126.
2. Berrouane Y. Laboratory-acquired infections. In: Wenzel RP. Prevention and control of nosocomial infections. 3rd ed. Baltimnore: Williams & Wilkins, 1997.
3. Isenberg HD. Risk assessment. Biohazards and safety. Clinical microbiology procedures handbook. 2nd ed. ASM press. 2004.

13 치 과

1. 개 요

일상적으로 치과 의료 종사자는 환자를 치료하는 동안 교차 감염의 위험이 증가한 상태에 있다. 혈액과 타액 안에 존재하는 미생물에 노출이 반복되기 때문에 어떤 전염병의 발병률은 치과 의료 종사자에서 상당히 높으며 B형 간염, 결핵, 단순포진 바이러스 등의 감염은 잘 알려져 있다. 그래서 치과 의료 종사자는 질병의 전파 기전과 감염 예방을 위한 감염관리방법을 이해하고 실천할 필요가 있다.

치과에서 미생물 병원체가 전염되는 일반적인 경로는 다음과 같다.

1) 전염성 병소나 감염된 타액 또는 혈액에 의한 직접 접촉
2) 오염된 물건 접촉에 의한 간접적인 전파
3) 피부나 점막 위로 혈액, 타액, 비인두 분비물 등이 튀는 것
4) 에어로졸, 미생물의 공기를 통한 전파

2. 치과 진료실에서의 감염예방

1) 치과 진료실의 모든 표면은 철저하게 세척 및 소독한다.
2) 진료 전에 타액이나 혈액이 닿아 오염된 모든 표면과 기재를 꼼꼼하게 세척한다.
3) 진료실 안에 있는 대부분의 조정 스위치는 방책 재료로 덮어서 사용하고 소독제를 사용하여 분무하거나 닦지 않도록 한다. 이것은 소독제가 누전을 일으키거나 전기의 구성요소를 부식시킬 수도 있기 때문이다.
4) 머리받침, 램프 손잡이, 트레이 표면과 의자 스위치는 합성수지 싸개나 알루미늄호일 등을 사용하고, 전화기 손잡이나 서랍장 손잡이를 오염된 손으로 만질 때에는 덧장갑을 사용한다.
5) 환자 입안의 미생물 숫자를 줄이고 진료시간 동안 미생물의 농도가 낮은 채로 유지되도록 진료 전에 양치제로 미리 입을 헹구도록 한다. 양치제는 진료 동안 효과가 남아 있는 것을 사용한다.
6) 치과 의료종사자는 진료 시 감염예방을 위하여 보호장구를 철저히 착용한다.
   (1) 환자를 진료할 때 장갑이나 일회용 마스크 등을 착용하고, 환자의 혈액이나 타액이 튈 경우에는 안면보호대와 보호용 의류 등을 착용한다.
   (2) 장갑은 환자 사이에 교환하고 찢어지거나 손상된 장갑은 즉시 교체한다.
   (3) 보안경은 견고한 측면 보호대가 있어야 하며, 매 환자 진료 시에 세척제로 오염을 제거한다.

(4) 보호용 의류를 사용할 때에는 깃이 높아야 하며, 팔을 보호할 수 있어야 한다. 보호용 의복은 다른 일반 세탁물과 분류해서 세탁한다.

7) 환자의 치료용 의자와 팔걸이는 100배 희석한 HBV quat로 충분히 적셔서 세척하고, 다음 환자가 앉기 바로 전까지 건조시킨다.

8) 오염된 기구를 취급하거나 세척하는 경우에도 구멍이 잘 뚫어지지 않는 장갑, 마스크, 보호용 의류, 보안경 등의 보호장구를 착용한다.

9) 소독제나 멸균제를 혼합하거나 사용하는 경우에는 반드시 장갑이나 보안경, 마스크, 안면보호대를 사용한다.

10) 오염된 기구나 환경 표면을 닦는 솔은 일회용을 사용하거나 멸균하여 사용한다.

11) 환자의 혈액이나 타액이 묻은 폐기물은 감염성 폐기물 박스에 넣어 버리고, 날카로운 물체는 구멍이 잘 뚫어지지 않고 새지 않는 손상성 폐기물 박스에 넣어 버린다.

3. 치과용 유니트의 감염 예방

1) 업무시작 전

(1) 유니트의 수관은 3분간 씻어 내려야 한다.

(2) 멸균할 수 없는 표면과 모든 장비는 100배 희석한 HBV quat를 분무하여 닦는다. 외래 장식장, 작업대, 개수통, 브래킷 테이블, 치과진료용 의자, 의자 제어 장치, 공기/물 주사기, 조명등 조종 장치 등과 같은 기재가 이에 속한다.

2) 환자사이

(1) 수관을 20~30초간 씻어 내려야 한다.

(2) 고속 핸드피스와 공기/물 주사기 팁을 멸균하여야 한다.

(3) 손이 자주 닿는 진료 공간은 소독제로 닦는다.

3) 업무종료 후

(1) 수관을 3분간 씻어 내려야 한다.

(2) 배출관을 통하여 많은 양의 세척 용액을 비우고, 유니트의 고체 쓰레기 여과기 트랩을 세척하거나 교체하여야 한다.

(3) 치과 진료용 의자와 모든 작업대 주위의 마룻바닥, 손이 자주 닿는 진료 구역을 닦는다.

4) 주기적 소독

(1) 주 1회 흡인장치 트랩을 세척하고 소독한다.

(2) 주 1회 서랍과 장식장의 내부와 외부를 세척하여 소독한다.

(3) 주 1회 외래 마루바닥을 철저히 세척하고 소독한다.

4. 치과용 핸드피스 관리와 멸균

치과에서 사용하는 치과용 핸드피스는 복잡하고 회전하는 속도 때문에 혈액, 타액, 치질 파편, 수복 재료등과 같은 물질이 핸드피스의 기계 장치 안으로 끌려들어 갈 수 있으며 핸드피스 기계 장치에 저류하여 미생물로 오염될 수 있다. 그러므로 이 물질을 기계 장치에서 제거하여 전체 조립품을 환자마다 멸균하는 것이 필수이다. 핸드피스를 적절하게 멸균하고 수명이 최대가 되도록 하기 위하여 세척 및 멸균은 제조회사의 권고 사항에 따른다.

*** 핸드피스 멸균절차 ***

제1단계 : 핸드피스를 호스에서 제거하기 전에 bur를 끼운 채 핸드피스 물/공기 배관을 씻어 내린다.
제2단계 : 핸드피스를 세척하고 건조시킨다.
제3단계 : 핸드피스 세제 및 윤활유를 적용한다(기름을 치지 않은 기재에는 세제만).
제4단계 : 여분의 윤활유는 방출시킨다.
제5단계 : 섬유광학들을 세척한다.
제6단계 : 기구를 봉지에 넣고 멸균 처리를 한다.
제7단계 : 핸드피스를 호스에 부착하기 전 호스 안에 있는 물/공기 배관을 20~30초간 씻어 내린다.
제8단계 : 봉지를 개봉하고(필요시 독립된 윤활유를 치고), 핸드피스를 호스에 연결한 후 여분의 윤활유를 배출시키기 위하여 bur를 끼우고 공회전시킨다.

참 고 문 헌

1. 대한감염관리간호사회. 감염관리학. 서울: 동방한문화. 2006:405-410.
2. 대한병원감염관리학회. 병원감염관리. 제3판. 서울: 한미의학. 2006:298-314.
3. APIC. APIC text of infection control and epidemiology. 3rd ed. 2005.
4. CDC. Guidelines for infection control in dental healthcare settings, 2003. MMWR 2003;52(RR17).
5. Whitener CJ, Hamony BH. Nosocomial infections in dental, oral, and maxillofacial surgery. In: Mayhall CG, ed. Hospital epidemiology and infection control. 3rd ed. Philadelphia; Lippincott Williams & Wilkins. 2004:913-926.

7장

소독 및 멸균

1 소독(Disinfection)

1. 정의

1) 세척(Cleaning) : 대상물로부터 모든 이물질(토양, 유기물 등)을 제거하는 과정으로 소독과 멸균의 가장 기초단계이다. 일반적으로 물과 기계적인 마찰, 세제를 같이 사용한다.
2) 소독((Disinfection) : 무생물체 표면에 있는 세균의 아포를 제외한 대부분 혹은 모든 병원성 미생물을 죽이는 과정이다.

2. 세척 및 소독 시 기본 원칙

1) 환자에게 사용한 물품은 사용 후 바로 세척한다. 그러나 바로 세척이 어려운 경우에는 물에 적셔 두거나 세척용액에 침적하여 오염물이 굳거나 말라 세척 효과가 떨어지는 것을 방지한다.
2) 세척을 할 때는 장갑과 방수 앞치마, 마스크 등을 착용하고 눈에 튈 우려가 있을 때는 보안경을 착용하여 직원감염을 예방한다.
3) 침적할 때는 물품(line 포함)이 모두 잠기도록 하며 침적 시간을 준수한다.
4) 소독제는 사용 직전 희석하고, 소독제 희석액은 24시간 이상 사용하지 않는다(단, 그린와이나-2% glutaraldehyde-는 2주 동안 사용). 사용이 끝난 소독제는 특수 하수처리가 된 오물실에 버린다.
5) 건조는 건조대 위에 놓거나 걸대에 두어 자연 건조하며 천 위에 말리거나 천으로 물기를 닦는 것은 하지 않는다.

2. 소독(Disinfection)

1) 정의

무생물체 표면에 있는 세균의 아포를 제외한 대부분 혹은 모든 병원성 미생물을 죽이는 과정이다.

3. 소독 대상의 분류

1968년 Earle H. Spaulding은 다음과 같이 사용되는 의료기구의 감염 위험 정도에 따른 분류법을 제시하였다.

1) 고위험 기구(Critical item)

아포를 포함한 어떠한 세균으로 오염이 된 경우 감염의 위험이 매우 높은 기구들로 무균 조직이나 혈관에 직접 접촉하는 시술에 쓰이는 기구인 경우이다. 이 범주에 드는 기구로는 외과수술기구, 심장혈관 카테터, 요로 카테터, 인공삽입물(implant) 등이다. 이러한 기구들은 원내에서 멸균하거나 멸균 상태의 상품을 구입하여 사용한다.

2) 준위험 기구(Semi-critical item)

인체의 점막이나 손상이 없는 피부와 접촉하는 기구들로 세균의 아포를 제외하고 다른 미생물이 없는 상태여야 하는 것으로 호흡 치료기구와 마취기구, laryngoscope blade, 내시경 등이 이 범주에 들어가며 최소한 높은 수준의 소독(high level disinfection)이 필요하다.

3) 비위험 기구(Non-critical item)

손상되지 않은 피부와 접촉하는 기구들로 점막에는 사용하지 않는 기구들이다. 대변기, 혈압계 커프, 목발, 침대 난간, 식기, 환자 가구, 바닥 등이 해당되며 이러한 물품들은 사용 현장에서 세척, 소독하여 재사용한다.

3. 소독 수준의 분류

1) 높은 수준 소독(High level disinfection)

세균의 아포를 제외한 모든 종류의 미생물을 사멸시키며, 일반적으로 화학멸균제가 주로 이용된다. 소독제를 사용한 후 충분히 헹구어 독성이 남아있지 않아야 하며, 헹구는 과정 및 보관 과정에서 재오염되지 않도록 주의해야 한다.

2) 중간 수준의 소독(Intermediate level disinfection)

결핵, 영양형 세균, 대부분의 바이러스 진균을 사멸하나 세균의 아포는 사멸시키지 못하는 경우로 매끈하고 단단한 표면을 짧은 시간(10분 이하)에 소독하는 것을 말한다.

3) 낮은 수준의 소독(Low level disinfection)

대부분의 세균, 바이러스의 일부, 진균의 일부는 사멸시키지만 결핵, 세균의 아포 등과 같이 저항성이 있는 미생물들은 사멸시키지 못한다.

	Resistant		필요한 소독 수준
	미생물	예	
↑	Prions	CJD	Prion reprocessing
	Bacterial spore	*Bacillus subtilis*	Sterilization
	Coccidia	*Cryptosporidium*	
	Mycobacteria	*M. tuberculosis, M. terrae*	High Disinfection
	Nonlipid or small sized viruses	Polio virus, Coxsackie virus	Intermediate Disinfection
	Fungi	*Aspergillus, Candida*	
	Vegetative bacteria	*S. aureus, P. aeruginosa*	Low Disinfection
↓	Lipid or medium-sized viruses	HIV, HSV, HBV	
	Susceptible		

그림 7-1. 소독과 멸균 수준에 대한 미생물의 내성 정도

5. 피부 소독제

「2장-6. 손위생 제제의 종류 및 특성」을 참조한다.

1) 알코올(Alcohol)

미생물의 단백질을 변성시켜 살균한다. 빠른 작용 시간을 가지며 결핵, 진균, 바이러스를 사멸시킬 수 있으나 아포를 사멸시키지는 못한다. 60~90% 농도에서 가장 좋은 살균력을 나타낸다. 종류로는 에틸 알코올과 이소프로필 알코올이 있다. 영양형 세균에 대해 빠른 살균 효과가 있으며 결핵균과 진균 및 바이러스에도 효과가 있으나 세균의 아포는 사멸시키지 못한다.

- 사용범위 : 주사 전 피부소독, 손소독에 사용한다.

2) 클로르헥시딘 글루코네이트(Chlorhexidine gluconate;CHG)

저농도에서는 세포막 삼투압 평형에 변화를 주어 정균작용을 나타내며, 고농도에서 세포막을 파괴하여 세포질 내 함유물을 침전시켜 살균효과를 일으킨다. 그람 양성균, 그람 음성균, 진균에 비교적 효과가 좋으나 결핵균에는 거의 효과가 없으며 아포를 사멸시키지 못한다. HIV, HSV, CMV, influenza virus 등의 피막이 있는 바이러스에도 비교적 좋은 살균력을 보이나 rotavirus, adenovirus, enterovirus 등의 피막이 없는 바이러스에는 살균력이 떨어진다. 4% CHG 용액은 손소독제로 손위생에 사용하며 감염에 취약한 환자가 입원하는 부서나 일반 병실에서 침습적 처치를 시행하기 전에 사용한다. 2% CHG는 중심정맥관 카테터 삽입 및 관리 시 피부소독제로 사용할 때 포비돈 아이오다인보다 소독효과가 좋은 것으로 보고

되고 있다. 알코올로 희석된 0.5% CHG는 알코올이나 포비돈 아이오다인만 단독으로 사용하는 경우보다 손위생이나 수술부위 피부 준비 시 미생물 제거 효과가 좋은 것으로 보고되고 있으며 잔류 효과가 크다.

피부 자극이 적고, 피부 잔류효과가 있다. 귀와 눈에 직접 사용 시 중이염과 각막손상을 유발할 수 있고, 장기간 반복 사용 시 피부염이나 접촉성 발진이 생길 수 있으나 다른 알러지는 거의 없는 편이다.

- 사용범위 : 단독 혹은 70% 이소프로필 알코올과 혼합하여 피부 소독제로 사용한다.

농 도	희석 용매	용 도
4%	멸균증류수	손위생
2%	멸균증류수	중심정맥관 삽입 및 관리 시 피부소독
0.5%	70% 알코올	피부소독이나 손위생
0.1~0.5%	멸균증류수	점막 소독

3) 요오드와 아이오도퍼(Iodine and Iodophors)

요오드와 아이오도퍼는 그람 양성, 음성, 아포 생성 세균, 결핵균, 바이러스, 진균에 효과적이다. 기구 소독에 사용하는 경우도 있으나 일반적으로 피부소독에 사용한다. 포비돈 아이오다인은 요오드에 액화 물질을 첨가시켜 수용상태에서 유리요오드가 방출되어 소독력을 나타내는 아이오도퍼이다. 아이오도퍼는 잔류 효과가 길며(30~60분), 요오드보다 피부 자극이 적은 편이지만 계속적으로 손위생에 사용하는 경우 접촉성 피부염의 우려가 있다. 또한 아이오도퍼는 조작 과정에서 오염되어 그람 음성균에 의한 감염유행이 보고된 바 있다.

- 사용범위 : 피부소독과 손위생(7.5~10%)에 사용한다.

4) 헥사클로로펜(Hexachlorophene;HCP)

1950년대와 1960년대 초에 3% 농도로 손위생에 널리 사용되었던 소독제이다. 지속성이 뛰어나고, 그람 양성균에 효과가 탁월하다. 그러나 피부에 흡수되는 성질이 있어 1970년대 신생아 목욕 시 신경독성 증상이 발생하여 FDA에서 신생아 목욕 시 사용을 금지하였다.

5) 파라클로로메타크실레놀(Para-chloro-meta-xylenol;PCMX)

미생물의 세포막을 파괴하고 효소를 불활성화시킴으로써 소독 효과를 나타낸다. CHG나 아이오도퍼보다 살균력은 낮으나 대부분의 그람 양성균에 비교적 좋은 효과를 보이며, 화장품의 보존제와 항균 비누 등에 사용된다.

- 사용범위 : 손씻기용으로 사용된다(0.5~1%).

6) 트리클로잔(Triclosan)

미생물의 세포막 안으로 침투하여 세포질 막, 핵산, 단백질, 지방의 합성을 방해하여 살균효과를 나타낸다. 그람 음성균보다 그람 양성균에 살균효과가 좋으며, 그람 음성균에 의한 오염 가능성이 있다. 살균효과가 비교적 오래 지속되고 유기물질의 영향을 적게 받는다.

- 사용범위 : 손위생에 사용한다.

6. 환경 및 기구 소독제

1) 양성 계면활성제

동일 분자 내 양·음 이온에 하전할 수 있는 화학구조를 가지고 있다. Mono lauryl di(amino ethyl)-glycerine HCL & di(alkyl aminoethyl)-glycerine HCL을 주성분으로 하는 계면활성제로서 음이온을 띠고 있는 세포벽에 양이온이 작용하여 세포벽의 물질 투과를 방해하고, 호흡을 방해함으로써 살균작용을 가진다. 가장 대표적인 화합물은 dodecyl diamino ethyl glycerine이며 테고 제품들이 여기에 속한다. 그람 양성균, 그람 음성균에 대한 살균력은 우수하나 곰팡이에 대해서는 효과가 없으며 친수성 바이러스, 폴리오 바이러스에도 살균력이 없다.

- 사용범위 : 병원성 세균에 오염된 기구의 오염 제거나 환경 표면의 소독에 사용되며 1%, 10%로 상품화되어 공급된다. 유기물이 있으면 소독력이 저하된다.

2) 알코올(Alcohol)

환경소독제로서 알코올은 많은 단백질로 오염되어 있는 의료기구를 통과하는 능력이 부족하고, 아포를 사멸시키지 못하므로 의료기구를 멸균하는데 사용하지 못한다. 기구의 렌즈를 손상시키며 반복 사용 시에는 고무를 부풀게 하고, 플라스틱은 딱딱하게 하는 단점이 있다.

- 사용범위 : 체온계 소독, 내시경, 수액병이나 주사병의 고무마개 소독, 청진기나 인공호흡기, 수동 인공호흡백, 심폐소생 마네킨, 초음파기구, 투약준비대 등의 물품 표면 소독에 사용할 수 있다.

3) 염소 및 염소화합물(Chlorine and chlorine compounds)

그람 양성균 및 음성균, 바이러스, 진균에 효과적이며 농도에 따라 결핵균에도 유효하다. 액체(예 : sodium hypochlorite)와 고체(예 : sodium calcium) 형태로 사용할 수 있다. 광범위한 항균력과 독성물질의 잔류가 없으며 물의 경도에 영향을 받지 않고, 값이 싸며 빠른 살균력을 가진다. 또한 표면에 건조되어 있거나 붙어 있는 미생물과 바이오필름을 제거할 수 있다. 그러나 500ppm 이상의 고농도에서 금속에 대한 부식성이 있고, 유기물에 의해 불활성화될 수 있으며 천을 변색시키거나 탈색시킨다.

- 사용범위 : 무기염소(inorganic chloride) 용액은 안압계 끝(tonometer head)이나 병원 접수대, 바닥 소독에 사용할 수 있다. 5% 차아염소산용액을 10배, 100배 희석하여 혈액이 쏟아진 곳에 사용한다. 소량의 혈액인 경우 5% 차아염소산용액을 100배 희석하여 사용하고, 다량의 혈액인 경우 표면을 먼저 닦아낸 후 10배 희석한 용액

을 사용한다. 심폐소생술용 마네킨 소독은 최소한 유효 염소 500ppm으로 소독한다. 기타 세탁물, 치과 기기, 수치료 탱크, 인공신장실에서의 물 공급 체계와 기계 소독에 사용 가능하다. 또한 과염소화(hyperchlorination)를 통해 레지오넬라에 오염된 병원 내 물 공급체계의 소독이 가능하다.

4) 글루탈알데하이드(Glutaraldehyde)

높은 수준의 소독과 화학 멸균제로 사용이 가능하다. 액체 상태의 글루탈알데하이드는 산성으로 아포를 사멸시킬 수 없으나 pH 7.5~8.5 염기 상태로 활성화시키면 아포 사멸이 가능하며 한 번 염기 상태로 활성화시킨 용액은 14일간 유효하다.

실험실 환경에서 pH 7.5~8.5 상태의 2% 이상의 글루탈알데하이드의 경우 결핵균, 진균, 바이러스를 10분 이내에 사멸시키고, *Bacillus* spp., *Clostridium* spp.는 3시간 안에 사멸시킨다. *C. difficile* 아포는 20분 이내에 사멸된다. 짧은 시간내 세균을 사멸하고 소독제 저항성이 높은 세균의 사멸 능력도 뛰어나며 우수한 소독 효과와 유기물 존재 시에도 소독 효과가 있다. 부식성이 없어 내시경이나 고무 플라스틱 기구, 체온계 등에도 사용이 가능하다. 내시경 세척기계에 사용 시 사용기간 동안 글루타알데하이드가 희석되어 3일이 지나면 농도가 저하되므로 test strip으로 소독효과의 지속성을 확인하며 사용한다. 높은 수준의 소독 효과를 유지하려면 최소 1~1.5% 농도를 유지한다. 단점으로는 사용자의 눈 자극, 천식, 비염, 비 출혈, 접촉성 피부염을 유발하며 내시경에 글루타알데하이드가 남아 있는 경우 소독제로 인한 대장염을 유발할 수 있다.

- 사용범위 : 내시경, spirometry tube, dialyzer, transducer, 마취 및 호흡치료 기구, laryngoscope, 투석기구 등

5) 과산화수소(Hydrogen peroxide)

과산화수소는 hydroxyl을 유리하여 지질막, DNA, 기타 세포의 필수 요소에 작용한다. 세균, 진균, 결핵균, 바이러스, 아포(고농도)에 효과적이다. 분해산물이 물과 수소이므로 환경 친화적이지만 내시경의 일부 부품에 산화작용을 유발하여 기구를 손상시키고, 내시경을 잘 세척하지 않으면 장염을 유발할 수 있다. 5.9~13.6%의 과산화수소와 과초산 혼합물은 세균의 아포에 대한 살균 능력을 증가시킨다. 6~25% 농도에서는 화학적 멸균제로 사용 가능하다. 과산화수소로 소독 후 헹굼이 충분히 안 된 경우에는 각막 손상을 유발할 수 있다.

- 사용범위 : 3% 과산화수소수는 환경 표면 소독에 사용하며 3~6% 과산화수소는 콘택트 렌즈(3%, 2시간), tonometer biprisms, 인공호흡기, 내시경 소독에 사용한다. 소변백에 과산화수소를 침적시켜 소변백이 환경오염과 방광 세균뇨의 원인으로 작용하는 것을 예방할 수 있다.

6) 옵소프탈알데하이드(Orthophtalaldehyde;OPA)

1999년 미국 FDA의 승인을 받은 소독제로 pH 7.5, 0.55% OPA 함유하고 있는 연한 푸른색의 액체이다. 아미노산, 단백질, 미생물이 상호작용하여 살균력을 나타낸다. 글루탈알데하이드와 달리 활성화제가 불필요하고, 냄새가 적어 눈과 비강에 자극이 적으며 넓은 산도 범위에서 안정적이다. 실험실 환경에서 결핵균을 5log 감소시키는데 5분, *Mycobacterium bovis*를 사멸시키는데 6분(0.21%)이 소요되는 것으로 보고되었다. 유기물질이 존재할 경우 착색되므로 충분한 헹굼이 필요하다. 실온에서 높은 수준의 소독은 5분 이상이 추천된다.

- 사용범위 : 내시경, 기타 의료 기구들에 사용된다.

7) 과초산(Peracetic acid)

작용기전에 대해선 알려진 것이 별로 없으나 그람 양성균과 그람 음성균, 진균, 이스트 등을 100ppm에서 5분 이내에 비활성화시킬 수 있고, 유기물이 있는 경우에는 200~500ppm이 요구된다. 바이러스는 12~2,250ppm이 적용되며 세균 아포는 500~10,000ppm에서 15초~30분간 적용 시 사멸된다.

- 사용범위 : 미국에서는 수술기구, 치과기구, 내시경 기구의 화학멸균제로 사용되고 있다.

8) 4급 암모늄제제(Quaternary ammonium compounds)

에너지 생성 효소 불활성화, 효소단백질 변형, 세포막의 파괴 등으로 소독작용을 나타낸다. 그람 양성균, 진균, 지방친화성 바이러스에 대한 살균 효과는 높으나 아포와 결핵균, 피막이 없는 지방 비친화성 바이러스는 사멸시키지 못한다. 세척제로는 우수하지만 면이나 거즈를 사용하는 경우 흡수되어 살균력이 저하되고 사용 중 오염과 관련된 감염 유행(그람 음성균)이 보고되어 피부소독제에서 제외되었다.

- 사용범위 : 바닥이나 가구, 벽 등의 청소용 환경 소독제로 사용한다.

9) 초산성수(Superoxidized water)

전류가 흐르는 전극봉에 소금물을 통과시켜 이온화된 HOCL을 생성하는 과정에서 중성 초산화수와 강산성의 초산화수가 생성된다. 미생물 외벽의 안정성 한도를 초과하여 에너지 대사나 호흡에 장애를 주어 사멸을 하게 된다.

생물 조직에 독성이 없으며, 유기물이 없는 상태에서는 2분 이내에 *M. tuberculosis, M. chelonae,* poliovirus, HIV, MRSA, *E. coli, C. albicans, E. faecalis, P. aeruginosa*와 같은 병원 미생물을 5log 감소시킬 수 있다.

- 사용범위 : 제조업체에서는 내시경 소독에 부식성이나 손상이 없다고 하지만 이 제제가 손씻기, 피부소독, 병실 청소, 기구 소독(내시경 등)과 같은 용도로 쓰이기 위해서는 좀 더 연구가 필요하다.

2 멸균(Sterilization)

1. 정의

물리적 혹은 화학적 방법을 이용하여 아포를 포함한 모든 형태의 미생물을 완전히 죽이는 과정이다.

2. 멸균 방법

1) 고압 증기 멸균(Steam sterilization)

독성이 없고, 값이 싸며, 신속하게 미생물 및 아포를 사멸시킬 수 있어 의료기관에서 사용되는 가장 보편적인 멸균 방법이다. 고온, 증기, 압력을 이용한 멸균방법으로 열이나 습기에 의해 손상 받는 물품에는 사용할 수 없다. Gravity displacement sterilizer 121℃ 30분이나 prevaccum sterilizer 132℃ 15분으로 멸균한다. 생물학적 표지자로 *Geobacillus stearothermophilus*를 사용한다.

- 사용범위 : 열과 습기에 강한 물품의 멸균에 사용한다.

2) 순간 멸균(Flash sterilization)

전통적인 고압 증기 멸균의 변형된 방법으로 gravity displacement sterilizer에서 27~28 lbs 상태에서 132℃ 3분간 멸균하는 방법을 말한다. 순간 멸균은 멸균시간을 줄이기 위한 목적이므로 이식물의 멸균에 사용해서는 안 된다.

- 사용범위 : 수술실에서 오염된 기구를 짧은 시간 안에 다시 사용할 필요가 있을 때 포장하지 않고 적용한다.

3) EO gas 멸균(Ethylene oxide gas sterilization)

열에 약한 기구에 사용하는 멸균 방법이다. 시간이 많이 걸리고, 가격이 비싸며 액체와 투과성이 없는 포장재질에는 적용할 수 없다. 또한 EO gas에 급성 또는 만성 노출 직원들에게 건강상의 잠재적인 위험이 있다. 따라서 50~60℃에서 8~12시간 동안 EO gas의 환기시간이 필요하다. 생물학적 표지자로 *Bacillus atrophae*를 사용한다.

- 사용범위 : 열에 민감한 고무나 합성수지, 전자 기구, 청진기, 램프가 있는 의료기구의 멸균에 사용한다.

4) 건열 멸균(Dry heat sterilization)

유리제품, 사기제품 등 증기멸균을 사용할 수 없는 물품이나 증기가 침투하면 안되는 제품의 멸균에 사용한다. 독성이 없고, 환경에 유해하지 않으며 값이 저렴하고, 부식력이 적어 날카로운 기구에 사용할 수 있다. 열이 침투하는 시간이 오래 걸려 멸균시간이 오래 걸리며 고무와 같이 열에 약한 재질에는 사용할 수 없다. 171℃에서 60분이나 160℃에서 120분을 적용한다. 생물학적 표지자로 *Bacillus atrophae*를 사용한다.

- 사용범위 : 페트로라툼 거즈, 바셀린, 분말 등과 같이 수증기가 침투되기 어려운 재료에 적용한다.

5) 과초산 멸균(Peracetic acid sterilization)

유기물이 묻어 있어도 멸균 효과가 유지되는 높은 수준의 살균 산화제로서 100ppm의 농도에서 5분 미만 적용 시 그람 양성균, 그람 음성균, 진균, 이스트를 불활성화 시킬 수 있으며 유기물이 있는 경우에는 200~500ppm이 요구된다. 과초산을 이용한 멸균은 주로 기구를 멸균하기 위한 자동기계를 이용하는데 이 시스템에서는 여과된 물로 희석된 0.2% 과초산이 사용된다.

- 사용범위 : flexible endoscope, rigid endoscope, 치과 기구 등의 멸균용으로 사용한다.

6) 과산화수소 가스 플라즈마 멸균(Hydrogen peroxide gas plasma)

과산화수소를 멸균원으로 사용하는 것으로 *Mycobacteria*를 포함한 영양형 세균, 이스트, 진균, 바이러스, 세균아포 등을 사멸할 수 있으며 기구의 관의 길이와 직경, 무기염, 유기물에 따라 멸균 과정에 영향을 받는다.

- 사용범위 : 플라스틱, 전자 기구 등과 같이 고온이나 습기에 견디기 힘든 기구를 제외한 의료 기구에 사용할 수 있다.

7) 액체 화학제 멸균(Liquid chemicals)

열에 의해 멸균되지 않는 물질들에 적용하며 EPA(Environmental Protection Agency)에 등록된 화학 멸균제에 6~10시간 노출 후 내·외과 영역에서 사용되는 물품들을 멸균하여 사용한다. 2% glutaraldehyde, 5% hydrogen peroxide, 1% peracetic acid, sodium hypochlorite(유효염소 1,000ppm) 등이 있다.

2. 멸균 과정 모니터링

멸균 과정을 마친 후 멸균이 되었는지를 확인하는 과정이 필요하다.

1) 기계적, 물리적 모니터링

멸균 과정 동안의 진공, 압력, 시간, 온도를 측정하는 멸균기의 차트나 출력물을 확인하는 것을 말한다. 멸균과정 동안 멸균 주기를 표시하고, 기록계를 확인한다.

2) 화학적 모니터링

화학적 표식자를 이용하는 것으로 멸균 상태를 확인하는 것보다는 포장 물품이 멸균 과정을 거쳤는지를 확인하는 수준이다.

3) 생물학적 모니터링

멸균 과정 동안 *Geobacillus stearothermophilus*나 *Bacillus atrophae* 등의 아포를 형성하는 생물학적 지표를 멸균기에 넣고 멸균 후 균의 사멸 여부를 확인한다. 생물학적 지표의 확인은 매일 하는 것이 이상적이며 멸균기를 처음 설치하였거나 수리 후, 위치를 변경하였을 때 등과 같이 환경의 변화가 있을 때, 멸균 실패가 발생했을 때 등에도 실시한다.

참 고 문 헌

1. 대한감염관리간호사회. 감염관리학. 서울: 동방한문화. 2006:166-198.
2. 대한병원감염관리학회. 병원감염관리. 제3판. 서울: 한미의학. 2006:59-88.
3. 주홍순, 조승덕, 정재심, 신동분, 임바올라, 노은지, 이선희, 송영미, 최정화, 백병윤, 김미나. 장기간 보관한 멸균물품의 오염상태에 관한 연구. 병원감염관리 2003;8:47-56.
4. Block SS, ed. Disinfection, sterilization, and preservation. 5th ed. Philadelphia: Lippincott Williams & Wilkins. 2001.
5. Greene VW. Reuse of medical devices labeled for single-use. In: Mayhall CG, ed. Hospital epidemiology and infection control. 3rd ed. Philadelphia: Lippincott Williams & Wilkins. 2004: 1536-1547.
6. Keene JH. Sterilization and pasteurization. In: Mayhall CG, ed. Hospital epidemiology and infection control. 3rd ed. Philadelphia: Lippincott Williams & Wilkins. 2004:1523-1535.
7. Rutala WA, Weber DJ. Selection and use of disinfectants in healthcare. In: Mayhall CG, ed. Hospital epidemiology and infection control. 3rd ed. Philadelphia: Lippincott Williams & Wilkins. 2004: 1473-1522.

표 7-1. 기구별 멸균과 소독 방법

구분	고위험 기구 (조직이나 혈관 내로 삽입하거나 혈액이 통하게 될 물품)		높은 수준 : 치과 제외 (준위험 기구 : 점막 또는 손상이 있는 피부와 접촉)	중간 수준 (일부 준위험 기구[b] 또는 비위험 기구)	약한 수준 (비위험 기구 : 손상이 없는 피부와 접촉)
	과정	노출 시간	과정 (노출시간 ≥20분)[c,d]	과정 (노출시간 ≤10분)	과정 (노출시간 ≤10분)
표면이 견고하고 매끄러운 제품[b,e]	Heat sterilization[a] EO gas 2% Glutaraldehyde 6% hydrogen peroxide Peracetic acid	제품설명서 대로 제품설명서 대로 제품설명서 대로 6시간 제품설명서 대로	2% Glutaraldehyde 6% hydrogen peroxide Peracetic acid Wet pasteurization[g] Sodium hypochlorite	Sodium hypochlorite[f](1,000ppm) Alcohol Phenolics Iodophor	Sodium hypochlorite(100ppm) Alcohol Phenolics Iodophor Quaternary ammonium compound
고무 튜브와 카테터[d,e]	Heat sterilization[a] EO gas 2% Glutaraldehyde 6% hydrogen peroxide Peracetic acid	제품설명서 대로 제품설명서 대로 제품설명서 대로 6시간 제품설명서 대로	2% Glutaraldehyde 6% hydrogen peroxide Peracetic acid Wet pasteurization[g]		
폴리에틸렌 튜브와 카테터[d,e,h]	Heat sterilization[a] EO gas 2% Glutaraldehyde 6% hydrogen peroxide Peracetic acid	제품설명서 대로 제품설명서 대로 제품설명서 대로 6시간 제품설명서 대로	2% Glutaraldehyde 6% hydrogen peroxide Peracetic acid Wet pasteurization[g]		
렌즈가 있는 기구[e]	EO gas 2% Glutaraldehyde 6% hydrogen peroxide Peracetic acid	제품설명서 대로 제품설명서 대로 6시간 제품설명서 대로	2% Glutaraldehyde 6% hydrogen peroxide Peracetic acid		
체온계 (구강, 항문용)[i]				Alcohol[f]	
경첩이 있는 기구[e]	Heat sterilization[a] EO gas 2% Glutaraldehyde 6% hydrogen peroxide Peracetic acid		2% Glutaraldehyde 6% hydrogen peroxide Peracetic acid		

a : Heat sterilization(스팀 멸균 포함)
b : 수치료에 관한 논의 자료 참고(APIC. APIC text of infection control and epidemiology. 2000)
c : 소독제에 노출 시간이 길수록 미생물 제거에 효과적이다. 10분간 노출시키는 것은 특히 가는 관을 가지거나 또는 세균 존재하는 다른 부위 때문에 세척에 어려움이 있는 물체들을 소독하기에는 부적절하다. 결핵균과 비정형성 마이코박테리아가 글루타알데하이드에서 확실히 사멸되는데 필요한 최소한의 노출시간은 20분이다.
d : 물품에 대한 적합성을 고려해야 한다.
e : 튜브 제품들은 소독제에 충분하게 잠겨야 하며, 공기로 인해 잠기지 않는 부분이 없도록 주의한다.
f : 검사실에서 배양균이나 미생물이 농축된 표본이 엎질러졌을 때 사용하며, 표면을 약간 손상시킬 수 있다.
g : 호흡기계 치료와 마취에 사용되는 기구의 저온 살균(세척-소독기)은 높은 수준의 소독을 위한 대안으로 선택하며, 몇몇 자료에서 저온살균의 효과를 입증하였다.
h : 열에 대한 안정성을 고려해야 한다.
i : 구강 체온계와 항문 체온계를 뒤섞어 사용하거나 함께 취급하지 않는다.

자료원 : Simmons BP. Guideline for hospital environmental control. Am J Infect Control 1983;11:97~115.

표 7-2. 서울아산병원에서 사용 중인 소독제

1) 피부 적용

상품명	성분	농도	용도	물품 코드	유효기간	
					밀봉시	개봉시
베세틴	Potadine iodine	10%	수술 전 피부나 정맥주사부위 소독	K002272, K002273 등	유통기한까지	4주
			창상관리			
알코올	Ethyl alcohol	83%	정맥주사부위 소독	K002878	유통기한까지	4주
히비탄	Chlorhexidine gluconate	0.5%	요로카테터 삽입	K002474	제조일로부터 8주	1주
		0.02%	점막 소독, 구강세척, 회음부 간호 등	K002471		1주
과산화수소	H_2O_2	3%	창상 부위 세척	K002281	유통기한까지	4주

2) 손소독

구분	상품명	성분	농도	용도	사용 방법	물품 코드	유효기간	
							밀봉시	개봉시
물로 손씻기	마이크로쉴드	Chlorhexidine gluconate	4%	중심정맥관 삽입이나 수술 등 침습적 처치 전 손씻기	-일상 간호 : 충분한 양을 손에 따른 후 10~15초간 문지른 후 세척 -침습적 처치 시 : 외과적 손씻기	K002277	유통기한까지	유통기한까지
	울트렉스	PCMX	0.25%	일상적 환자 간호시 손씻기	충분한 양을 손에 따른 후 10~15초간 문지른 후 세척	M092212	유통기한까지	유통기한까지
	베타스크럽	Potadine iodine	7.5%	수술전 손씻기	손부터 전완까지 외과적 손씻기 실시	K002274	유통기한까지	4주
물없이 손씻기	클린앤후레쉬*	Alcohol	62%	일상적 환자 간호시 손씻기	충분한 양을 손에 따른 후 10~15초간 문질러 닦음	M028914 M028912	제조일로부터 3년	4개월
	아바가드*	1% Chlorhexidine gluconate and 61% Ethyl alcohol		-수술 전 브러쉬 없이 손씻기 -중간 수술시	손에 소독액을 따르고 반대쪽 손을 문질러 닦은 후 반대쪽 손에도 소독액을 따른 후 문질러 닦음	L092413	유통기한까지	유통기한까지

* 손에 눈에 보이는 오염물이 있는 경우 물로 씻는다.

3) 재사용 기구 소독

상품명	성분	농도	용 도	사용 방법	주의 사항	물품 코드	유효기간	
							밀봉시	개봉후
테고	양성 계면활성제	10%	의료 기구의 일차 세척 및 소독	원액(10%)을 100배 희석(0.1% 테고)하여 10~20분간 기구 침적 후 건조하여 멸균 의뢰	-피부와 눈에 자극이 될 수 있으므로 침적 시에는 항상 용기 뚜껑을 닫음 -사용 시마다 희석	K002286	유통기 한까지	4주
바이오스펏	Sodium Dichloroiso-cyanurate	다양	산소습윤병 등 소독	소독 수준에 맞게 소독제 양을 조절하여 기구 소독 예 : 높은 수준의 소독 1,000ppm (물 1ℓ+1정)	사용 시마다 희석	M092213	유통기 한까지	유통기 한까지
그린와이나	Glutaraldehyde	2%	인체 점막이나 하부호흡기와 관련된 기구의 소독	-높은 수준 소독 -활성화제를 비율에 맞게 섞어서 사용 예 : 그린와이나 용액 5ℓ + 활성화제 50cc	-활성화제를 섞을 때는 마스크를 착용하고, 창문이 열린 곳에서 환기를 한 후 실시 -사용 중 침적용기 뚜껑을 닫아둠 -활성화제 섞은 경우 2주간 사용	K002287	유통기 한까지	활성화제를 섞지 않은 경우 유통기 한까지
Cidex OPA	Orthophtha-laldehyde	0.55%	내시경 소독	-높은 수준 소독 -원액에 내시경을 5분간 침적 후 멸균증류수로 헹굼	-유기물질이 있으면 색소 침착되므로 철저히 일차 세척함 -2주간 사용	K002835	유통기 한까지	75일

4) 환경 소독

상품명	성분	농도	용 도	사용 방법	주의사항	물품 코드	유효기간	
							밀봉시	개봉시
HBV quat	4급 암모니움 화합물	4.5%	-병동이나 병실 환경 : 침대, 손잡이 등 -공동사용물품 소독 : 휠체어, 이동침대 등 -의료기구 표면 : EKG, ventilator 등 -수술실 바닥	원액(4.5%)을 100배 희석하여 깨끗한 걸레에 묻혀 닦거나 펌프를 한 후 깨끗한 걸레로 문질러 닦음	사용할 때마다 혹은 매일 희석함 (소독제 자체 오염 보고됨)	M028950	제조일로부터 3년	1년
락스	Sodium hypochlorite	4%	-책상이나 바닥 청소 -C. *difficile* 환자의 주변 청소	원액(4%)을 100~300배 희석하여 깨끗한 걸레에 묻혀 닦음	매 사용 직전 희석(시간이 지나면서 소독력 감소함)	M029059 외	유통기 한까지	4주
			HIV 양성환자의 혈액이나 체액을 쏟은 경우	혈액이나 체액이 묻은 장소에 원액(4%)을 뿌리고 10분 뒤 종이 타월로 흡수하여 버리고 100배 희석한 락스를 걸레에 묻혀 닦음.				

표 2. 서울아산병원의 기구 세척 및 소독 방법

구 분	항 목	기구별 세척 및 소독 방법	주의사항
멸균이나 소독 전 사전 세척	인공호흡기 회로 및 부속물과 호흡기계 물품	-혈액이나 분비물이 묻은 경우 물로 일차 세척 -테고 0.1% (100배 희석)에 10~20분 침적 후 세척하여 멸균	호흡기 점막과 접하는 기구는 매 환자 사용시마다 높은 수준의 소독이나 멸균
	각종 처치 set류	-물과 계면활성제로 세척 후 멸균 -항균제 내성균 환자에게 사용한 경우는 테고 0.1%(100배 희석)에 10~20분 침적 후 세척하여 멸균	항균제 내성균 환자가 사용한 물품을 사용처에서 세척함으로써 오염의 전파를 최소화
높은 수준 소독	Tracheostomy 내관	① 소독하는 경우(Permanent) 3% 과산화수소에 10분간 침적 → 그린와이나에 20분간 침적 → 멸균증류수로 헹굼 → 멸균거즈로 건조하여 사용 ② 멸균하는 경우(소모형) : 물로 세척하고 테고 0.1% (100배 희석)에 10분간 침적 후 멸균	물품을 멸균증류수로 헹군 후 건조할 때 멸균 거즈로 닦거나 멸균거즈 위에서 자연 건조하고, 밀폐된 봉투나 용기에 보관
	Laryngoscope blade	그린와이나에 20분간 침적하고 멸균증류수로 소독제가 제거될 때까지 충분히 헹군 후 자연 건조	소독된 방포에 보관하고 기능 점검은 청결장갑을 착용하고 실시
	산소 습윤병	바이오스펏 1,000ppm(물1ℓ+1정)에 30분 동안 침적 후 멸균증류수로 충분히 헹궈 건조한 뒤 사용	<소독 시점> -병동, 중환자실, 응급실 : 한 환자의 산소 치료가 끝난 시점 -단기 사용 부서(분만장, 회복실, 당일수술센터, 검사실 등) : 주 1회 소독 -눈에 띄는 오염물이 있으면 언제라도 소독
	가습기	-물통과 물받침대를 매일 바이오스펏 1,000ppm(물 1ℓ+ 1정)으로 30분간 소독 후 헹구며 가습기 용량에 따라 농도 조정함. -멸균증류수로 채운 후 사용함	바이오스펏이 진동자에 닿을 경우 부식될 수 있으므로 진동자에 직접 닿지 않도록 함
	면도기	-일회용 사용 우선 -재사용하는 경우 환자마다 바이오스펏 1,000ppm(물 1ℓ+1정)에 10분간 침적 후 헹구어 사용	
중간 및 낮은 수준 소독	Suction bottle	-물로 세척 후 100배 희석 락스(400ppm)에 20분간 침적 후 물로 헹굼. 예 : suction bottle(3ℓ) + 락스 30cc	<소독 시점> -중환자실 : 매일 -병동, 수술장, 응급실 : 한 환자의 suction 사용이 끝난 경우 -단기 사용 부서(분만장, 회복실, 검사실 등) : 사용 당일 소독 -눈에 띄는 오염물이 있으면 언제라도 소독
	체온계(고막/액와)	환자마다 알코올로 닦아 사용	
	Enema can	-일반 환자 : 연결 튜브를 포함하여 물로 세척 -VRE 환자 : 테고 0.1%(100배 희석)에 10~20분간 침적 후 세척	
	혈압계	-주기적 세척 -항균제 내성균 환자 사용 시 : HBV quat 100배 희석액으로 뿌린 후 10분 또는 건조한 후 재사용	
	폴대, 휠체어, 의료 기기 표면	-주 1회 HBV quat 100배 희석액으로 닦음. -매일 항균제 내성균 환자 병상 주변과 물품을 HBV quat 100배 희석액으로 닦음. -항균제 내성균 환자 이동에 사용한 물품은 즉시 HBV quat 100배 희석액으로 닦음.	

※ 항균제 내성균 환자(MRSA, VRE, CRAB, CRPA, CRKP 등)에서도 위와 같은 지침을 적용한다.

8장

직원 감염관리

1 직원감염관리 업무

직원감염관리는 일반적으로 건강검진, 건강과 안전 예방 교육, 예방접종 프로그램, 감염성 질환에 노출된 직원관리 프로그램, 상담 등이 포함되며 병원의 행정가나 의료진, 다른 병원근무자 등 병원 내 각 부서에서의 이해와 협력을 통해 이루어져야 한다. 따라서 병원에서는 다음과 같은 협력체계를 갖추도록 한다.

1) 감염관리 원칙에 대해 직원을 교육하고, 개인별 책임감을 갖도록 격려한다.
2) 위험 가능성이 있는 감염성 물질에 노출되거나 직원 사이에서 유행이 발생했을 때 감염관리실과 함께 모니터링하고 조사하는데 협조한다.
3) 업무와 관련되어 노출이 되거나 질병이 생긴 직원에 대해 적절한 진료 및 간호를 제공한다.
4) 업무와 관련된 감염 위험을 규명하고, 적절한 예방법을 확립한다.

1. 건강 검진

1) 채용 건강검진

배치 전 직원 건강상태에 대한 의학적 평가를 하여 적절한 근무지로 배치받도록 한다.

2) 정기 건강검진

매년 7~8월 중 재직중인 직원 모두에 대해 실시한다.

3) 특수 부서 건강검진

관련법에 근거하여 위험 요소가 있는 부서에 한해 특수 검사를 추가하여 실시한다.

2. 건강과 안전 교육

(1) 보건관리자 : 안전 교육
(2) 감염관리실 : 신규 및 재직 직원 감염관리 교육

3. 예방접종 프로그램

채용 전 B형 간염, 수두, 풍진에 대한 감수성 검사를 실시하여 감수성자에 대해 예방접종을 실시하고, 정기검진 결과 B형 간염 감수성자의 경우 예방접종을 권고한다. 매년 초가을 전

직원을 대상으로 인플루엔자 예방접종을 실시한다.

4. 감염성 질환에 노출된 직원관리 프로그램

원내에서 가장 많이 발생하는 주사 바늘 찔림 사고와 같은 혈액매개 노출을 포함하여 감염성 질환에 노출된 직원들을 관리한다.

5. 상담

감염관리실, 보건관리자, 직원의무실에서는 업무 중 감염성 질환 노출에 대한 감염관리 방법에 대해 직원들에게 교육하고, 개별적인 직원 상담을 실시한다. 상담은 직무 중 발생할 수 있는 감염의 예방과 위험 요인, 감염성 질환에 노출 후 발생할 수 있는 위험 질병과 합병증, 노출 후 예방약 투약을 포함한 노출 후 관리, 노출 후 가족이나 환자, 다른 직원들에 대한 감염 가능성과 주의사항 등이 포함된다.

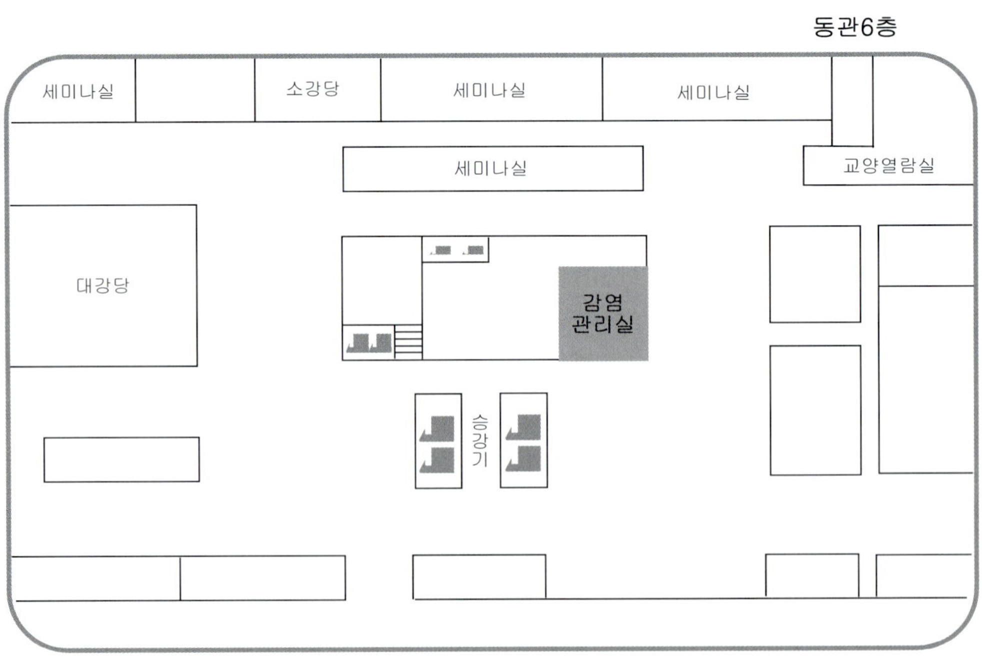

그림 8-1. 감염관리실 위치

2 직원 예방접종 업무

병원 직원은 자기 자신 뿐만 아니라 다른 직원, 환자 및 밀접한 접촉을 하는 사람들의 건강과 안전을 위해 임상적으로 중요한 전염성 질환에 대해 예방접종을 실시하여 면역을 가지고 있어야 한다. 또한 예방접종은 질병에 대한 예방효과가 확실하며 비용효과적인 것으로 병원 정책에 맞게 실시한다. 본원에서는 다음과 같이 예방접종을 실시하고 있다.

1. B형 간염

매년 채용 신체 검진 및 정기 신체검진에서 B형 간염 항원, 항체 검사 후 B형 간염 항체가 없는 직원을 대상으로 예방접종을 실시한다. 본원에서 실시하는 B형 간염 예방접종 스케줄은 첫 회 접종 후 2차 접종은 1개월 후, 3차 접종은 6개월 후 실시하는 것으로 직원을 보호하기 위한 기본 접종이므로 대상 직원은 정당한 사유 없이 예방접종을 미실시하지 않도록 한다.

2. 홍역, 유행성 이하선염, 풍진 혼합백신(MMR)

매년 신규 여자 직원 중 풍진에 대한 감수성이 있는 직원(풍진을 앓은 경험이 없거나 풍진 항체가 없는 직원)을 대상으로 실시하고 있다. 특히 소아환자, 면역저하환자, 임산부를 돌보는 직원은 반드시 예방접종을 하여야 한다. 임신 초기이거나 계획 중인 직원은 접종을 피해야 하며 접종 후 3개월 이내에는 피임을 하여야 한다.

3. 수두

매년 신규 직원을 대상으로 수두 항체 검사 실시 후 항체가 없는 직원을 대상으로 예방접종을 실시하며 1개월 간격으로 2회 피내주사를 한다. 특히 소아환자, 면역저하환자를 돌보는 직원은 반드시 예방접종을 하여야 한다.

4. 인플루엔자

매년 인플루엔자가 유행하기 전인 초가을에 전 직원(협력업체 직원 및 자원봉사자 포함)을 대상으로 실시하고 있다. 인플루엔자는 유행형이 매년 바뀌므로 매년 새로운 타입의 예방접종을 하도록 한다. 특히 소아환자, 면역저하환자, 중환자, 이식환자, 노인을 직접 돌보는 의사, 간호사, 보건직 등의 직원은 반드시 접종하여야 한다.

표 8-1. 서울아산병원에서 실시중인 예방접종 프로그램

항 목	대 상	방 법	시행시기	실시 장소	주의 사항
B형 간염	매년 채용검진 및 정기 검진에서 HBsAb가 음성인 직원	0,1,6개월 스케줄로 실시	-신규 : 배치 전 -재직직원 : 정기신체검사 후	-신규 : 직원의무실 -재직 : 외래	
홍역, 유행성 이하선염, 풍진(MMR)	매년 신규 여직원	MMR 혼합백신을 이용하여 1회 접종	채용 즉시	직원의무실	임신 초기(3개월 이내)는 피한다. 예방접종 후 3개월 이내에는 임신을 피한다.
수두	매년 신규 직원	한 달 간격으로 2회 접종	채용 즉시	직원의무실	
인플루엔자	매년 전 직원		초가을(9~10월)		계란 단백질 알러지가 있는 경우 금기

3 혈액매개질환 노출 예방 업무

병원 직원들의 혈액매개질환 노출 사고는 업무 중에 흔히 발생한다. 이런 혈액매개질환 노출 사고 중 주사바늘 찔림 사고는 가장 흔한 노출 형태이며 B형 간염 바이러스(Hepatitis B virus), C형 간염 바이러스(Hepatitis C virus), 인간면역결핍 바이러스(Human immunodeficiency virus; HIV)와 같은 혈행성 질환에 감염될 위험이 있어 직원 감염관리 측면에서 특별한 감염관리 중재가 필요한 부분이다. 따라서 병원 직원은 안전 지침을 준수하여야 하고, 혈액매개질환 노출 시에는 적절한 예방조치를 취할 수 있도록 부서장이나 감염관리실로 즉시 보고해야 한다.

1. 혈액매개질환 노출의 정의

1) 혈액매개 질환의 종류

(1) 주요 발생 원인체 : B형 간염, C형 간염, HIV

(2) 가능성이 있는 원인체 : 매독, 브루셀라, 말라리아, CJD 등

2) 노출 경로

(1) 비경구적 노출 : 오염된 주사침이나 날카로운 물체에 찔리거나 베이는 사고

(2) 점막의 노출 : 환자 혈액이나 체액, 또는 이의 aerosol이 직원의 눈, 코, 입에 튀는 경우

(3) 피부 노출 : 베이거나, 피부가 벗겨졌거나, 피부염 등이 있어 손상이 있는 피부가 혈액이나 체액과 접촉하였을 경우

2. 병원에서 혈액매개질환에 노출되는 원인

1) 환자에게 사용하고 난 뒤 주사바늘을 버리다가

2) 주사를 삽입하다가(환자의 협조가 안 되거나 불안정할 때)

3) 혈액 채취 도중

4) 주사바늘 사용 후 뚜껑을 다시 씌우다가

5) 주사바늘이 들어 있는 린넨이나 쓰레기를 치우다가

6) 주사바늘을 사용한 후 정리하다가

따라서 모든 병원 직원들은 처치 중에, 사용한 기구를 씻을 때, 사용한 주사바늘을 버릴 때, 처치 후 예리한 기구를 다룰 때 손상을 입지 않도록 주의를 해야 한다.

3. 감염위험

주사바늘에 찔리는 사고에 의한 감염위험은 감염원인인 환자의 혈청학적 상태와 노출된 직원의 면역력에 따라서 결정되며, 일반적으로 HBV가 감염위험이 가장 크고 HCV, HIV의 순으로 감염위험이 크다.

4. 주사바늘 찔림 사고 예방 지침

1) 주사바늘, 수술용 칼과 같은 예리한 도구는 사용 즉시 손상성 폐기물 박스에 버린다.
2) 사용한 주사바늘을 주사바늘 뚜껑에 다시 씌우지 않는다.
3) 손으로 바늘을 구부리거나 자르지 않는다.
4) 손으로 주사기로부터 주사바늘을 제거하지 않는다.
5) 주사바늘을 손으로 조작하지 않는다.
6) 환자에게 시술을 하는 경우 환자에게 충분히 설명하여 환자의 협조를 얻도록 한다.
7) 사용한 주사바늘을 치울 때 주의한다.
8) 손상성 폐기물 박스를 간호사실, 병실, 검사실, 치료실 등 환자 주변 가까이 설치한다.

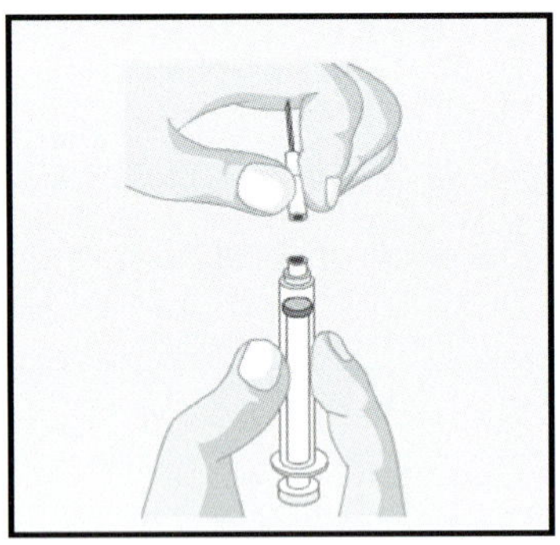

주사바늘 분리하지 않기

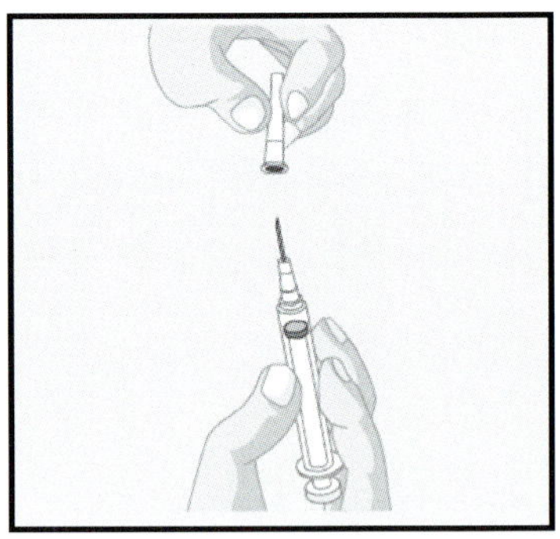

주사바늘 뚜껑
recapping 하지 않기

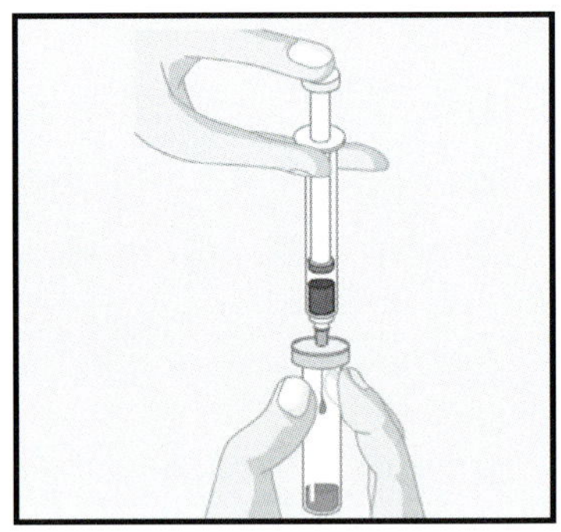

채혈 시 주사기보다
vacutainer 사용

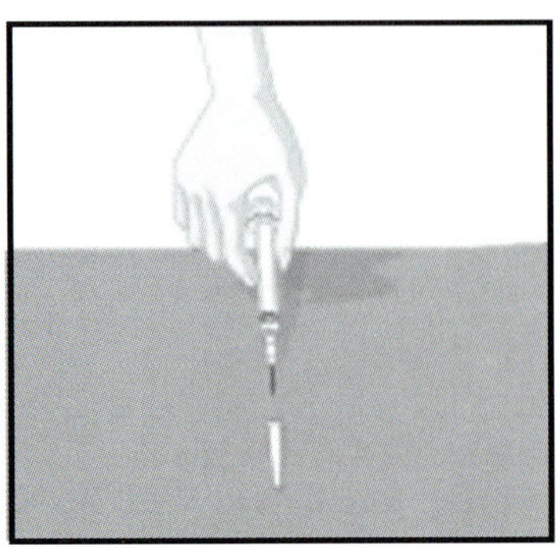

One hand technique
사용하여 뚜껑 씌우기

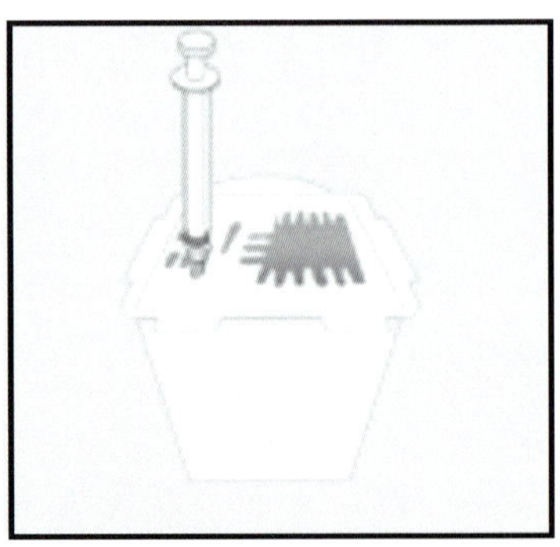

손상성 폐기물 박스
이용하여 버리기

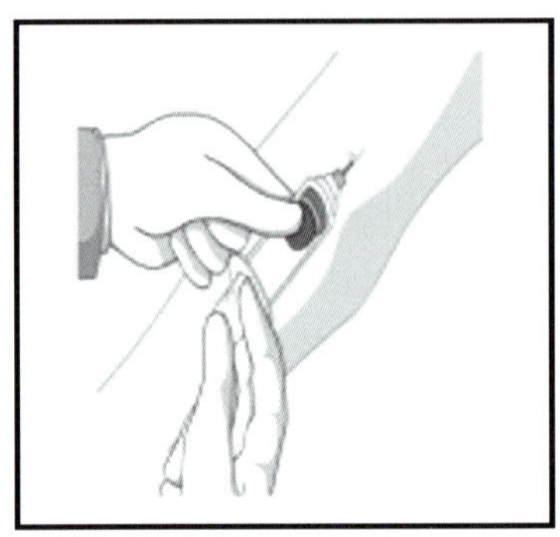

Vacutainer 이용하여
채혈하기

그림 8-2. 주사바늘 찔림 사고 예방법

5. 혈액매개 질환 노출 시 감염 예방 프로그램

1) 혈액매개질환 노출 시 처리 절차

(1) 상처를 비누와 물로 깨끗이 씻고, 점막인 경우에는 생리식염수나 물로 잘 닦는다.

(2) AMCnet 지식정보(EDMS) 중 '양식/서식/이미지' 폴더의 병원양식함 중 '업무상 감염노출 보고서 : 혈액노출'을 출력 후 보고서를 작성한다. 노출 종류, 노출 방법, 노출원의 감염 위험성, 노출자의 면역 상태에 대하여 자세히 기록하고 부서장 결재를 받는다.

(3) 가능한 한 노출 후 즉시 직원의무실(야간이나 휴일 : 응급실(T.3333))을 방문하여 조치를 받는다. 예방약 투약은 HIV의 경우 즉시, HBV의 경우 24시간 이내가 가장 효과적이다.

(4) 매독, 브루셀라, 말라리아, CJD 등에 노출된 경우는 직원의무실이나 감염관리실로 연락하여 상황에 따라 조치 받는다.

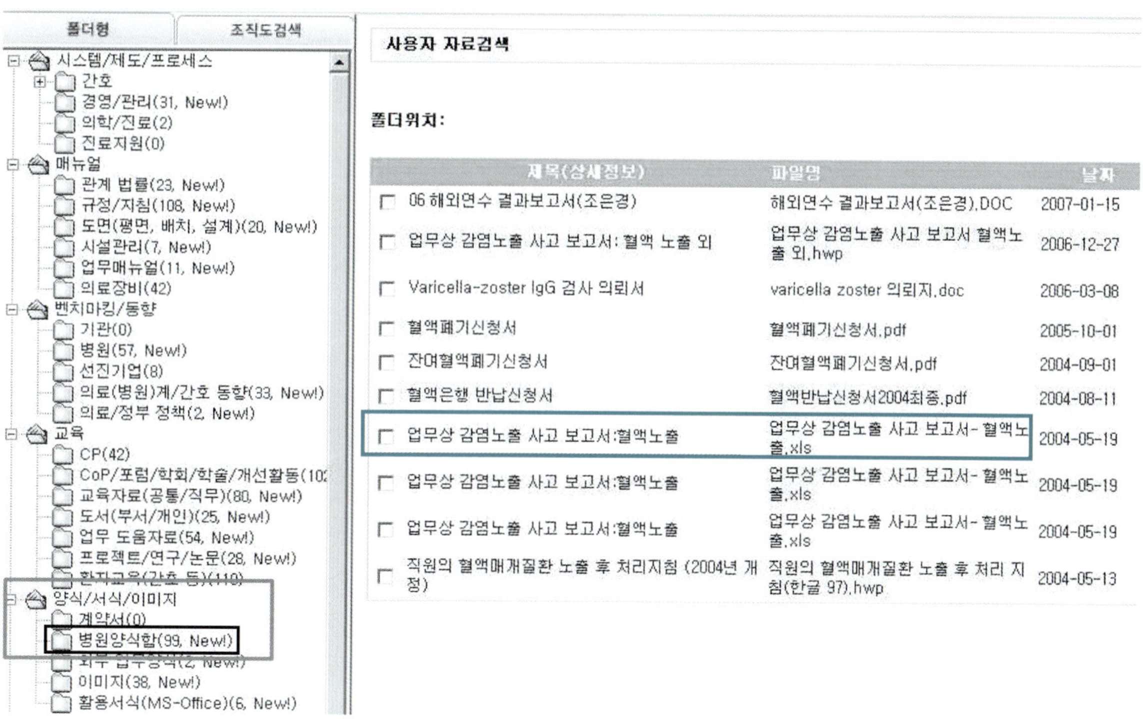

그림 8-3. EDMS의 '업무상 감염노출 사고 보고서 : 혈액노출' 위치

소속		직종		사번		진료카드 번호	
성명		성별/연령	/	연락처			

사고 발생일시	20 년 월 일 시
발생 장소	
노출부위(상세히)	
노출유형	☐ 혈액 ☐ 체액( )
☐ 찔림사고	☐ 주사바늘
	☐ 혈당측정바늘
	☐ 정맥카테터(예, angio cath)
	☐ 나비바늘
	☐ 봉합바늘
	☐ 칼날(예, blade)
	☐ 기타( )
☐ 점막에 노출	☐ 눈
	☐ 코
	☐ 기타( )
☐ 손상된 피부에 노출	
사고경위	
☐ 물품준비 중	
☐ 사용 중	☐ 투약 중
	☐ 채혈 중
	☐ 정맥 카테터 삽입 중
	☐ 혈당 측정 중
	☐ 기타()
☐ 옮기거나 전달 과정	☐ 검체를 샘플용기에 옮기다가
	☐ 기구를 전달하다가
	☐ 기타( )
☐ 분리 폐기 중	☐ 뚜껑을 씌우다가
	☐ 바늘분리(손으로)
	☐ needle box에 넣다가
	☐ 기타( )
☐ 세척 중	
☐ 기 타	

위험(노출) 원인체			
☐ 모름			
☐ 알고 있음(아래 항목 기록)			
환자이름		등록번호	
진 단 명			
B형 간염바이러스	검사일:		
	☐ 양성 ☐ 음성		
	☐ 모름		
C형 간염바이러스	검사일:		
	☐ 양성 ☐ 음성		
	☐ 모름		
AIDS 바이러스 (HIV)	검사일:		
	☐ 양성 ☐ 음성		
	☐ 모름		
기타			
노출된 직원 검사결과 및 면역 상태			
HBS Ab	검사일:		
	☐ 양성 → 항체가:		
	☐ 음성		
	☐ 모름		
Anti HCV	검사일:		
	☐ 양성 ☐ 음성		
	☐ 모름		
Anti HIV	검사일:		
	☐ 양성 ☐ 음성		
	☐ 모름		
B형간염 면역력	☐ 예방접종 미완료(중단, 안함)		
	☐ 예방접종 중		
	☐ 예방접종 완료		
	☐ B형 간염 걸린 적 있음		
기 타			

업무상 혈액 노출 사고에 대해 위와 같이 보고합니다

20 년 월 일　　보고자 : ______________ (서명/인)

부서장 : ______________ (서명/인)

조치사항(응급실 및 직원의무실 기록 사항임)

1. 노출자 검사 및 투약

☐ HBSAb	○양성(항체가:_____)	○ 음성	☐ 투약 ○ HBIG ○ HB vaccine
☐ Anti HCV	○양성	○ 음성	☐ ALT : ________ / ________
☐ Anti HIV	○양성	○ 음성	☐ 기타 : ______________

2. 추후 조치 일자

☐ B형간염 예방접종 ________ , ________　　☐ Anti HCV, ALT/AST _____ , ________

☐ Anti HIV ___________ , _________　　☐ 기타 ______________

3. 조치 일시 : 20 년 월 일 시

4. 조치 장소　☐ 응급실　　간호사 : ______________ (서명/인)

☐ 직원의무실　　간호사 : ______________ (서명/인)

* 야간이나 휴일에 HIV에 노출되었거나, 본인이 B형 간염 항체가 없이 HBV에 노출된 경우만 응급실 방문

그림 8-3. AMC의 업무상 감염노출 사고 보고서식 : 혈액매개노출

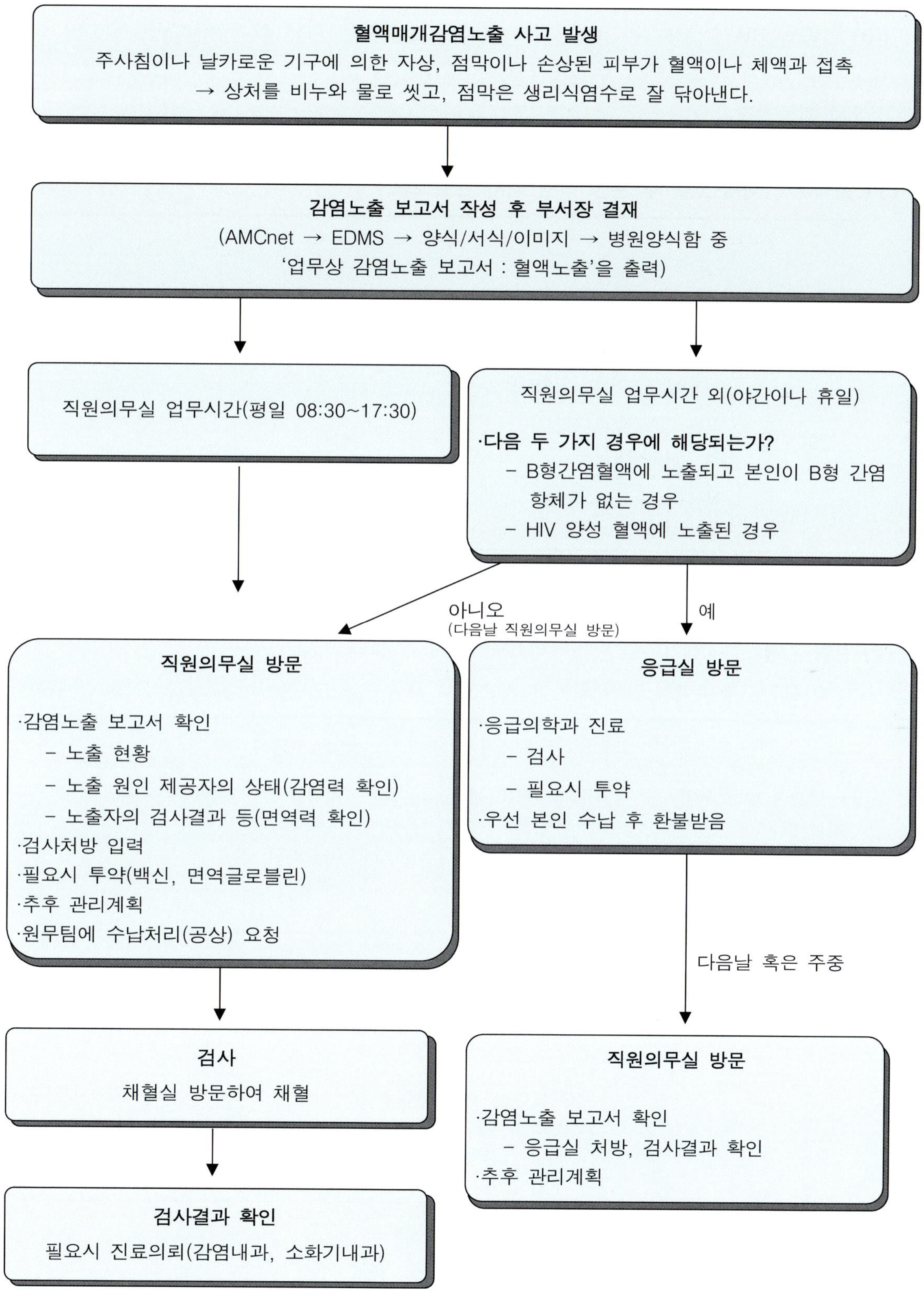

그림 8-4. AMC의 혈액매개질환 노출 사고 보고 및 처리절차

2) 혈액매개질환 노출에 대한 감염 예방 조치

HBV, HCV, HIV에 노출 시 노출 혈액에 대한 감염력은 최근 12개월(HCV는 6개월) 이내 검사 결과를 기준으로 하며 수혈력이 있는 경우는 수혈 이후 검사 결과가 없으면 모르는 것으로 간주한다.

(1) 혈액이나 체액 노출 후 본원 직원 검사 프로그램

검사 / 노출 원인	노출 즉시	추후조치	
		검사시기	검사명
B형 간염	·직원 검사 결과 확인 ·24개월 이내 검사가 없을 경우 HBsAg/HBsAb 실시		
C형 간염	·직원 검사 결과 확인 ·ALT, anti-HCV	노출 후 1개월	HCV RNA 정성검사, ALT
HIV	·직원 검사 결과 확인 ·Anti-HIV	노출 후 6주, 3개월, 6개월	Anti-HIV

* 원인체가 되는 환자가 HIV 양성 가능성이 높은 경우 직원의 예방약 투약이 즉시 이루어져야 하므로 주치의 처방에 의해 환자의 혈액 검사를 실시한다.

(2) B형 간염

우리나라의 경우 B형 간염 환자가 많으므로 노출원을 모르는 경우도 양성으로 간주한다.

감염원 / 노출 직원		HBsAg 양성	HBsAg 음성	검사 결과가 없거나 모르는 경우
예방접종 받은 적이 없을 때		HBIG 1회(0.06mg/kg IM)와 예방접종 시작	예방접종 시작	예방접종 시작
예방접종 받았을 때	반응자 (10 IU/mℓ 이상의 항체가를 가진 사람)	치료 불필요	예방조치 불필요	
	비반응자 (10 IU/mℓ 미만의 항체가를 가진 사람)	HBIG 2회 또는 HBIG 1회 접종하고 예방접종 다시 시작	예방조치 불필요	원인 제공자가 고위험군으로 알려지면 HBsAg 양성으로 간주하고 치료
	항체 반응 모를 때	노출된 사람의 HBsAb를 검사 1) 적절하면 치료 불필요 2) 치료가 부적절하다면 HBIG 1회 그리고 추가 접종	예방조치 불필요	노출된 사람의 HBsAb를 검사 1) 적절하면 치료 불필요 2) 치료가 부적절하다면 재접종

* 적절한 항체가(≥10 IU/mℓ), 부적절한 항체가 (<10 IU/mℓ)

(3) C형 간염

① 노출 후 예방적 약물은 없고, immunoglobulin도 효과가 없으므로 권고하지 않는다.

② 노출된 직원은 노출 즉시 Anti-HCV, ALT 검사를 실시하고, 1개월 후 ALT, HCV RNA 정성검사를 실시하며 결과가 양성인 경우 소화기내과에서 1개월 간격으로 추적 관찰한다.

(4) HIV

① 즉시 감염예방조치를 취하는 것이 중요하므로 야간이나 휴일에는 응급의학과에서 투약을 시작한다.

② 다음은 미국 질병관리본부(CDC, 2001)의 HIV 예방적 투약에 대한 권고사항이다.

가. 비경구적 노출(percutaneous injuries) HIV 예방약 투여 권고사항

노출형태	원인 제공 환자 상태				
	HIV 양성 class 1*	HIV 양성 class 2*	HIV 상태를 확인할 수 없음∫	Unknown source∬	HIV 음성
심각하지 않은 노출¶	기본 2제 예방요법 권고	확장 3제 예방요법 권고	일반적으로 PEP에 대한 근거 없음. 그러나 HIV 위험 요소‡를 가진 환자의 것이라면 기본 2제 요법 고려∮	일반적으로 PEP에 대한 근거 없음. 그러나 HIV 감염으로 여겨지는 환자에게 노출된 것 같은 경우 기본 2제 요법 고려	PEP 근거 없음
심각한 노출†	확장 3제 예방요법 권고	확장 3제 예방요법 권고	일반적으로 PEP에 대한 근거 없음. 그러나 HIV 위험 요소‡를 가진 환자의 것이라면 기본 2제 요법 고려∮	일반적으로 PEP에 대한 근거 없음. 그러나 HIV 감염으로 여겨지는 환자에게 노출된 것 같은 경우 기본 2제 요법 고려	PEP 근거 없음

* : HIV 양성 class 1 : 무증상 HIV 감염자 혹은 낮은 viral load(예 : <1,500 RNA copies/ml)로 알려진 환자
HIV 양성 class 2 : 증상이 있는 HIV 감염자, AIDS, 급성 혈청전환자 혹은 높은 viral load. 만약 약물 내성과 관련이 있다면, 전문가와 상담한다. PEP의 시작은 전문가 상담이 길어짐에 따라 연기하지 않는다. 전문가와의 상담이 얼굴을 맞대고 이루어지지 않을 수도 있기 때문에 자원은 모든 노출에 대해 즉각적인 평가와 추후 관리가 될 수 있도록 제공되어져야만 한다.

∫ : HIV 상태를 확인할 수 없음(예 : HIV 검사 결과가 없는 사람)

∬ : 알 수 없는 요인(예 : 주사 바늘 폐기물통에 있는 바늘)

¶ : 심각하지 않은 노출(예 : solid needle과 superficial injury)

‡ : 만약 PEP가 권유/제공되었고, 추후에 원인 제공자가 HIV 음성으로 확인되면 PEP를 중단한다.

∮ : 'PEP를 고려'하라고 하는 것은 PEP가 선택적이라는 것을 나타내며 노출된 사람과 치료 의사간에 개별적인 결정이 기본이 되어야 한다.

† : 좀 더 심각한 노출(예 : large bore hollow needle, deep puncture, 기구에 눈에 보이는 혈액, 환자의 동맥이나 정맥에 사용된 바늘)

나. 점막이나 손상이 있는 피부 노출

(피부의 경우 피부염, 찰과상, 개방 창상과 같이 손상이 있는 경우만 예방조치 실시)

노출형태	원인 제공 환자 상태				
	HIV 양성 class 1*	HIV 양성 class 2*	HIV 상태를 확인할 수 없음∫	unknown source∬	HIV 음성
소량¶	기본 2제 예방요법 고려	확장 3제 예방요법 권고	일반적으로 PEP에 대한 근거 없음. 그러나 HIV 위험 요소‡를 가진 환자의 것이라면 기본 2제 요법 고려∮	일반적으로 PEP에 대한 근거 없음. 그러나 HIV 감염으로 여겨지는 환자에게 노출된 것 같은 경우 기본 2제 요법 고려	PEP 근거 없음
다량†	기본 2제 예방요법 권고	확장 3제 예방요법 권고	일반적으로 PEP에 대한 근거 없음. 그러나 HIV 위험 요소‡를 가진 환자의 것이라면 기본 2제 요법 고려∮	일반적으로 PEP에 대한 근거 없음. 그러나 HIV 감염으로 여겨지는 환자에게 노출된 것 같은 경우 기본 2제 요법 고려	PEP 근거 없음

\# : 손상된 피부의 추후 관리는 오직 피부 통합성이 손상된 증거가 있는 상태(예 : dermatitis, abrasion, open wound)만 해당된다.

* : HIV 양성 class 1 : 무증상 HIV 감염자 혹은 낮은 viral load(예 : <1500 RNA copies/㎖)로 알려진 환자
HIV 양성 class 2 : 증상이 있는 HIV 감염자, AIDS, 급성 혈청 전환자 혹은 높은 viral load. 만약 약물 내성과 관련이 있다면, 전문가와 상담한다. PEP의 시작은 전문가 상담이 길어짐에 따라 연기하지 않는다. 전문가와의 상담이 얼굴을 맞대고 이루어지지 않을 수도 있기 때문에 자원은 모든 노출에 대해 즉각적인 평가와 추후 관리가 될 수 있도록 제공되어져야만 한다.

∫ : HIV 상태를 확인할 수 없음(예 : HIV 검사 결과가 없는 사람)

∬ : 알 수 없는 요인(예 : 부적절한 폐기 혈액이 튐)

¶ : 소량(예 : 몇 방울)

† : 다량(예 : 아주 많은 혈액 튐)

‡ : 만약 PEP가 권유/제공되었고, 추후에 원인 제공자가 HIV 음성으로 확인되면 PEP를 중단한다.

∮ : 'PEP를 고려'하라고 하는 것은 PEP가 선택적이라는 것을 나타내며 노출된 사람과 치료 의사간에 개별적인 결정이 기본이 되어야 한다.

4 주요 질병별 감염관리

1) 감염성 질환자를 돌보거나 해당 감염성 질환에 걸린 직원들이 준수해야 할 질병별 감염관리 지침으로 모든 직원들은 이를 숙지하고 준수해야 한다.
2) 혈액매개질환 외 감염질환에 노출되었을 때에는 감염관리실에 연락 후 감염관리실 권고사항에 따라 예방조치를 수행하고, 야간이나 공휴일인 경우에는 응급실에서 조치 후 감염관리실에 보고한다.

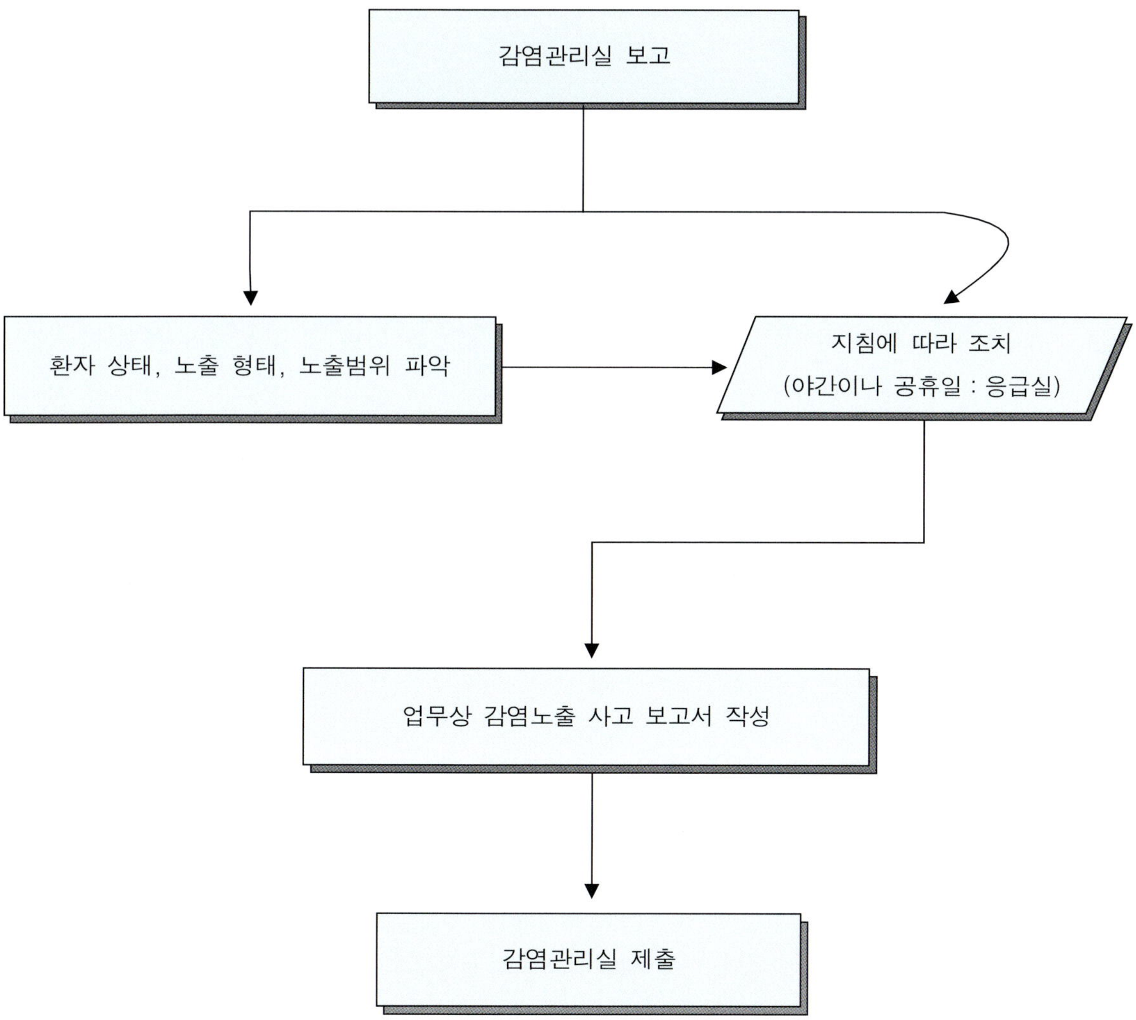

그림 8-5. AMC의 혈액매개질환 외 노출 시 처리절차

1. 결막염(Conjunctivitis)

유행성 결막염이나 다른 미생물에 의한 화농성 결막염이 있는 직원은 증상이 있는 동안 근무를 제한한다. 만일 증상이 5~7일 이상 지속될 경우 감염력의 지속에 대하여 안과의의 검진을 받도록 한다.

2. 거대세포바이러스(Cytomegalovirus)

(1) CMV에 감염된 직원을 근무제한시키지 않는다.
(2) 임신한 직원은 CMV 감염의 위험성과 고위험 환자를 접할 때 전파를 예방할 수 있는 감염관리 방법을 숙지한다.
(3) CMV 항체 음성인 임신한 직원들에 대하여 CMV 노출을 예방하기 위해 근무지 재배치를 일상적으로 하지 않는다.

3. 위장염(Gastroenteritis)

(1) 급성 위장관 질환(오심, 발열, 복통 등을 동반하거나 동반하지 않는 구토나, 설사)이 있는 직원은 환자와 환자 주변환경, 음식을 다루는 일을 하지 않도록 한다.
(2) 관련법에서 근무를 제한한 경우가 아니면 직원의 위장관 감염 증상이 사라진 후에는 업무에 복귀할 수 있도록 한다.
(3) 위장관 감염이 있는 직원을 환자를 돌보거나 음식을 다루는 업무에서 제한하는 것은 감염관리실의 권고안과 관련법에 따른다.
(4) 직원이 위장관 질환을 앓고 업무에 복귀할 때에는 감염 병원체의 전파 예방을 위해 손위생과 같은 철저한 위생습관을 갖도록 교육한다.
(5) 관련법에 규정된 경우가 아니라면 증상이 없는 직원에게 정기적으로 대변 배양 검사를 하지 않는다.

4. A형 간염(Hepatitis A virus)

(1) 병원 직원에게 통상적으로 불활성 A형 간염 백신을 투여하지 않는다.
(2) A형 간염 환자에게 노출된 직원에게 통상적으로 면역글로불린 투여는 하지 않는다.
(3) 급성 A형 간염 환자의 대변이나 장내분비물에 경구적으로 노출이 있었던 직원에게는 면역글로불린(0.02㎖/kg)을 투여한다.
(4) A형 간염의 유행 발생이 명확한 경우 감염된 사람과 가까이 접촉한 사람에게 면역글로불린을 투여한다.
(5) 급성 A형 간염에 걸린 직원은 황달이 생기고 1주 후까지 근무를 제한한다.

5. 단순포진 바이러스(Herpes simplex virus)

(1) 일차성 또는 재발성 orofacial herpes simplex 감염이 있는 직원을 고위험 환자(예 : 신생아, 중환자, 심한 화상이나 습진이 있는 환자, 심한 면역저하 환자)의 치료나 간호에서 제한하는 것은 개별적으로 평가한다.

(2) Orofacial herpes simplex가 있는 직원은 손을 잘 씻고, 감염 부위를 덮어 만지지 않도록 하며, 특히 피부질환이 있는 환자를 만질 때 병변을 만지지 않도록 교육한다.

(3) 손가락이나 손에 herpes simplex 감염이 있는 직원은 그 부위가 다 나을 때까지 환자와 접촉하지 않는다.

6. 홍역(Measles)

(1) 홍역에 대한 감수성이 있는 직원은 MMR을 통해 예방접종을 실시한다.

(2) 홍역 환자와 접촉한 감수성이 있는 직원은 노출 후 72시간 안에 홍역 예방접종(MMR)을 한다.

(3) 홍역에 면역이 없는 직원이 홍역에 노출된 경우 예방접종 여부에 상관없이 첫 노출 후 15일에서 21일까지 근무를 제한한다.

(4) 근무 중 홍역이 발생한 직원은 발진이 생긴 후 7일 동안 혹은 급성 질환이 있는 동안 근무에서 제외한다.

7. 수막알균 질환(Meningococcal disease)

(1) 적절한 개인보호장구 사용 없이 항균제 치료를 받기 전의 수막알균 환자와 매우 밀접한 직접적인 접촉(예 : 구강대 구강 인공호흡, 기관내 삽관, 기관내 삽관 관리 등)을 한 직원에게는 즉시 예방적 항균제를 투약한다.

(2) *N. meningitidis* 감염이 발생한 직원은 효과적인 치료를 받고 24시간까지 근무를 제한한다. 그러나 비인후에 *N. meningitidis* 보균 상태인 직원은 일상적으로 근무를 제한하지 않는다.

표 8-2. 침습적 뇌수막알균에 노출시 권장되는 예방적 항균요법

영아, 소아, 성인	용량	기간	효과	주의점
Rifampin ≤1개월 >1개월	-5mg/kg 12시간 간격으로 경구 투여 -10mg/kg(최대 600mg) 12시간 간격 경구 투여	2일 2일	72~90%	-경구피임약, 일부 항경련제, 항응고제의 효과를 방해할 수 있음. -콘택트렌즈를 착색시킬 수 있음.
Cefotriaxone ≤12세 >12세	125mg 근육주사 250mg 근육주사	1회 1회	97%	주사부위의 통증을 줄이기 위하여 1% 리도카인으로 희석함.
Ciprofloxacin ≥18세	500mg 경구 투여	1회	90~95%	18세 미만과 임부에게 사용을 권장하지 않음.

8. 유행성 이하선염(Mumps)

(1) 유행성 이하선염에 감수성이 있는 직원은 MMR을 통한 예방접종을 실시한다.

(2) 감수성 있는 직원이 유행성 이하선염에 노출되었다면 첫 노출 후 12일부터 마지막 노출 후 26일까지 근무제한을 하고, 만일 증상이 있다면 parotitis가 생긴지 9일 후까지 근무제한을 한다.

9. 백일해(Pertussis)

(1) 백일해가 매우 의심되는 임상적 증상이 있으나 미생물배양 검사가 진행 중인 환자와 보호장구를 사용하지 않고 밀접한 접촉(예 : 가까운 접촉, 대면 접촉)을 한 직원은 즉시 예방적 항균제를 투약한다. 만일 환자의 검사 결과가 백일해에 음성이고 임상 상태가 백일해가 아닌 다른 질환으로 의심되면 직원의 예방적 항균제 투약을 중단한다.

(2) 백일해 노출 후 7일 이상 지속되는 기침, 특히 발작적 기침, 흡기시 whooping(씩씩거리는 소리), 기침 후 구토 등의 증상을 동반하는 직원은 적절한 치료 시작 후 5일까지 환자 돌보는 업무에서 제한한다.

10. 풍진(Rubella)

(1) 풍진에 대한 면역력이 없는 직원은 풍진 예방접종(MMR)을 접종한다.

(2) 비용효과적이지 않다면 풍진 예방접종을 하기 전 모든 직원에게 일상적으로 항체 검사를 하지 않는다.

(3) 임신하였거나 예방접종 후 3개월 이내에 임신할 가능성이 있는 직원은 풍진 예방접종을 하지 않는다.

(4) 산욕기에 있는 여직원은 풍진 예방접종을 할 수 있다.

(5) 풍진에 감수성이 있는 직원이 노출된 경우 첫 노출 후 7일부터 마지막 노출 후 21일까지 직무를 제한한다.

(6) 근무 중 풍진에 걸린 직원은 발진이 나타나기 시작한 후 7일 동안 근무제한을 한다.

11. 옴 진드기와 이 감염(Scabies and pediculosis)

(1) 옴 진드기에 노출된 직원에게 체내 침입의 증상과 징후가 있는지 확인하고, 옴이 확진되거나 의심되는 경우에 적절한 치료를 한다.

(2) 옴이 있는 환자와 피부 접촉을 한 직원에게 일상적으로 예방적 옴 살균치료를 하지 않는다.

(3) 옴 전파가 발생하였을 가능성이 있는 경우 환자와 피부 접촉을 한 직원에게 예방적 옴 살

균치료를 고려한다.

(4) 옴에 감염된 직원은 적절한 치료를 받고, 의학적으로 치료가 되었음이 확인될 때까지 근무를 제한한다.

(5) 이에 노출된 직원에 대해 체내 침입을 확인하고, 이를 확인한 경우 적절한 치료를 한다.

(6) 이가 침입했다는 증거가 없다면 이가 있는 환자와 접촉했더라도 일상적으로 예방적 이 살균치료를 하지 않는다.

(7) 이에 옮은 것이 확인되거나 의심되는 직원은 적절한 치료를 받고 몸에 더 이상 이나 서캐가 없음이 확인될 때까지 근무를 제한한다.

12. 포도알균 감염 또는 보균(Staphylococcal infection or carriage)

(1) *S. aureus*에 의한 것으로 의심되는 삼출성 병변이 있는 직원은 적절한 배양검사를 하고, 환자 간호나 음식을 다루는 업무에서 제한하며 감염이 아님이 밝혀지거나 적절한 치료를 받아 감염 상태가 해결될 때까지 근무를 제한한다.

(2) *S. aureus*의 보균(코, 손, 다른 신체부위)이 의심되거나 확인되었다 하더라도 병원 내의 균 전파와 역학적으로 관련이 있는 경우가 아니라면 일상적으로 환자를 돌보거나 음식을 다루는 업무에서 근무를 제한하지 않는다.

13. 사슬알균 감염(Group A *Streptococcus* infection)

(1) 삼출성 병변이 사슬알균에 의한 것으로 의심되는 직원은 적절한 배양검사를 해야 하고, 환자를 돌보거나 음식을 다루는 업무에서 제외한다. 근무제한은 사슬알균의 감염이 아니라고 확인되거나 24시간 동안 적절한 치료를 받은 경우에 해제한다.

(2) Group A 사슬알균 감염자나 보균이 의심되는 직원은 병원 내에서의 균 전파와 원인적 연관성이 없다면 환자를 돌보거나 음식을 다루는 업무에서 근무를 제한하지 않는다.

14. 수두(Varicella)

(1) 감수성이 있는 직원, 특히 심각한 합병증을 가진 고위험 환자와 접촉할 수 있는 직원에게 수두 예방접종을 실시한다.

(2) 비용효과적이지 않다면 수두 예방접종 전에 수두를 앓은 기억이 없거나 불확실한 직원을 대상으로 일상적으로 항체 검사를 하지 않는다.

(3) 예방접종 후 수두 항체 형성 여부를 일상적으로 검사하지 않는다.

(4) 수두가 발생한 직원은 피부 병변들이 마르고 딱지가 앉을 때까지 근무를 제한한다.

(5) 수두에 노출된 감수성 있는 직원은 첫 노출 후 10일부터 마지막 노출 후 21일까지(VZIG

투여한 경우 28일까지) 환자 접촉을 제한한다.

(6) 국소적인 zoster가 있는 면역이 정상인 직원은 그 부위에 딱지가 앉을 때까지 고위험 환자를 돌보는 업무에서 제한하고, 병변을 덮은 상태에서 다른 환자를 돌보게 한다.

(7) 면역이 저하된 직원이 zoster가 생기면 딱지가 앉을 때까지 환자 돌보기에서 근무를 제한한다.

(8) 수두에 감수성이 있는(수두를 앓거나 예방접종을 받은 경험이 없는) 직원이 수두에 노출되었을 때는 혈청검사를 시행한다.

(9) 예방접종을 하였으나 항체 형성 여부를 알 수 없는 직원이 수두에 노출되었다면 혈청검사를 고려한다. 만약 첫 번째 결과가 음성이라면 노출 후 5~6일 후에 재검사를 한다.

(10) 예방접종하였으나 수두 항체가 형성되지 않은 직원은 수두 증상이 나타나는지 매일 관찰하고, 첫 노출 후 10일에서 마지막 노출 후 21일까지 근무에서 제한하는 것을 고려한다.

(11) HIV 감염이나 임신한 경우와 같이 면역저하 상태가 아니라면 감수성이 있는 노출된 직원에게 VZIG를 접종하지 않는다.

15. 바이러스성 호흡기 감염(Viral respiratory infection)

(1) 금기사항이 아니라면 임신한 직원을 포함한 모든 직원에게 매년 인플루엔자 유행시기 이전에 인플루엔자 예방접종을 실시한다.

(2) 인플루엔자가 유행하는 경우 예방접종을 실시하도록 한다.

(3) 인플루엔자나 RSV 감염이 지역사회에 유행하는 동안 급성 열성 호흡기 감염이 있거나 역학적으로 중요한 바이러스가 검출된 직원은 개별적으로 상태를 판단하여 고위험 환자(예 : 신생아, 영유아, 만성 폐쇄성 폐질환, 면역저하 환자)를 돌보는 업무를 제한한다.

16. 결핵

(1) 채용 및 정기 검진 시 흉부 방사선촬영을 통해 현재 및 이전의 결핵 감염유무를 판단한다.

(2) 결핵 노출 위험부서의 직원은 배치 전 결핵반응검사(two-step PPD test)를 실시하고, 음성인 직원은 매년 검사를 반복(one-step)한다.

(3) 결핵피부반응검사가 음성인 직원이 양성으로 전환된 경우 호흡기내과 진료 및 상담, 예방치료를 고려할 수 있다.

(4) 직원이 업무와 관련하여 결핵에 이환되었다고 판단되는 경우에는 부서장과 상의 후 감염관리실과 보건관리자에게 보고한다. 호흡기내과의 자문을 구하여 결핵 감염과 업무와의 관련성을 판단한다.

표 8-3. 의료환경에서 감염성 질환에 노출되거나 감염된 병원직원의 근무 제한

질환/증세	근 무 제 한	기 간
Conjunctivitis	환자 및 환자 주변 환경과 접촉 제한	분비물이 없어질 때까지
Cytomegalovirus infections	제한하지 않음	
Diarrheal disease		
Acute stage (diarrhea with other symptoms)	환자, 환자의 환경, 음식물 다루는 것에서 제한	증상이 없어질 때까지
Convalescent stage, *Salmonella* spp.	고위험 환자 간호에서 제한	증상이 없어질 때까지
Diphtheria	근무 제한	항균제 치료 후 24시간 이상 간격으로 실시한 두 번의 배양검사에서 음성이 나올 때까지
Enteroviral infections	신생아, 영아, 면역저하환자 치료 및 그들이 입원한 환경에서 제한	증상이 없어질 때까지
Hepatitis A	환자, 환자의 환경, 음식물 다루는 것에서 제한	황달 발생 후 7일까지
Hepatitis B		
노출되기 쉬운 시술을 시행하지 않는 급성 또는 만성 B형 간염 표면항원을 가진 사람	제한하지 않음*. 표준주의 수행여부를 항상 관찰.	
노출되기 쉬운 시술을 시행하는 급성 또는 만성 B형 간염 표면항원을 가진 사람	전문가 검토를 통한 자문을 구할 때까지 수술 등 침습적 시술을 시행하지 않도록 한다.	HBeAg이 음성이 될 때까지
Hepatitis C	추천되는 바 없음	
Herpes simplex		
Genital	제한하지 않음	
Hands(herpetic whitlow)	환자 및 환자 주변 환경과 접촉 제한	병소가 치유될 때까지
Orofacial	고위험 환자 간호에서 근무 제한이 필요한지 평가	
Human immunodeficiency virus	전문가의 검토를 통한 자문을 구할 때까지 침습적 시술을 시행하지 않도록 한다. 전문가는 기록을 검토하고, 직원이 할 수 있는 업무를 권고한다. 표준주의를 항상 지킨다.	
Measles		
Active	근무에서 제외	발진 생긴 후 7일까지
Postexposure (susceptible personnel)	근무에서 제외	첫 노출후 5일부터 마지막 노출 후 21일까지 혹은 발진 생긴 후 4일까지
Meningococcal infections	근무에서 제외	효과적인 치료 시작 후 24시간까지
Mumps		
Active	근무에서 제외	이하선염(parotitis) 생긴 후 9일까지
Postexposure (susceptible personnel)	근무에서 제외	첫 노출 후 12일부터 마지막 노출 후 26일까지 또는 이하선염 발생 후 9일까지

* : 역학적으로 감염 전파와 관련되지 않는 경우
† : 수두에 감수성이 있고 신생아나 면역저하 환자와 같이 수두합병증의 위험이 증가할 수 있는 경우

표 8-3. 의료환경에서 감염성 질환에 노출되거나 감염된 병원직원의 근무 제한 - 계속

질환/증세	근 무 제 한	기 간
Pediculosis	환자 접촉 제한	치료가 되고 성충이나 또는 유충이 관찰되지 않을 때까지
Pertussis		
Active	근무에서 제외	카타르기 시작부터 발작 발생 후 3주까지 또는 효과적인 항균제 치료 시작 후 5일까지
Postexposure (asymptomatic personnel)	제한 없음, 예방요법 추천됨	
Postexposure (symptomatic personnel)	근무에서 제외	효과적인 항균제 치료 시작 후 5일까지
Rubella		
Active	근무에서 제외	발진 생긴 후 5일까지
Postexposure (susceptible personnel)	근무에서 제외	첫 노출 후 7일째부터 마지막 노출 후 21일까지
Scabies	환자 접촉 제한	의학적 평가에 의해 병소가 치유될 때까지
S. aureus infections		
Active, draining skin lesions	환자 및 환자가 입원한 환경 또는 음식물 다루는 업무에서 제한	병소가 치유될 때까지
Carrier state	직원이 역학적으로 미생물의 전파와 관련되지 않았다면 제한하지 않음	
Streptococcal infection, Group A	환자 및 환자가 입원한 환경 또는 음식물 다루는 업무에서 제한	적절한 치료 시작 후 24시간까지
Tuberculosis		
Active disease	근무에서 제외	감염성이 없는 것으로 증명될 때까지
PPD converter	제한 없음	
Varicella		
Active	근무에서 제외	모든 병소가 건조되고 딱지가 앉을 때까지
Postexposure (susceptible personnel)	근무에서 제외	첫 노출 후 10일째부터 마지막 노출 후 21일까지(VZIG를 투여 받았다면 28일)
Zoster		
Localized, in healthy person	병소를 덮음. 고위험 환자의 간호에서 제외[†]	모든 병소가 건조되고 딱지가 앉을 때까지
Generalized or localized in immunosuppressed person	환자와 접촉 제한	모든 병소가 건조되고 딱지가 앉을 때까지
Postexposure (susceptible personnel)		첫 노출 후 10일째부터 마지막 노출 후 21일까지(VZIG를 투여받았다면 28일). 만약 varicella가 발생하였다면 모든 병소가 건조되고 딱지가 앉을 때까지
Viral respiratory infections, acute febrile	RSV와 influenza의 지역사회 유행이 있는 동안 고위험 환자의 간호나 환자 주변 환경 접촉 제한	급성 증상이 없어질 때까지

5 임신한 직원의 감염예방

직무 관련 감염이 임신한 여성에게는 발생하지 않도록 특별히 주의해야 하는데 그 이유는

1) 감염병 중 수두와 같은 것은 임신 중에 발생하면 더 심각하고,
2) 파보바이러스, 수두, 풍진 등은 태반을 통해 병원체가 태아에게 전달되면 유산, 선천성 기형, 지능 저하를 유발할 수 있으며,
3) CMV, Hepatitis B virus, Herpes simplex virus, 인플루엔자, 홍역과 같은 병원체는 태아에게 전달되어 태아 감염이 발생할 수 있으며,
4) 결핵과 같은 감염 치료제나 예방약제는 임신 기간동안 금기이기 때문이다.

따라서 감염관리실에서는

1) 임신과 관련한 감염을 예방하기 위해 임신 또는 가임 직원에 대해 상담을 실시한다. 이때에는 태아에 영향을 주는 감염질환과 업무와 관련이 없는 질환을 설명하고, 표준주의와 전파경로별 주의사항을 포함한다.
2) 임신한 직원이 임신하지 않은 직원에 비해 감염질환에 더 쉽게 걸리는 것은 아니기 때문에 임신을 이유로 근무지 제한을 하지 않는다.
3) 백신으로 예방이 가능한 감염질환에 대해 임신할 가능성이 있는 직원에게는 예방접종을 받도록 강력하게 권고한다.

표 8-4. 업무중 임신한 의료진이 감염에 노출된 후 조치

원인병원체	태아에게 미치는 영향	주산기 전파율	모체 검사	예 방
Cytomegalovirus	청력 소실, 선천성 증후군	모체의 일차 감염 후 15%, 증상있는 경우의 5%	항체는 임상적 질환으로 나타나는 것을 완전하게는 아니지만 다소 방어할 수 있음 : 일상적인 검사는 추천되지 않음	일반적 주의사항 엄수
Hepatitis B	-간염 -신생아에서 만성 간염 발달	-HBeAg 양성 시 : 90% -HBeAg 음성 시 : 0~25%	HBsAg의 정기적인 검사가 추천됨	신생아에게 예방접종과 HBIG 투여 일반적 주의사항 엄수
Hepatitis C	간염		-Anti-HCV, HCV-RNA -정기적 검사가 추천되지 않음	일반적 주의사항 엄수
Herpes simplex	점막과 피부 병변, 패혈증, 뇌염을 일으킬 수 있고, 드물지만 선천성 기형 초래 가능	병원감염은 드물지만 일차감염인 경우 33~50%, 재발의 경우 4%	항체 검사는 유용하지 않음. 분만시 병변의 유무 관찰	일반적 주의사항 엄수
Human immunodeficiency virus	2~3세까지 AIDS 진행 가능	8~30%	효소 면역분석법이나 western blot을 이용한 항체 검출	-위험한 행위를 피한다. -고위험 찔림사고 시 예방약 투여를 고려
Influenza	불분명	드물다	없음	-예방접종(임신 중에도 안전함) -비말주의
Measles	미숙아, 유산	드물다	병력 또는 항체	-예방접종(생백신을 보통 임신 전 접종 -공기주의
Parvovirus B19	수종, 사산	드물다. 그러나 최대 3~9% 정도의 부작용을 보인다.	IgM과 IgG를 임신 시 검사 : 항체는 방어기능 가짐	비말주의
Rubella	선천성 풍진 증후군*	평균 45~50% 90%가 첫 12주 이내 감염됨	항체	-예방접종(생백신을 보통 임신전 접종) -급성감염 시 비말주의 -선천성 풍진증후군 시 접촉주의
Tuberculosis	간비대, 폐, 뇌	드물다	피부검사	-질병시 Isoniazid± ethambutol -공기주의
Varicella zoster	피부, 사지, 중추 신경계, 눈의 기형, 수두	전체 25% 선천성 증후군은 0~4%	항체	-예방접종(생백신을 보통 임신전 접종) -감수성이 있는 경우 노출 후 96시간 내 VZIG 접종 -공기와 접촉주의

* 선천성 증후군 : 황달, 간비장비대, 소두증, 중추신경계 비정상, 혈소판 감소증, 빈혈, 망막증, 피부와 뼈 병변의 합병증으로 다양함.

참 고 문 헌

1. 대한감염관리간호사회. 감염관리학. 서울: 동방한문화. 2006:587-631.
2. 대한감염학회. 감염학. 서울: 군자출판사. 2007.
3. 대한병원감염관리학회. 병원감염관리. 제3판. 서울: 한미의학. 2006:457-477.
4. 최수미, 이지영, 오향순, 박은숙, 김신우, 김양리, 신동혁, 정문현, 조군제, 송재훈, 우준희, 김준명, 최강원, 박승철, 강문원. 국내의료 종사자의 HIV 노출 및 postex posure prophylaxis에 관한 조사. 병원감염관리 2002;7:65-74.
5. CDC. Guideline for infection control in hospital personnel. *Am J Infect Control* 1998;26:289-354.
6. CDC. Updated U.S. public health service guideline for management of occupational exposures to HBV, HCV, and HIV and recommendations for postexposure prophylaxis. *MMWR* 2001;50 (RR-11):1-52.

9장

병원환경과 감염관리

1 공조 시스템

공조시스템은 냉/난방, 환기, 공기조절 장치로 정의되며 외부로부터 유입된 공기를 여과하고 조절(난방, 냉방, 가습, 제습)한 뒤 병원 내 각 부서에 공급하는 기능을 한다.

공조시스템은 적절한 실내온도와 습도를 유지시키며 악취 및 오염된 공기를 제거하고 감수성 있는 환자 및 직원이 공기 매개 병원체에 노출되어 감염되는 것을 최소화하도록 설계되어야 한다.

병원 건물의 신축, 보수 공사 및 철거는 병원 내 공기오염을 발생시키거나 증가시켜 기회 감염을 일으킬 수 있으므로 이를 최소화하기 위한 노력을 기울여야 한다.

1. 공조시스템의 기본 구조

1) 공기조절(Air conditioning)

(1) 온도, 습도

① 온도는 각 부서의 특성에 따라 다르나 수술실, 내시경실과 같은 부서는 20~23℃를 유지해야 하며 그 외 대부분의 부서는 21~24℃를 유지해야 한다.

② 습도는 30~60%를 유지해야 하며, 습도가 60% 이상이면 불쾌감을 느끼며 진균의 성장을 촉진시킨다.

(2) 환기

① 실내 공기 오염 관리를 위한 가장 효과적인 방법은 공기 오염의 원인 물질(예 : 미생물, 먼지, 화학적 물질, 흡연)을 제거하는 것이며 그 다음으로 효과적인 방법은 환기이다.

② 병원에서의 환기율은 ACH(Air change per hour)로 표시하며 공기 중 먼지 제거를 위한 가장 효과적인 환기 횟수는 12~15ACH이다.

③ 본원은 중앙공조시스템으로 운영되고 있으며, 온도와 습도 유지 및 외부공기 유입에 의한 감염을 예방하기 위하여 창문을 열지 않도록 한다.

(3) 가압(Pressurization)

① 공기매개 감염질환의 전파는 예방하기 위하여 격리실은 음압을 유지하여 병실 내 공기가 복도나 주변 지역으로 흐르지 않도록 한다.

② 중증 호중구 감소증 환자를 위한 보호격리실은 양압을 유지하여 인접한 공간에서 공기매개 병원체가 병실 내로 유입되지 않도록 한다.

③ 병실 내 양압 또는 음압을 유지하기 위해서는 외부 공기 유입이 없도록 창문을 닫아두고 병실문은 자동문으로 해야 한다.

④ 양압 및 음압 상태는 정기적으로 점검하여야 하며, 차압계 설치가 되지 않았다면 연기(smoke test), 티슈 조각, 탁구공을 이용하여 압력 차이에 따른 공기 흐름을 측정하도록 한다.

2) HEPA(High Efficiency Particulate Air) Filter

HEPA 필터는 직경 0.3㎛ 크기의 입자를 99.97% 이상 여과시키는 필터로 수술실, 중환자실, clean bench 등에 설치되어 있다. HEPA 필터의 성능 모니터링은 particle count를 통하여 정기적으로 실시하고, 필터에 먼지가 과도하게 쌓였거나 찢어졌을 때 교환하도록 한다.

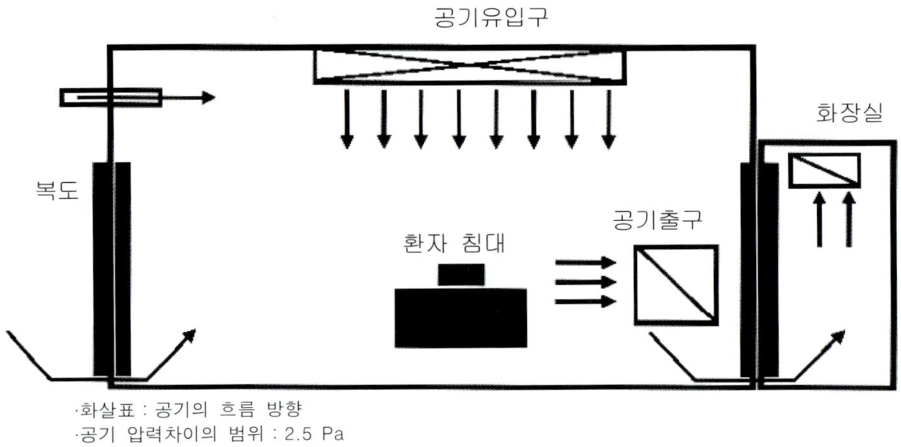

그림 9-1. 음압 병실의 공기 흐름도

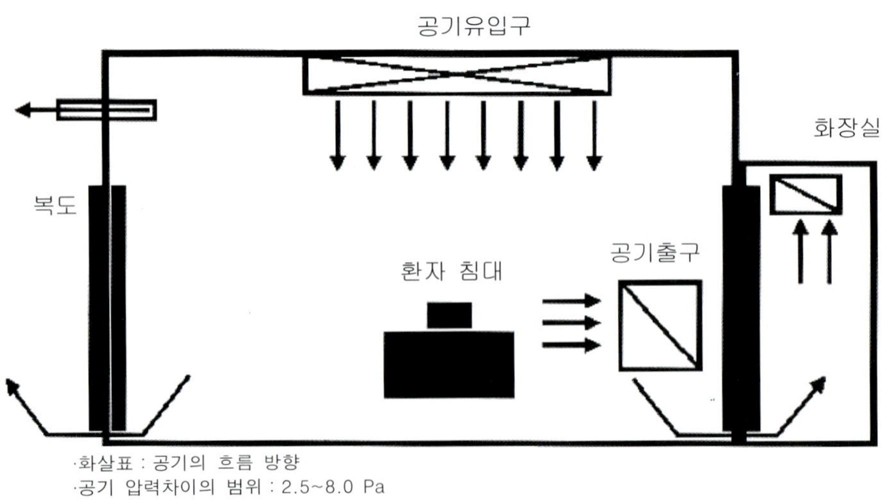

그림 9-2. 양압 병실의 공기 흐름도

3) 특수부서에서의 공조시스템

(1) 면역억제 환자를 위한 보호격리실

① 중증 면역 저하 환자(예 : 호중구 감소증 ≤500 cells/㎖, 동종 조혈모세포 이식환자 등)가 진균포자를 발생시키는 활동(예 : 천장을 진공청소하거나 수리하는 것)에 노출되는 것을 최소화한다.

② 보호격리실을 신축할 때는 HEPA 필터를 장치하고 공기가 새지 않도록 창문, 문, 공기 유입구 및 배출구, 천장, 벽을 잘 밀봉처리하며 공기가 누출되는 곳이 있는지 감시한다.

③ 벽, 병실 공기는 최소한 시간당 12회 이상 순환되도록 한다.

④ 병실의 양압은 8Pa이 이상적이나 2.5~8Pa을 유지하도록 한다.

(2) 공기매개 감염질환을 위한 격리실

① 격리실은 음압을 유지한다.

② 공개매개 감염질환(예 : 수두, 홍역, 결핵)을 진단 받았거나 의심되는 환자는 격리병실을 사용하며 본원의 경우 퇴실 후 다음 환자 입실까지 중환자실이나 수술장은 30분(12ACH), 병동은 1시간(6ACH) 정도 비워두면 적절한 환기가 이루어진다.

(3) 수술실

① 수술실 내 수술방은 양압을 유지한다.

② 수술방 문은 기구, 의료진 및 환자가 출입할 때를 제외하고는 항상 닫혀져 있어야 하며 수술방에 들어가는 인원은 최소한으로 한다.

③ 활동성 결핵 환자 수술 시에는 N95 마스크를 착용하며 가능하면 당일 마지막 스케줄로 예약하며 오염된 공기를 제거할 수 있는 충분한 시간을 갖는다.

④ 수술방 내 에어컨은 공기의 흐름에 변화를 줄 수 있으므로 설치하지 않도록 한다.

참 고 문 헌

1. 대한감염관리간호사회. 감염관리학. 서울: 동방한문화. 2006:633-644.
2. APIC. APIC text of infection control and epidemiology. 3th ed. 2005;77:1-10.
3. CDC. Guideline for environmental infection control in health-care facilities; recommendation of CDC and the Healthcare Infection Control Practices Advisory Committee(HICPAC). *MMWR* 2003;52(RR-10):1-48.
4. Streifel AJ. Design and maintenance of hospital ventilation systems and the prevention of airborne nosocomial infections. In: Mayhall CG, ed. Hospital epidemiology and infection control. 3rd ed. Philadelphia: Lippincott Williams & Wilkins. 2004:1577-1590.

2 수질 관리

의료기관에서의 습기가 있는 환경은 수인성 미생물의 보유소가 된다. 적절한 온도나 영양이 있는 환경에서는 미생물이 급격히 증식하고, 장기간 안정적으로 살아남는다.

1. 레지오넬라증

Legionella spp.에 의해 발생되는 감염질환으로 폐렴을 동반한 여러 장기에 대한 질환(심장, 신장, 소화기계 등)이다. 물이 기본적인 보유소이므로 이를 예방하기 위한 감염관리는 수질관리에 집중된다. 냉각탑, 응축기, 온수공급시스템, 부분적으로 제공되는 증류수에 레지오넬라가 번식할 수 있으며 냉각탑, 샤워기, 수도꼭지, 호흡치료기구, 실내 가습기의 오염된 에어로졸을 흡인하여 발생하였다는 보고가 있다.

1) 일반적인 병원환경에서의 예방

(1) 일차예방(Primary prevention) : 환자가 발생하지 않은 경우

① 환경감시

가. 레지오넬라증이 발생되지 않은 시설에서는 병원 급수 시스템이나 에어로졸 생성기구를 주기적으로 감시배양 하는 것을 권장하지는 않는다.

나. 환경감시배양에서 *Legionella* spp.가 확인되면 원내폐렴 증상이 있는 환자들에게 진단적 검사를 권고하고 급수 시스템 소독을 시작한다.

다. 조혈모세포이식술이나 장기이식술이 이루어지는 병동은 주기적인 감시배양을 할 수 있으며 채취된 검체의 30% 이상에서 *Legionella* spp. 양성이면 그 시설의 급수 시스템을 소독해야 한다.

② 임상적 접근방법

가. 심한 면역저하 환자 등 고위험 환자가 있는 경우 시설에서 감염관리상 위험이 있는지 평가한다.

나. 고위험 환자가 없는 경우는 레지오넬라증을 발견하고 예방하기 위한 일반적 감염관리 전략을 적용한다.

가) 병원성 레지오넬라증을 발견하기 위한 감시 수행

나) 병원 직원에게 레지오넬증의 발병 가능성과 예방, 대처 방법에 대한 정보제공

다) 임상의에게 레지오넬라증 진단을 위한 검사 방법(배양검사, 소변 항원검사, 직접면역형광 항체법, 혈청검사)에 대한 정보 제공

다. 레지오넬라증이 우려되는 고위험군(예 : 전신적 스테로이드 투약, 65세 이상의 노인, 당뇨나 울혈성 심부전, 만성 폐쇄성 폐 등의 만성 기저질환이 있는 환자)을 정하고

의심사례 발생 시 진단적 검사를 한다.

라. 임상의가 레지오넬라증에 대한 진단적 검사를 할 수 있는지 주기적으로 확인한다. 만일 임상의가 이 검사를 폐렴이 확진되거나 의심되는 경우에만 제한적으로 사용한다면 교육 등의 방법으로 임사의의 검사 활용을 고무시킨다.

마. 레지오넬라증 확진 환자가 1명 발생하였거나, 2명의 추정환자가 생길 경우에는 *Legionella* spp.의 원내 감염원을 찾기 위한 물 배양검사 및 역학조사를 재빨리 착수한다.

바. 다음의 방법들이 오염원을 줄이는데 도움이 된다.

가) 정기적인 냉각탑수 관리

나) 분무기와 호흡 기구를 마지막 헹구는 물과 기구에 채우는 물은 멸균수 사용

다) 온수는 51℃ 이상, 냉수는 20℃ 미만이 되도록 유지

(2) 이차예방(Secondary prevention) : 확진 환자가 발생하였을 경우

① 병원 레지오넬라증의 사례정의(이식병동 제외)

가. 확진사례 : 발병 10일 전부터 입원해 있었고 검사상 레지오넬라증으로 확진된 경우

나. 의심사례 : 입원 후 2~9일 경과하여 검사상 감염상태가 확인된 경우

② 만일 검사상 확진된 레지오넬라증이 한 건 발생하거나 6개월 동안 둘 이상의 의심사례가 발생하면 다음과 같은 조치를 취해야 한다.

가. 보건소에 발생 환자를 보고한다.

나. 심한 면역결핍환자를 보고 있는 기관이 아니면 역학조사를 수행한다.

다. 원내 전파가 계속 된다는 증거가 없으면 향후 2개월간 집중적인 전향적 감시활동(prospective surveillance)를 한다.

표 9-1. 레지오넬라증 역학조사 단계

1. 의무기록과 미생물검사기록 검토
2. 최근의 모든 사례를 확인하기 위한 적극적인 감시활동 착수
3. 사례들을 시간, 장소, 사람에 따라 정리
4. 위험요인을 사정하기 위해 필요한 역학조사 방법 결정
   (1) 환자-대조군 연구
   (2) 코호트 연구
5. 가능한 환경요인들(샤워기, 냉각탑, 호흡치료기구)과 관련된 역학적 정보 수집 및 분석
6. 물 검체 채취
   (1) 환경 오염원
   (2) 에어로졸 오염원
7. 환자와 환경에서 배양된 *Legionella* spp.의 아형(subtype strains) 분석
8. 사후진단을 위한 부검 및 조직검사 결과 검토

③ 만일 유행 발생으로 원내 전파가 지속된다면 *Legionella* spp.의 근원을 찾기 위한 환경 조사를 착수한다.

가. Aerosolized water source가 될 수 있는 곳의 물을 채취한다.

나. 환자와 환경으로부터 분리된 *Legionella* spp.의 아형(subtype)을 분석한다.

다. 오염원이 밝혀지면 지침대로 급수 시스템의 소독을 시작한다.

라. 중재 후 3개월 동안 2주 간격으로 시행한 물 배양검사에서 1회 이상 *Legionella* spp.가 발견되면 중재방법을 수정하여 소독을 다시 한다(첫번째 수행했던 소독방법을 강화하거나 고온살균법(superheating)과 hyperchlorination을 병합하여 사용).

마. 레지오넬라증 유행발생 시 오염원이 밝혀지지 않을 경우 2개월 동안 새로 발생하는 환자가 있는지 계속 감시한다. *Legionella* spp.의 유행발생과 관련된 지역을 중심으로 원내 급수 시스템의 소독을 할 수 있으나 만일 오염원을 곧 밝힐 수 있을 것 같으면 소독을 연기하기도 한다.

바. 급수 시스템의 검사 결과 및 감염관리 방법에 대해 모두 잘 기록해 둔다.

표 9-2. 물 검체 채취

1. 급수 시스템
   (1) 물의 유입 경로(incoming water main)
   (2) 경수 연화 장치(water softener unit)
   (3) 수조(cisterns)
   (4) 가열탱크 유입과 배출부위(water heater tanks at the inflows and outflows)
   (5) 저장탱크(holding tanks)
2. 수도꼭지(특히 환자 방 안이나 가까운 곳), 샤워기
3. 냉각탑/증발식 응축기
   (1) 보충수(증발, 누수 등으로 손실되는 양 만큼 보충해 주는 물)
   (2) 물이 담기는 곳
   (3) 물이 모이는 웅덩이(sump : basin의 한 부분으로 냉각된 물이 heat source로 회귀하는 부위)
   (4) 열원(예 : chillers)
4. 가습기
   (1) 산소방울 발생기(bubblers for oxygen)
   (2) 호흡치료에 사용하는 물(water used for respiratoy therapy equipment)
5. 기타 오염원
   (1) 장식용 분수대
   (2) irrigation 기구
   (3) 최근 사용된 화재 스프링클러 시스템
   (4) 와류욕(whirlpools)
   (5) 온천(spas)

④ 오염원 제거 방법은 다음 사항을 고려해야 한다.
가. 환자 수
나. 환경 조사와 공급용수의 *Legionella* spp.를 박멸하는데 소요되는 비용
다. 병원 레지오넬라증에 이환되고 치명적인 감염으로 진전되는데 작용하는 다양한 숙주 요인

2) 면역저하환자 시설(PE; Protective Environment)에서의 예방

(1) 심한 면역저하환자들이 있는 병동에 레지오넬라증 예방 방법을 적용할 때는 위의 방법에 추가하여 특별한 감시활동과 역학적 조사 방법들을 병합하여 수행한다.
① 환경감시배양에서 *Legionella* spp.가 나오지 않더라도 이식환자에게서 레지오넬라증이 의심되는 경우에 대해서는 항상 유의한다.
② 심한 면역저하환자가 한 명 발생하였거나 PE가 있는 시설 어디서든지 환자가 한 명 발생하면 *Legionella* spp.을 확인하기 위한 역학적, 환경적 조사를 시행한다.

(2) 위의 내용에 첨가하여 미생물 배양 검사를 실시하고 급수시설에 대한 조치를 취한다.
① 레지오넬라증 감염 위험이 있는 환자가 있는 병원에서는 온수의 회귀 시 온도를 51℃ 이상 냉수의 최고 온도는 20℃ 미만이 되도록 하며 염소 소독된 온수는 수도꼭지에서 FRC(유리잔류염소)가 1~2mg/L(1~2ppm)이 되도록 한다.
② 급수 시스템 검체를 주기적으로 미생물 배양 검사한다.
③ 환경 배양 검사의 빈도와 측정소에 대해 특별한 권고지침은 없다.
④ *Legionella* spp.가 병동의 물에서 나오지 않더라도 고위험 환자가 있으면 샤워꼭지와 수도 기포 발생기를 분해하여 100배 희석한 락스로 매달 청소 및 소독한다.
⑤ 에어로졸을 형성하는 가습기는 매일 청소하고 높은 수준의 소독을 하며 증류수를 사용한다.
⑥ 물놀이 장난감을 제거한다.
⑦ 방 청소 동안 환자치료기구와 장비가 수돗물에 오염되지 않도록 주의한다.
⑧ 이식환자에게서 레지오넬라증이 한 명이라도 발생하거나 외래 PE setting을 다녀간 환자 중 2명 이상 검사 상 확진된 사례가 발생하면 보건소에 신고하고, 철저한 역학조사를 착수하여 오염원을 소독하거나 제거한다.

(3) *Legionella* spp.가 이식병동에 있으면 곧 중재를 시작하고 더 이상 배양 검사에서 분리되지 않을 때까지 지속한다.
① 공급용수를 소독한다.
② 감염성 에어로졸의 발생을 피하기 위해 환자 방의 수도꼭지는 사용하지 않는다.
③ 심하게 면역이 저하된 환자는 샤워를 제한한다.
④ 조혈모세포이식 환자가 목욕하는 경우 *Legionella* spp.에 오염되지 않은 물을 사용한다.
⑤ 레지오넬라 유행 발생시 양치용, 음료용, 비위관 세척용 물은 멸균수로 사용한다.

3) 레지오넬라 검출을 위한 물 배양 검사

Legionella spp.는 인공 급수 체계를 포함하여 자연환경의 물에서 20~40% 편재한다. 급수 시스템에 *Legionella* spp.가 있다고 해서 면역저하환자들에게 질병을 일으키는 경우는 드물며 이를 교정하는 방법이나 과정도 분명치 않다. 그러므로 주기적으로 물의 미생물 배양감시를 하는 것을 권하지는 않으나 레지오넬라증 유행 발생 후에 중재 효과를 확인하기 위해서나 심하게 면역이 저하된 환자가 있는 곳은 주기적인 감시를 할 수 있다.
물 배양 검사는 *Legionella* spp.의 근원을 찾기 위해 가장 효과적인 방법이다. 에어로졸화 될 수 있는 어떤 수원이든지 *Legionella* spp. 전파원이 될 수 있으므로 검체 채취는 표 2를 참고한다. *Legionella* spp.는 주로 25~42.2℃에서 균집락되며 흔히 온수 시스템에 집락된다. 건조한 환경에서는 살아남지 못하므로 자주 증발하는 에어컨 응축액은 원인이 되기 어렵다.

검체 채취는 다음과 같이 실시한다.

(1) 기포발생기와 샤워꼭지를 파이프에서 제거한다.
(2) 수도꼭지, 기포발생기, 샤워꼭지의 내부를 무균적으로 swab하고 검체를 채취한 곳에서 5~10㎖ 물을 채취한다.
(3) 채취한 검체를 가능한 빨리 검사실로 가져와 *Legionella* spp. 배양 검사를 진행하도록 한다. 검체는 상온에서 이송하되 이송 중 외부 기온의 변화가 심하지 않도록 보호한다. 만일 채취한 검체를 24시간 내에 검사를 진행시키지 못하면 냉각시켜야 한다.
(4) *Legionella* spp.를 선별적으로 찾아내고 배양하는데 사용되는 배지를 사용한다.
(5) 냉각탑/증발식 응축기의 검체 채취부위는 <표 9-2>를 참조한다.

4) 냉각탑과 증발식 응축기(CT/EC)

(1) 병원 건축 시 냉각탑은 에어로졸 발생을 최소화 할 수 있도록 설계하고 공기흡입 시스템으로부터 멀리 떨어지게 위치시킨다.
(2) 냉각탑은 다음과 같이 관리한다.
  ① 물방울 제거기(drift eliminator)를 설치한다.
  ② 정기적으로 소독을 실시한다.
  ③ 제조사의 권고방침에 따라 냉각탑을 관리하고 자세한 관리 및 감염관리 기록, 레지오넬라 유행 발생 시 환경감시 및 조사내용을 보관한다.
(3) 만일 냉각탑이나 증발식 응축기가 병원 레지오넬라와 연관이 있다면 냉각탑 시스템을 소독한다.
(4) CT/EC의 소독과정 및 청소
  ① 화학적 소독과정
    가. 화학적 소독 및 청소의 준비
      가) 소독작업을 수행하는 직원은 사용되는 소독제나 *Legionella* spp.를 함유하고 있는 비말에 노출되는 것을 예방하기 위하여 개인 보호장구를 착용한다. 개인 보호장구

는 전신 길이의 옷, 신발, 장갑, 보안경을 착용하고 공기 중 염소 농도가 10mg/L에 이를 경우 얼굴을 전부 가리거나 반만 가리는 안면보호구로 HEPA filter와 chemical cartrige가 부착된 것을 착용한다.

나) 냉각탑 작동 중지

(가) 가능하면 열원(heat source)을 끈다.

(나) 냉각탑/증발식 응축기(CT/EC)의 송풍기(fan)도 끈다.

(다) 정화(blowdown purge) 밸브도 끈다. 자동 정화 조절기가 있으면 끄고 시스템 조절기를 수동으로 맞춘다.

(라) 급수(make-up water) 밸브는 열어둔다.

(마) 청소 전 과정이 완결될 때까지 적어도 CT/EC에서 30미터 이내에 있는 외부 공기흡입구는 닫는다.

(바) CT/EC를 통과하는 물 순환 펌프는 계속 작동한다.

나. 화학적 소독

가) 빠르게 유리되는 염소가 함유된 소독제를 이용하며 제조회사의 지침을 따른다. 소독제는 NaOCl이나 $Ca[OCl]_2$를 초기 유리잔류염소가(FRC) 50mg/L가 되도록 다음과 같이 맞추어 사용한다.

- 1,000 gallons의 CT/EC물에 3.0lbs(1.4kg)의 산업용 NaOCl(12~15%)를
- 1,000 gallons의 CT/EC물에 10.5lbs(4.8kg)의 산업용 NaOCl(3~5%)를
- 1,000 gallons의 CT/EC물에 0.6lbs(0.3kg)의 산업용 $Ca[OCl]_2$를 섞는다.

만약 유기물(biodeposit)이 많은 경우라면 Cl이 더 추가로 필요하다. CT/EC의 물 양을 모르는 경우라면 재순환률을 분당 gallon(gallons/min)으로 계산하여 10을 곱하거나 냉장용량(refrigeration capacity in tons)을 30으로 곱하여 추정한다.

나) 소독에 사용된 모든 화학제의 성분과질을 기록해 놓고, 추가된 시간과 종류, FRC와 pH의 측정시간과 결과 등을 기록해 놓아야 한다.

다) 소독제를 넣은 후 15분 이내에 분산제를 첨가한다. 1,000gallon의 CT/EC 물에 10~20lbs(4.5~11.25kg)의 분산제를 첨가한다.

라) 소독제와 분산제를 넣은 후에 시스템을 통한 물의 순환은 계속 되어야 한다. FRC 측정도구를 이용하여 2시간동안 매 15분마다 FRC농도와 pH를 측정해야 한다. FRC가 10mg/L이상 유지하도록 염소액을 추가해야 한다. pH가 높으면 염소의 살균작용이 감소하므로 수영장에서 사용하는 nuriatic acid나 sulfuric acid와 같은 산을 이용하여 pH를 낮춘다.

마) 소독제와 분산제를 넣은 후 FRC가 10mg/L이상으로 유지되고 난 다음 2시간 간격으로 FRC를 측정하면서 24시간동안 FRC를 10mg/L이상으로 유지해야 한다.

바) 24시간동안 FRC가 10mg/L이상이 되도록 유지시킨 후 CT/EC 물은 배수구를 통하여 배출해야 한다. 필요하면 중화제를 첨가하여 염소를 중화한 뒤 배출한다.

사) 물을 다시 채우거나 반복하는 경우에는 화학적 소독과정을 반복한다.

다. 세척 및 청소

가) 2차 소독한 물이 배액 된 뒤에는 CT/EC를 중지한다.

나) 물이 접촉하는 모든 표면을 관찰하여 침전물, 불순물, 껍질 등이 있는지를 본다. 솔이나 저압의 물 호스를 이용하여 청소한다. 필요하면 부품을 교체한다.

다) 가능하면, 냉각기(chiller) 안에 있는 접촉 영역까지 CT/EC 물을 청소한다.

라. 청소 후 관리

가) 물을 채우고 FRC가 10mg/L가 되도록 염소 소독액을 첨가한다.

나) 1시간을 순환한 뒤에 정화(blowdown) 밸브를 열고 물의 탁해짐이 없어질 때까지 전체 시스템내로 순환시킨다.

다) 배수한다.

라) 세척 전에 닫았던 공기흡입구를 열어둔다.

마) 시스템을 물로 채우고 CT/EC는 효과적인 물 관리 프로그램을 위하여 제공업체에 장비점검을 의뢰할 수 있다.

② 고온멸균법(Superheating)

반복적/일회적 소독 방법 중 하나로 수온이 71~77℃가 되도록 하여 모든 수도꼭지를 열어 5분 이상 흘려보낸다. 반복 처리 후 회귀되는 물의 온도가 51℃이상 또는 20℃ 이하가 되도록 한다. 급수 설비의 사용점에서 자동온도조절장치(preset thermostatic mixing valve)를 설치할 수 있다. 매 수도꼭지마다 '주의' 표시를 해 두어 환자나 방문객, 직원이 화상을 입지 않도록 주의한다.

③ 대체방법(Alternative methods)

과산화염소(ClO_2)를 이용한 물 처리, 중금속 이온(구리/은 이온), 오존, 자외선 등이 *Legionella* spp.의 증식을 억제시키나 장기적 효과에 대하여는 좀 더 연구가 필요하다.

④ 기타 방법들

열이나 염소의 살균효과를 감소시키는 물때나 침전물을 제거하는 청소작업과 온수 저장 탱크, 물 가열장치, 수도꼭지, 샤워기의 교환이 부가적으로 수행되어야 한다. 모노클로라민(NH_2Cl)은 유리염소이온(free chlorine)에 비하여 소독 과정 중에 부산물 생성이 적어 덜 유해하며 water system의 말단까지 이르러 세균의 biofilm에 더 효과적으로 침투하는 장점이 있으나 아직 의료기관의 공급용수 치료에는 사용되지 않고 있다.

(5) 유지관리

① 온수는 수도꼭지나 어느 지점에서든 51℃ 이상 되도록 유지한다. 그러기 위해서는 heater 안의 물을 60℃ 이상이 되도록 해야 한다.

② 온수 순환시스템에서 유속을 빠르게 하면 물이 정체되고 식는 것을 줄여 *Legionella* spp.의 증식을 줄일 수 있다.

③ 20℃ 미만의 냉수를 운반하는 파이프가 온도를 유지할 수 있도록 절연체로 차단하여 heater나 수도꼭지까지 차갑게 운반된다면 세균이 증식할 기회를 줄일 수 있다. 순환하는 물의 온도에 상관없이 배관에서 물이 순환하지 않는 부분(dead legs, capped spur)이

있어 물이 정체되고 50℃ 미만으로 낮아진다면 이 부분을 제거하여 균 집락을 막는다.

④ 배관 안의 고무 배킹은 계속적인 균 집락과 연관이 있으므로 *Legionella* spp.의 박멸을 위해서는 이 고무 배킹을 교체해야 한다.

⑤ 수도꼭지에서 나오는 물은 FRC가 1~2mg/L(1~2ppm)로 유지되도록 염소소독을 한다. 그러기 위해서는 급수 시스템에 염소의 유량 보정형 지속 투입기를 설치해야 한다. 지속적인 염소소독의 단점은 배관의 부식을 가속화하여 누수를 발생시킬 수 있으며 잠재적 발암물질인 trihalomethanes를 생성할 수 있다. 그러나 FRC가 3mg/L(3ppm)미만이면 tritalomethanes level은 EPA에서 정한 최고 허용농도 이하로 유지된다.

5) 공기 배양검사(Air sampling for aerosols containing *Legionella*)

(1) 공기 배양검사는 *Legionella* spp.를 감시하는 방법으로 잘 사용되지 않지만 다음의 경우에는 시행하기도 한다.

① 의심되는 병원소에서 에어로졸되어 나오는 비말에 *Legionella* spp.가 있는지 확인하기 위해

② 질병의 전파와 관련되어 어떤 기구(예 : 샤워꼭지, 수도꼭지, 장식용 분수, 증발식 응축기)의 영향이 있는지 확인하기 위해

③ *Legionella* spp.를 포함한 비말의 크기와 양을 알기 위해

(2) 검체 채집기는 사람이 에어로졸에 노출된다고 생각하는 위치에 놓으며 만일 감염성 에어로졸로 의심이 될 때는 N95 마스크를 착용하도록 한다.

(3) 방법

① 액체에 포집

플라스크 바닥으로부터 30mm 대롱이 있는 chemical corps-type all-glass impingers (AGI)를 이용하여 *Legionella* spp. 샘플을 채취한다. 공기가 모이는 속도로 인해 세균 덩어리가 쪼개지면서 공기 중 정확한 세균수를 알 수 있다. Yeast extract broth(0.25%)가 추천된다. 이 방법의 단점은 포집 속도로 인해 영양형 세포(vegetative call)가 파괴될 수 있고 particle의 크기를 분간할 수 없으며 AGI가 쉽게 깨어진다

② 고체배지에 심기

③ 고정 플레이트에 침강

Andersen sampler를 이용할 수도 있는데 이는 particle이 jet orifices를 통과하여 cascade fashion으로 크기가 줄어들어 agar surface에 심어진다. 이 포집기는 내구성 있고 *Legionella* spp.를 포함하고 있는 비말의 크기와 개수를 확인할 수 있으며 더 이상 조작할 필요 없이 바로 배양기에 넣으면 된다. Selective와 non selective BCYE agar를 사용할 수 있다. 만일 실험실로 운반하여야 한다면 냉장시키지 말고 싸서 가능한 빨리 옮기도록 한다.

2. 음수기(정수기) 수질 관리

1) 정기적으로 세척 소독 및 필터를 교체한다.
2) 음수기의 물은 음용 외에 다른 용도로 사용하지 않는다(핫백용, 수저나 식기 세척 등).
3) 음수기 세척 및 소독은 다음과 같은 절차에 따른다.
   (1) 시기 : 1회 / 3개월(필터 교체 시)
   (2) 권장 염소농도 : 200ppm(바이오스펏 1정/물 5L)
   (3) 소독제 : 바이오스펏
   (4) 음수기 소독 방법
      ① 음수기를 시설팀 내 음수기 세척실로 내린다.
      ② 물탱크의 물을 모두 빼내고 음수기 커버 등 자재를 분리한다.
      ③ 손을 깨끗이 씻는다.
      ④ 깨끗한 일회용 장갑을 착용하고 각 부분을 깨끗이 세척한다.
         가. 물탱크 내부 : 세제와 물탱크 청소용 수세미
         나. 코크 : 세제와 솔
         다. 음수기 커버 등 : 세제와 자재 세척용 수세미
      ⑤ 물탱크에 물을 가득 채운 후 음수기 코크를 통하여 물을 2회 완전히 빼내어 헹군다.
      ⑥ 물탱크에 물을 가득 채운 후 200ppm에 맞춰 바이오스펏을 넣고 15분 동안 침적 소독한다.
      ⑦ 코크를 통하여 소독액을 완전히 빼낸다. 이때 빼낸 소독액은 통에 받는다.
      ⑧ 통에 받은 소독액에 음수기 세척에 사용한 수세미와 솔을 15분간 침적 소독한다.
      ⑨ 물탱크에 물을 가득 채운 후 음수를 코크를 통하여 물을 2회 완전히 빼내어 헹군다.
      ⑩ 음수기 필터와 내부 배관을 교체한다.
      ⑪ 음수기를 조립하여 원래 위치에 설치한 후 배관을 연결하고 음수기의 물탱크에 물이 다 차면 5리터 정도 빼내어 버린다.
      ⑫ 정수기 표면 및 주변을 깨끗이 청소한다.
4) 년 1회(하절기) 음수기 수질검사를 실시한다.
   ① 수질검사 기준은 식품의약품 안전청 식품공전 기준에 따라 '다중이용시설의 접객용 음용수 기준'을 적용한다.
   ② 수질검사 기준
      - 대장균 : 음성/250㎖
      - 살모넬라 : 음성/250㎖
      - 여시니아 엔테로콜리티카 : 음성/250㎖

참 고 문 헌

1. 식품의약품안전청. 식품공전.
2. 우준희, 김양수, 오명옥, 김병국, 김유영, 최강원, 석종성, 김의종. 병원환경 및 음식에 대한 미생물학적 조사. 감염 1988;20:187-192.
3. Rhame FS. The inanimate environment. In: Bennett JV, Brachman PS, ed. Hospital infection. 4th ed. Philadelphia and New York: Lippincott-Rave. 1998:299-324.
4. APIC. APIC text of infection control and epidemiology. 3th ed. 2005;78:1-10.
5. CDC. Guideline for environmental infection control in health-care facilities; recommendation of CDC and the Healthcare Infection Control Practices Advisory Committee(HICPAC). *MMWR* 2003;52(RR-10):1-48.
6. CDC. Guidlines for preventing health-care associated pneumonia. 2003.

3 병원건축과 감염관리

병원 건물, 건물 내 신축, 보수와 철거는 병원 내 *Aspergillus* spp. 포자수를 증가시키며 그 결과 고위험환자에서 aspergillosis 발생 위험이 증가된다. 그러므로 건축, 보수 및 철거를 시행 할 때에는 다음과 같은 사항을 지속적으로 감시해야 한다.

1) 감염관리실무자는 병원발전위원회의 구성원이 되어 계획안을 조정하고 이로 인해 발생 가능한 병원 감염의 문제를 예방하기 위해 감염관리방안을 제시한다.
2) 감염관리실무자는 건축 관계자와 면역 저하 환자를 담당하는 의료진을 대상으로 건축으로 인해 발생 가능한 공기 매개 감염, 진균 포자의 전파 및 예방에 대한 교육을 실시한다.
3) 공사기간 동안 또는 공사 후 일정기간 동안 면역 저하 환자 대상으로 건축과 관련된 공기 매개감염(예 : Aspergillosis)이 발생하는지를 적극적 감시방법을 통해 감시한다.
4) 병원 건물 내부에서 공사를 할 때에는 공사 장소에서 발생한 먼지가 환자 진료 공간에 유입되지 않도록 방어벽을 설치하거나 환자 진료 공간과 근접한 공사현장은 음압 상태를 유지하도록 한다.
5) 방어벽은 공기가 새지 않도록 밀봉하고, 틈이 없는지, 방어벽 내부로 공기가 유입되는지를 확인하고 감시해야한다.
6) 공사 현장의 창문을 통해 공기가 유입되지 않도록 틈새를 막는다
7) 먼지가 쌓이지 않도록 하며 보행자 통로는 공사현장에서 떨어진 곳에 새로 만든다.
8) 공사현장과 근접한 병실에 입원된 환자는 면역상태, 공사범위, 먼지 또는 분무 발생 가능성 및 이에 대한 대책에 따라 병실을 옮길 수 있다.
9) 공사현장에서 일하는 사람들을 위한 출입문, 승강기, 보호 장비, 갱의실, 화장실과 같은 전용 편의시설들을 마련한다.
10) 공사 직후 또는 공사 중에 aspergillosis 환자나 환경과 관련된 공기 매개 기회감염인 진균 감염 환자가 발생한 경우에는 다음과 같은 것들을 조사한다.
    (1) 공사현장과 보호격리실의 공기 압력의 차를 측정한다.
    (2) 새로운 환자가 발생하는지 전향적으로 조사한다.
    (3) 진균 감염이 지속적으로 전파되고 있다는 역학적 증거가 있다면 원인을 발견하고 제거하기 위하여 공기 채집기를 이용한 공기배양검사를 실시한다.
    (4) 진균에 의한 환경오염의 원인을 찾아내거나 필터 또는 압력 차이와 같은 설비에 문제가 있었다면 즉시 원인과 유입경로를 제거하고 항진균제를 사용하여 오염된 곳을 소독한다.
    (5) 가능한 환자와 환경에서 검출된 *Aspergillus* spp.의 분자 역학적 검사를 실시하여 동일 균에 의한 것인지를 조사한다.

참 고 문 헌

1. 대한감염관리간호사회. 감염관리학. 서울: 동방한문화. 2006:633-644.
2. 송영구. 병원 건물 신축과 개량시의 감염관리. 병원감염관리. 1999;4:41-50.
3. APIC. APIC text of infection control and epidemiology. 3th ed. 2005;77:1-10.
4. CDC. Guideline for environmental infection control in health-care facilities; recommendation of CDC and the Healthcare Infection Control Practices Advisory Committee(HICPAC). *MMWR* 2003;52(RR-10):1-48.
5. Bartley J. Prevention of infections related to construction, renovation, and demolition. In: Mayhall CG, ed. Hospital epidemiology and infection control. 3rd ed. Philadelphia: Lippincott Williams & Wilkins. 2004:1549-1576.

4 청소지침

감염관리에 있어 기본적이고 중요한 것은 깨끗한 환경을 유지하는 것이다. 미생물에 오염된 환경은 병원감염의 잠재적 원인이 된다. 규칙적이고 효과적인 환경관리는 병원 시설물을 청결하게 하고, 건강한 환경을 유지시켜 병원감염을 예방하고 감소시키는데 필수적이다. 감염의 위험성이 높은 부서는 좀 더 철저한 청소와 소독이 필요하며 환자 처치 영역에서 표면 세척과 소독 방법은 손에 의한 접촉 정도와 빈도, 신체 또는 미생물의 환경 저장소(예 : 오물, 먼지, 물)로 표면이 오염될 가능성 등을 고려한다.

1. 일반적인 청소지침

1) 환경은 규칙적으로 오염과 먼지를 제거하고 청소한다.
2) 청소를 시행할 때에는 깨끗한 곳에서 더러운 곳, 높은 곳에서 낮은 곳 순서로 청소한다.
3) 청소 구역은 접촉이 적은 곳과 빈번한 곳으로 나누고 문손잡이, 침대 난간, 전등 스위치 등과 같은 접촉이 빈번한 곳은 접촉이 적은 표면보다 자주 청소하고 소독하여야 한다.
4) 일상적으로 환자를 처치하는 영역에서 드물게 손과 접촉하는 수평면(예 : 창문 턱, 바닥)은 오염되었거나 엎지르거나 환자가 퇴원했을 때 규칙적으로 청소한다.
5) 벽, 창문, 문, 문고리 등은 정기적인 스케줄에 따라 혹은 오염되었을 때 청소한다.
6) 테이블, 침상, 의자, 전등 등 수평의 표면은 매일 먼지를 닦아낸다.
7) 커튼은 정해진 계획에 따른 일정과 오염된 것이 육안으로 보일 때 교체하고 세탁한다.
8) 바닥은 소독제로 충분히 적시고 마찰해서 청소한다.
9) 카펫은 의료기관에 적합하지 않지만, 혹시 있다면 진공청소 하도록 한다.
10) 높은 곳의 먼지, 천장 타일, 벽은 청소 시 오염이 되어 있는지 확인하고, 물이 샌 흔적이 있으면 진균의 보균소가 되기도 하므로 즉시 수리 및 보수해야 한다.
11) 병원 내에서 행해지는 청소는 먼지의 분산을 방지하기 위하여 화학적으로 처리된 걸레 또는 대걸레를 사용한다. 걸레와 대걸레는 흔들 경우 곰팡이 포자가 날릴 수 있기 때문에 절대 흔들지 말아야 한다.
12) 청소 중 용액이나 환자의 혈액, 체액 등에 노출될 가능성이 있는 경우에는 방수장갑, 가운, 보안경, 마스크 등을 착용하여야 한다.
13) 청소 과정에서 감염성 분무 발생이 예상되는 경우, 또는 결핵이 의심되거나 확진된 환자와 같은 공간에 있을 경우에는 호흡기 보호를 위해 적절한 보호 장구(마스크나 N95 마스크)를 착용한다.
14) 환자의 감염성 여부를 떠나서 환자가 퇴원한 후에는 병실 환경을 꼼꼼하게 청소한다.
15) 환경 청소 과정을 환자 처치 장비나 기구 세척에 적용해서는 안 된다.
16) 분무 소독 시 소독제가 환자 및 직원에게 뿌려지지 않도록 주의한다.

2. 청소 방법

1) 청소지역의 구분

(1) 특수 관리 지역

중환자실, 수술실, 신생아실, 신생아중환자실, 분만실, 인공신장실, 혈관조영실, 조혈모세포이식병동, 주사조제실, 중앙공급실, 부검실, 응급실 등

(2) 관리지역

일반 병실, 진료실, 치료실, 조리실, 식당, 세탁실, 화장실 등

(3) 일반지역

사무실, 휴게실, 갱의실, 복도, 엘리베이터 등

2) 병실바닥

(1) 병실 바닥은 매일 물걸레로 청소하며 오염이 발생하였을 때에는 즉시 제거한다. 단, 혈액이나 체액이 쏟아진 경우에는 락스를 이용하여 청소한다.

(2) 대걸레는 방마다 깨끗한 것으로 교환하여 청소하고, 매일 세탁 및 락스에 30분간 담가서 소독한다.

3) 벽, 창문, 문

필요 시 부분적으로 오염을 제거하고 정해진 일정에 따라 전체적으로 청소한다.

4) 화장실

(1) 매일 1회 이상 청소한다.

(2) 변기가 지저분하거나 격리환자가 사용한 경우에는 HBV quat나 락스를 이용하여 청소 한다.

5) 세면대, 샤워실

(1) 매일 청소하며 항상 청결하고 건조하게 유지되도록 한다.

(2) 격리 환자가 사용한 경우에는 HBV quat나 락스를 이용하여 청소한다.

6) 침구류, 매트리스

(1) 환자의 의류 및 침구류는 「9장-6. 세탁물관리」를 참조한다.

(2) 매트리스가 혈액이나 체액 등으로 오염되었을 경우에는 락스를 이용하여 닦는다.

(3) 커튼은 정해진 일정에 따라 교환하며 눈에 보이는 오염이 있는 경우에는 즉시 교환한다.

7) 쓰레기

(1) 일정량이 모아지면 버리고, 하루에 최소한 1회 이상 비운다.

(2) 쓰레기는 2/3 이상 채우지 않도록 한다.

(3) 감염성폐기물 관리지침에 따라 분리수거한다.

8) 퇴원병실

(1) 병실의 모든 물품은 HBV quat를 이용하여 깨끗이 닦는다.

(2) 일회용품은 병원 방침에 따라 폐기하고, 재사용물품이 오염되었을 경우에는 「7장. 소독 및 멸균」에 따라 적절한 방법으로 소독한다.

9) 격리실

(1) 환자의 상태에 따라 청소방법을 선택하며 적절한 보호 장구를 착용한다.

(2) 모든 가구, 침대, 화장실 등을 HBV quat를 이용하여 청소한다.

3. 청소용 소독제 및 세제

1) 청소에 사용되는 환경소독제는 공인된 소독제를 사용하며 본원에서는 HBV quat를 사용한다.
2) 알코올은 환자의 피부가 닿는 일부 물품이나 기계의 넓지 않은 표면 청소에 사용할 수 있다.
3) 혈액을 쏟은 경우 락스를 10배 희석하여 혈액을 쏟은 곳에 붓고 10분 후에 닦아낸다. 희석된 락스 용액은 희석 후 시간이 경과하면 유효농도가 떨어지므로 매회 새롭게 만들어서 사용한다.
4) CJD 환자의 병실 청소는 일상적인 청소 및 소독으로 충분하다. 그러나 CJD 환자의 부검이나 생검에 사용된 테이블은 락스 원액이나 10배 희석된 락스를 흥건히 묻혀 15분 정도 두었다가 청소한다.
5) 의료기구나 장비의 표면과 바닥을 청소하는 물품은 각각 사용한다.
6) 청소를 할 때 혈액이나 체액이 묻어 있으면 소독제를 불활성화시키므로 반드시 환경소독제를 사용하기 전에 10배 희석된 락스 용액으로 닦아내도록 한다.

4. 청소용구

1) 오염된 청소용구는 바로 교환, 소독한다.
2) 청소용구를 젖은 채로 보관하면 미생물이 증식될 수 있으므로 건조시킨 상태로 보관한다.

참 고 문 헌

1. 대한감염관리간호사회. 감염관리학. 서울: 동방한문화. 2006:690-698.
2. APIC. APIC text of infection control and epidemiology. 3th ed. 2000;73:1-8.
3. CDC. Guideline for environmental infection control in health-care facilities; recommendation of CDC and the Healthcare Infection Control Practices Advisory Committee(HICPAC). *MMWR* 2003;52(RR-10):1-48.

5 감염성폐기물 관리

의료기관에서 발생하는 폐기물은 환경오염의 원인으로 작용할 수 있으므로 올바른 폐기물 관리는 병원의 감염관리와 더불어 지역사회의 환경관리 측면에서 중요하다. 그러므로 감염성폐기물은 안전하고 위생적으로 취급하고 적절하게 처리하여 효과적인 관리가 이루어져야 한다.

1. 감염성폐기물의 종류

구 분	종 류
조직물류	인체 또는 동물로부터 적출되거나 절단된 물체, 동물의 사체, 실험동물의 사체와 인체 또는 동물의 피, 고름, 분비물(장사 등에 관련 법률에 의한 임신 4개월 이상의 사태는 제외)
탈지면류	인체 또는 동물의 피, 고름, 배설물, 분비물 또는 소독약이 묻은 탈지면, 붕대, 거즈, 일회용기저귀, 생리대
폐합성 수지류	일회용 주사기, 수액세트, 혈액 bag, 혈액 투석 시 사용된 폐기물
병리계폐기물	시험, 검사 등에 사용된 배양용기, 폐 시험관, 슬라이드, 커버글라스, 혈액병, 폐 장갑, 폐 배지 또는 폐 혈액
손상성폐기물	주사바늘, 수술용 칼날, 치과용 침
혼합감염성폐기물	조직물류, 탈지면류, 폐합성 수지류, 병리계폐기물, 손상성폐기물과 혼합되거나 접촉된 폐기물로서 다른 감염성 폐기물로 분류되지 아니한 폐기물

2. 감염성폐기물로 분류하는 경우

1) 수술시 발생한 신체의 일부와 진료, 치료 등의 과정에서 인체 등에서 발생되는 분비물은 조직물류에 해당한다.
2) 수액세트 중 줄은 감염성폐기물의 폐합성수지류, 주사바늘은 손상성 폐기물로 분류하고 자연적으로 분리된 수액백은 일반폐기물로 분류한다.
3) 배양용기, 시험관, 슬라이드, 커버글라스, 수술용 칼날, 치과용 침 등은 1회용 이외에는 자체 소독, 멸균 등을 거쳐 재사용은 가능하나 최종적으로 버릴 경우 감염성폐기물로 처리한다.
4) 사용 중 찢어지거나 훼손되어 재사용이 불가능한 세탁물(침구류, 의류, 린넨류, 수술용 장갑 등)은 혼합감염성폐기물로 처리한다.
5) 치과에서 발생되는 치아는 조직물류, 흡인용 1회용 튜브는 폐합성수지류, 치과용 아말감은 혼합감염성폐기물로 분류한다.

3. 감염성폐기물로 분류하지 않는 경우

1) 감염성폐기물과 혼합되지 않은 약병, 수액병, 앰플병, 바이알 및 석고붕대 등은 감염성폐기물로 분류하지 않는다.
2) 임신 4개월 이상 된 사태아는 장사 등에 관한 법률을 적용하여 화장장에서 처리한다.
3) 재택환자로부터 발생되는 탈지면류, 폐합성수지류 및 손상성 폐기물 등은 생활폐기물에 해당된다.
4) 치아 교정용 보철물 및 피, 고름, 분비물이 묻어있지 않은 인상제(알지네이트, 루버 등) 등은 감염성폐기물에 해당되지 않는다.
5) 치아 치료 후 환자의 치아를 세척하는 과정에서 발생되는 세척수나 의료기기 등을 세척한 세척수는 감염성폐기물에 해당되지 않는다.

4. 감염성폐기물의 보관

1) 감염성폐기물은 발생한 때(당해 진료, 치료 및 시험, 검사행위가 종료된 때)부터 종류별로 전용 용기에 넣어 보관한다.
2) 감염성폐기물 전용 용기는 사용중일 때에는 전용 용기 내부의 폐기물이 노출되지 않도록 하여야 하며, 사용이 종료된 때에는 밀폐하여 전용 보관 창고에 보관한다.
3) 위탁 처리하는 배출자는 10일 이상(소규모 배출자 : 15일 이상) 보관하여서는 안되며 처리자는 5일 이상 보관해서는 안된다. 본원의 경우 손상성폐기물은 수거 기간을 감안하여 7일간 사용 후 폐기하도록 하고 있다.
4) 전용 용기의 도형색상은 폐기물량이 많은 도형의 색상을 사용하고 액상 및 손상성 감염성폐기물은 반드시 합성수지류 전용 용기에 보관하되 뚜껑이 열리지 않도록 잠금 장치를 부착하여야 한다.
5) 여러 장소에서 발생된 감염성폐기물을 수거한 다음 전용 용기에 옮겨 담는 행위는 불가하다.

표 9-3. 종류별 전용 용기에 표시하는 도형의 색상

종 류	도형 색상
인체 조직물 등 태반(재활용하는 경우)	녹색
인체 조직물 중 태반(재활용하지 않는 경우), 기타 조직물류	적색
탈지면류, 폐합성수지류, 혼합감염성폐기물	오렌지색
병리계폐기물, 손상성폐기물	노란색

5. 전용용기의 종류

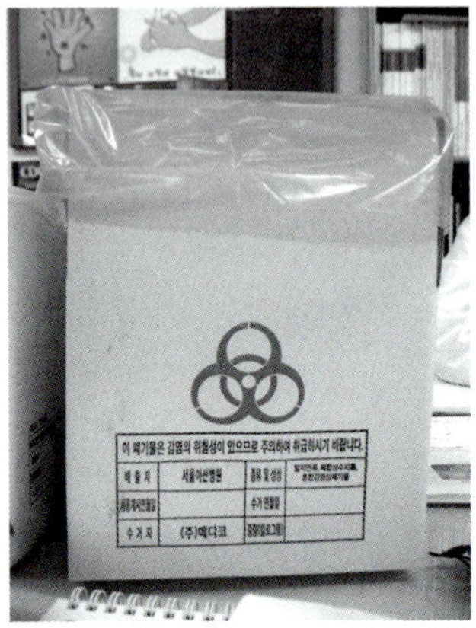

그림 9-3. 골판지류 전용 용기

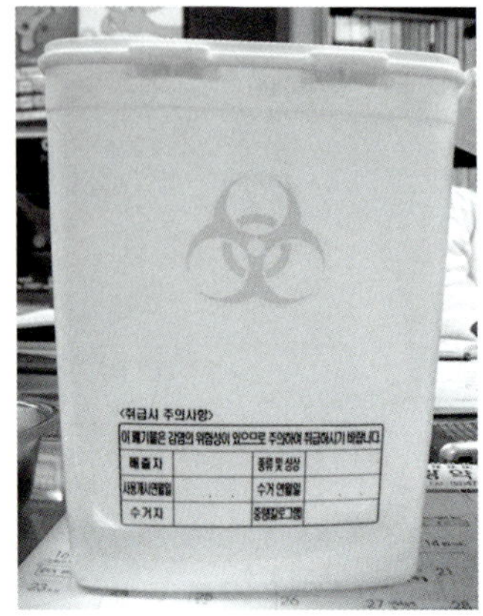

그림 9-4. 손상성폐기물 전용 용기

취급시 주의사항			
이 폐기물은 감염의 위험성이 있으므로 주의하여 취급하시기 바랍니다.			
배 출 자		종류 및 성상	
사용개시 연 월 일		수거 연월일	
수 거 자		중량(킬로그램)	

(배출자용)

감염성폐기물 보관 표지	
① 폐기물종류 :	② 총보관량 : 킬로그램
③ 보관기간 :	
⑤ 취급시 주의사항 •보관시 : •운반시 :	
⑥ 운반장소 :	

그림 9-5. 전용용기의 도형 및 취급 시 주의사항

6. 감염성폐기물 수집과 운반

1) 공통사항 : 감염성폐기물은 전용 용기에 넣어 밀폐 포장된 상태로 전용 운반차량으로 수집, 운반한다.
2) 직무 중 손상을 예방하기 위해서 폐기물을 다루는 사람은 폐기물 박스나 컨테이너에 폐기물을 넣을 때 손으로 누르지 않도록 한다.
3) 주사바늘이나 칼날, 유리제품 등은 손상성폐기물 박스에 분리수거하도록 한다. 깨진 유리는 손으로 다루지 말고 기구를 이용해서 치우도록 한다.
4) 미생물 배양 배지 등 감염성폐기물은 고압증기멸균을 한 후 폐기하도록 한다.
5) 감염성폐기물을 모을 때는 박스의 2/3 이상 넘치지 않도록 하고 단단히 묶어 운반한다.
6) 감염성폐기물을 운반하는 사람도 필요에 따라 적절한 개인보호구(마스크, 장갑, 가운 등)를 착용하도록 한다.

7. 격리환자의 감염성폐기물 관리

1) 격리환자 병실이나 침상 옆에 감염성폐기물 박스를 두고 감염성폐기물을 함께 분리수거한다.
2) 폐기물 박스 외에 병실에 감염성폐기물이 적체되어 있지 않도록 주의한다.
3) 기타 자세한 사항은 「4장-4. 항균제 내성균(ARO)관리지침」을 참조한다.

참 고 문 헌

1. 감염성폐기물처리규칙개정령(2000. 8. 환경부)
2. 병원감염관리예방관리지침. 보건복지부. 2005:98-101.
3. 대한감염관리간호사회. 감염관리학. 서울: 동방한문화. 2006:674-681.

6 세탁물 관리

린넨은 환자의 혈액이나 체액 등으로 오염되어 병원체를 옮기는 매개체가 될 수 있다. 따라서 수거, 운송, 관리하는 과정에서 오염되거나 병원체를 옮기는 감염원으로 작용하지 않도록 주의가 필요하다. 그러나 오염된 린넨은 세탁과정에서 대부분의 미생물이 제거되므로 적절한 방법으로 린넨을 세탁하는 것은 감염예방에 충분하다. 세탁되어진 린넨은 오염 가능성이 적은 방법으로 운송하여 건조한 곳에 보관해야 한다.

1. 세탁물의 정의

'의료기관 세탁물'에는 다음과 같은 물품들이 포함된다.

(1) 침구류 : 담요, 시트, 베개, 베개커버 등

(2) 의류 : 환자복, 신생아복, 수술복, 가운 등

(3) 린넨류 : 수술포, 기계포, 마스크, 모자, 수건, 기저귀, 기타 린넨류 등

(4) 기타 : 커텐, 씌우개류, 수거자루 등

2. 오염세탁물과 기타세탁물

1) 오염세탁물

전염성 물질에 오염되었거나 오염의 우려가 있는 다음의 세탁물이 해당된다.

(1) 전염병예방법에 의한 전염병 환자가 사용한 세탁물과 동 병원균에 오염이 우려되는 세탁물

(2) 환자의 피, 고름, 배설물, 분비물 등에 오염된 세탁물

(3) 동물 실험 시 감염증에 걸린 동물의 배설물 또는 분비물에 오염된 세탁물

(4) 기타 전염성 병원균에 오염된 세탁물

2) 기타세탁물

오염세탁물을 제외한 다른 세탁물을 말한다.

3. 세탁물의 분리수거

병동이나 기타 부서에서는 모든 세탁물을 오염세탁물과 기타세탁물로 분류하여 수거하고 세탁을 의뢰한다. 그중 오염세탁물은 다음과 같은 방법으로 수거한다.

(1) 오염 세탁물은 청색 햄퍼에 분리수거한다.
(2) 오염세탁물에서 오염물질이 햄퍼 밖으로 샐 우려가 있는 경우에는 반드시 방수가 되는 비닐로 일차 포장한 뒤 청색 햄퍼에 넣는다.
(3) 분리수거용 청색 햄퍼를 이용할 수 없는 상황인 경우에는 비닐자루에 넣은 뒤 겉면에 '오염세탁물'이라 표시하여 수거하도록 한다.

표 9-4. 세탁물 종류에 따른 수거 방법

구분	세탁물 내용	수거 방법
오염세탁물	· 모든 환자의 환의, 시트, 베개 커버 · 수술, 검사, 치료과정에서 사용한 방포류, 시트 · 수술실, 검사실, 중환자실, 병동 직원의 격리용 가운, 수술복 오염세탁물 · 법정전염병 환자가 사용한 세탁물과 오염이 우려되는 세탁물 · 환자의 피, 고름, 배설물, 분비물에 오염되었거나 오염의 우려가 있는 세탁물	· 청색 햄퍼에 분류, 수거
기타세탁물	· 커텐, 담요, 랩가운, 수건 * 단, 피, 고름, 분비물, 배설물에 오염된 경우는 오염세탁물로 분류	· 기타세탁물 중 커텐, 담요, 타월류는 세탁실에서 전용카트를 이용하여 수거 · 기타세탁물 중 랩가운은 햄퍼에 넣지 않고 직접 세탁 의뢰

4. 세탁물 취급 시 주의사항

1) 오염세탁물은 이를 취급하는 직원과 주위 공기가 오염되는 것을 방지하기 위하여 가능한 취급을 적게 한다.
2) 오염된 린넨은 사용했던 곳에서 바로 카트나 용기에 넣어 두며 환자가 있는 병동에서 분류하거나 초벌세탁하지 않는다.
3) 세탁실에서는 세탁 전 린넨과 세탁 후 린넨이 뒤섞이지 않도록 하고, 오염 린넨과 청결 린넨 수거나 운반용 카트는 별도로 구비하여 사용한다.
4) 세탁실에서 오염된 린넨을 취급하는 직원은 감염을 방지하기 위하여 가운, 마스크, 장갑을 착용하도록 한다.

5. 세탁 및 소독

1) 오염세탁물은 전염병예방법시행규칙 별표 3에 의한 증기소독, 자비소독 또는 약물소독 방법으로 소독한 후 세탁한다.
2) 세탁 시 물의 온도와 세제 사용은 다음과 같이 한다.
   (1) 고온 세탁법(Hot-water washing) : 온수를 사용하고 세탁 시 최소한 71℃(160°F)에서 25분간 세제를 넣고 빨아야 한다.
   (2) 저온 세탁법(Low-temprature water washing) : 70℃ 미만의 저온으로 세탁 시는 저온세탁에 적절한 표백제를 적정 농도로 이용한다.

6. 세탁된 린넨의 운반

1) 깨끗한 린넨은 청결상태가 유지되는 방법으로 운반, 보관되어야 한다.
2) 오염 린넨과 청결 린넨 수거나 운반용 카트는 별도로 구비하여 사용한다.

7. 세탁금지 세탁물

다음과 같은 세탁물은 재사용의 목적으로 세탁하거나 재생하지 않는다.
1) 피, 고름이 묻은 붕대 및 거즈
2) 마스크, 수술포 등 일회용 제품류

참 고 문 헌

1. 대한감염관리간호사회. 감염관리학. 서울: 동방한문화. 2006:682-689.
2. 보건사회부. 의료기관 세탁물 관리규칙. 1994.
3. CDC. Guideline for environmental infection control in health-care facilities; recommendation of CDC and the Healthcare Infection Control Practices Advisory Committee(HICPAC). *MMWR* 2003;52(RR-10):1-48.

7 방문객 관리

무분별한 방문객의 방문은 환자나 방문객 모두에게 감염발생의 가능성이 있다. 따라서 면회시간 및 주의사항에 대한 안내문을 게시하고 주의사항을 지키게 함으로써 환자들에게 보다 안전한 환경을 제공할 수 있다. 방문객 제한은 방문객의 기분이 상하지 않게 하되 원칙에 입각하여 단호하게 시행되어야 한다.

1) 환자 방문 전 후에는 반드시 손을 씻는다.
2) 3명 이상 단체 면회객은 규정된 면회 시간과 관계없이 병실 출입을 제한한다.
3) 초등학생 이하 어린이(만 14세 미만 어린이)는 감염에 감수성이 높거나 감염성 질환을 갖고 있을 수 있으므로 규정된 면회 시간과 관계없이 병실 출입을 제한한다.
4) 면회 시간은 병원 규정과 병동에 따라 제한한다.
5) 감기나 독감 등 호흡기계 증상이 있는 사람, 설사, 복통, 구토 등 급성 장관계 감염 증상이 있는 사람, 피부에 병변이 있는 사람, 전염성 질환을 앓고 있는 사람, 최근에 전염성 질환자와 접촉한 경력이 있는 사람은 방문을 금하도록 한다.
6) 중환자실, 신생아실, 전염 병동 등 고위험 부서의 환자를 방문하는 경우는 방문 전에 의료진의 지시를 준수하고 각 부서의 규정에 따른다.
7) 격리환자의 병실을 방문할 때에는 먼저 간호사실에 문의하고 필요한 사항을 확인한다.
8) 환자의 진료 및 간호에 방해되지 않아야 한다.
9) 꽃, 화분, 애완동물은 미생물 및 질병 전파의 우려가 있으므로 가져오지 않는다.
10) 방문객은 환자의 치료기구와 접촉하지 않도록 주의한다.
11) 가급적이면 방문객은 환자의 화장실을 사용하지 않도록 한다.
12) 식품으로 인한 감염발생을 예방하기 위하여 외부 음식물을 가져오거나 환자와 같이 음식을 먹지 않는 것이 좋다.

참 고 문 헌

1. 대한병원감염관리학회. 병원감염관리. 제3판. 서울: 한미의학. 2006:435-436.

8 사망환자 관리

사체는 사망 전의 감염여부와 관계없이 시체 안치소의 직원이나 사체를 검사하는 부검실 직원들에게 감염원이 될 수 있으나, 대부분의 사체에 있는 병원균은 건강한 사람에게는 감염을 잘 일으키지 않는다. 감염환자 사망 시 병동에서는 병원균의 오염을 막기 위해서 다음과 같이 환자가 사용한 기구나 물품에 대한 소독 등 기본적인 조치를 취하면 대부분 감염의 위험은 없다.

1) 환자 사망 선언이 있은 후 즉각적으로 사후 처치를 시작하며, 사후 처치 시에는 환자의 혈액이나 체액에 노출되지 않도록 장갑이나 필요하면 가운을 착용한다.
2) 환자에게 침습적으로 사용된 관(정맥관, 위장관 튜브, 각종 카테터, 기관지내관, 심전도 electrode 등)은 모두 제거하여 안전한 장소에 버리고 환자가 갖고 있는 비정상적인 개구(openings) 등은 거즈로 막아야하며 필요하면 봉합을 한다.
3) 항문이나 비강 등 환자의 분비물이 배액될 가능성이 높은 곳은 닦도록 한다.
4) 환자의 사후 처치가 끝나면 가능한 한 빨리 사체 안치소로 보낸다.
5) 사망환자가 감염성 환자인 경우 각 질환에 따르는 주의사항을 적용하여 미생물의 전파를 방지한다.

부검 등 환자의 사체를 다루는 과정에서는 감염성 질환에 노출되기 쉽다. 이러한 질환으로는 폐결핵, B형 간염, 후천성면역결핍증(AIDS), Creutzfeldt-Jakob disease(CJD)등이 있다. 특히 결핵, 탄저, 파상풍과 같은 질환을 일으키는 미생물은 일반 환경에서 수년간 생존이 가능하고, HIV는 사체 내에서 사후 11일 이상 생존할 수 있기 때문에 부검 등으로 환자의 사체를 다루는 직원은 항상 감염의 위험을 인식하고 이를 예방하기 위한 주의사항을 준수해야 한다.

참 고 문 헌

1. 대한병원감염관리학회. 병원감염관리. 제3판. 서울: 한미의학. 2006:437-441.

9 꽃/화분 관리

식물과 꽃에는 다제 내성 박테리아가 정상균주로 존재하며 꽃병의 물에 이러한 박테리아가 서식하게 된다. 또한 식물이 심어진 화분 흙 속의 조직 부패물은 곰팡이를 성장하게 한다. 식물과 꽃병의 물에서 여러 가지 많은 수의 세균이 발견되었음에도 불구하고 면역이 정상인 환자 치료 영역에서의 식물이 치료와 연관된 감염의 위험성을 증가시킨다는 증거는 거의 없지만 면역력이 떨어져 있는 환자에서 감염원이 될 수 있기 때문에 많은 병원에서 면역저하 환자와 중환자실에는 꽃병이나 화분을 제한한다.

1) 면역력이 떨어져 있는 환자(면역저하환자, 혈액암 환자, 장기이식환자, 중환자실 등)에게는 꽃이나 화분을 반입하지 않는다.
2) 병동이나 특히 침습적인 처치가 이루어지는 곳(처치실 등)에는 꽃이나 화분을 두지 않는다.
3) 병동 외에도 환자 진료 및 처치가 이루어지는 장소(수술실, 각종 검사실, 외래 치료실 등)에는 꽃이나 화분을 두지 않는다.
4) 화분의 흙, 드라이플라워, 생화의 표면에서 *Aspergillus* spp.가 분리되므로 뚜렷한 감염의 증거자료가 없더라도 골수이식환자의 경우 제한한다.
5) 환자와 직접 접촉이 없는 직원에게만 꽃과 식물을 다루도록 제한한다.
6) 부득이 환자를 직접 돌보는 직원이 식물을 관리해야 하는 경우는 반드시 장갑을 착용하고 장갑을 벗은 후에는 손을 씻는다.
7) 꽃병의 물은 2일마다 교환해주며 물은 즉시 환자 진료환경 밖에 있는 싱크에 버린다.
8) 꽃병을 사용한 뒤에는 깨끗하게 세척하고 낮은 수준의 소독을 한다.

표 9-5. 서울아산병원의 꽃, 화분 관리 지침

1. 다음 병동은 화분, 생화, 드라이플라워 반입을 제한한다.

1) 면역저하병동 :
   -혈액종양내과(51, 61, 71, 72, 125, 73, 74, 83, 84병동)
   -장기이식병동(102, 104, 114병동)
   -호흡기내과병동(112병동)

2) 중환자실(외과계, 신경과, 신경외과, 흉부외과, 심장계, 소아과, 신생아중환자실)

2. 그 외 병동은 다음 사항을 준수한다.

1) 화분의 반입을 제한한다.
2) 생화는 시들기 전에 버린다.
3) 꽃이나 식물을 만진 후에는 손을 씻는다.
4) 면역저하환자 입원 시에는 병실 내 화분, 생화, 드라이플라워 반입을 제한 한다

3. 환자와의 접촉이 없는 사무실에는 특별한 제한을 하지 않는다.

참 고 문 헌

1. 대한감염관리간호사회. 감염관리학. 서울: 동방한문화. 2006:690-699.
2. CDC. Guideline for environmental infection control in health-care facilities; recommendation of CDC and the Healthcare Infection Control Practices Advisory Committee(HICPAC). *MMWR* 2003;52(RR-10):1-48.

10장

법정전염병 관리

1 법정전염병 개요

전염병의 발생과 유행을 방지하고 국민보건을 향상 증진시키려는 목적으로 1954년 제정된 『전염병예방법』은 그 동안 각 시대 정신에 부합되고 새로운 요구에 대처하기 위하여 정부 입법 6회, 의원 입법 2회 등 총 8회의 개정을 거쳐 현재에 이르고 있다.

환자의 인권과 권리를 보장하는 전염병 관리, 시대에 적합한 전염병유형 재정리, 신종 전염병에 대한 신속한 대응체제 마련, 능동적인 국가관리체계 구성, 전염병발생 신고율 향상과 국민의 의무 이행 등을 기본원칙으로 2000년 1월 12일 『전염병예방법』이 개정 공포되었으며 8월 1일부터 시행되었다.

1. 법정전염병 분류 및 종류

1) 제1군 전염병

전파속도가 빠르고 국민건강에 미치는 위해 정도가 너무 커서 발생 또는 유행 즉시 방역대책을 수립하여야 하는 전염병으로 페스트를 제외하면 모두 대변-경구 경로로 감염되는 식수 및 식품매개 전염병

2) 제2군 전염병

예방접종을 통하여 예방 또는 관리가 가능하여 국가예방접종사업의 대상이 되는 전염병이며 2002년 5월 17일 국가 필수 예방접종 대상 전염병으로 수두가 추가됨

3) 제3군 전염병

간헐적으로 유행할 가능성이 있어 지속적으로 그 발생을 감시하고 예방대책의 수립이 필요한 전염병

4) 제4군 전염병

국내에서 새로 발생한 신종전염병증후군, 재출현전염병 또는 국내 유입이 우려되는 해외유행전염병으로서 방역대책의 긴급한 수립이 필요하다고 인정되어 보건복지부령이 정하는 전염병으로 두창과 보툴리눔 독소증이 생물테러의 위험증가로 인해 2002년 5월 17일 신규로 지정

5) 지정 전염병

제1군 내지 제4군 전염병 외에 유행여부의 조사를 위하여 감시활동이 필요하다고 인정되어 보건복지부장관이 지정하는 전염병

표 10-1. 법정전염병 분류 및 종류

	제1군	제2군	제3군	제4군	지정
특성	발생즉시 환자 격리필요(6종)	예방접종 대상(10종)	모니터링 및 예방 홍보 중점(18종)	방역대책 긴급 수립(16종)	유행여부 조사 및 감시(9종)
질환	콜레라 페스트 장티푸스 파라티푸스 세균성 이질 장출혈성대장균 감염증	디프테리아 백일해 파상풍 홍역 유행성이하선염 풍진 폴리오 B형간염 일본뇌염 수두	말라리아 결핵 한센병 성병 성홍열 수막구균성수막염 레지오넬라증 비브리오패혈증 발진티푸스 발진열 쯔쯔가무시증 렙토스피라증 브루셀라증 탄저 공수병 신증후군출혈열 (유행성출혈열) 인플루엔자 후천성면역결핍증 (AIDS)	황열 뎅그열 마버그열 에볼라열 라싸열 리슈마니아증 바베시아증 아프리카수면병 크립토스포리디움증 요우스 핀타 주혈협충증 두창 보툴리누스중독증 신종전염병증후군 조류인플루엔자	A형간염 C형간염 반코마이신내성 황색포도상구균 감염증(VISA/VRSA) 샤가스병 광동주혈선충증 유극악구충증 사상충증 포충증 크로이츠펠트야콥병
신고주기	발생 즉시 전원이나 퇴원시 변경신고	발생즉시, 일본뇌염만 변경 신고	7일 이내	즉시	7일 이내
보고주기	즉시	매주	매주	즉시	매주

2. 법정전염병 환자 분류기준

1) 환자(확진)

전염병 병원체가 인체 내에 침입하여 증상을 나타내는 자로서 제4조 제2항의 진단기준에 의한 의사의 진단 또는 보건복지부령이 정하는 기관의 실험실 검사를 통하여 확인된 자

2) 의사환자

전염병 병원체가 인체 내에 침입한 것으로 의심이 되나 제4조 제2항의 진단기준에 의한 의사의 진단 또는 보건복지부령이 정하는 기관의 실험실 검사를 통하여 확인되기 전단계의 자

3) 병원체보유자

임상적인 증상은 없으나 전염병병원체를 보유하고 있는 자

2 법정전염병 신고

1. 법정전염병 신고 목적

1) 전염병의 발생과 분포를 신속하고 정확하게 파악
2) 유행 발생의 조기 발견 및 예측과 신속한 대처
3) 전염병 관리를 위한 효율적인 자원 배분

2. 법정전염병 신고의무자

1) 의사, 한의사
2) 기타 신고자 : 제1군 전염병(의사환자, 병원체 보유자 포함)만 해당함
   (1) 세대를 같이 하는 호주 또는 세대주, 가족
   (2) 학교, 병원, 관공서, 회사, 흥행장, 예배장, 선박, 각종의 사무소 또는 사업소, 음식점, 여관, 기타 다수인이 집합하는 장소에 있어서는 그 기관의 장, 관리인, 경영자 또는 대표자
   (3) 육·해·공군 소속 부대에 있어서는 그 소속부대의 장

3. 법정전염병 신고 범위

제1군 전염병	환자	의사환자	병원체 보유자
콜레라	○	○	○
페스트	○	×	×
장티푸스	○	○	○
파라티푸스	○	○	○
세균성이질	○	○	○
장출혈성 대장균감염증	○	○	○
제2군 전염병	**환자**	**의사환자**	**병원체 보유자**
디프테리아	○	○	×
백일해	○	○	×
파상풍	○	×	×
홍역	○	○	×
유행성이하선염	○	○	×
풍진	○	○	×
폴리오	○	○	×
B형간염* (표본감시대상)	○	×	○
일본뇌염	○	○	×
수두	○	○	

범례	
○ : 신고대상임	× : 신고대상 아님

제3군 전염병		환자	의사환자	병원체 보유자
말라리아		○	×	○
결핵		○	○	×
한센병		○	×	×
성병	매독	○	×	×
성병	임질	○	○	×
성병	클라미디아 감염증	○	×	×
성병	비임균성 요도염	○	○	×
성병	연성하감	○	×	×
성병	성기단순포진	○	○	×
성병	첨규콘딜롬	○	○	×
성홍열		○	×	×
수막구균성 수막염		○	×	○
레지오넬라증		○	×	×
비브리오 패혈증		○	○	×
발진티푸스		○	○	×
발진열		○	○	×
쯔쯔가무시증		○	○	×
렙토스피라증		○	○	×
브루셀라증		○	○	×
탄저		○	○	×
공수병		○	○	×
신증후군출혈열 (유행성출혈열)		○	○	×
인플루엔자 (표본감시대상)		○	○	×
후천성면역결핍증 (AIDS)		○	×	○

제4군 전염병		환자	의사환자	병원체 보유자
황열		○	×	×
뎅기열		○	○	×
마버그열		○	○	×
에볼라열		○	○	×
라싸열		○	○	×
리슈마니아증		○	○	×
바베시아증		○	×	×
아프리카 수면병		○	○	×
크립토스포리디움증		○	×	×
주혈흡충증		○	○	×
요우스		○	○	×
핀타		○	○	×
신종전염병 증후군		○	○	×
지정 전염병 (표본감시대상)		**환자**	**의사환자**	**병원체 보유자**
A형간염		○	×	×
C형간염		○	×	○
반코마이신내성 황색포도상구균 (VISA/ VRSA) 감염증		○	×	○
해외유행전염병	샤가스병	○	×	×
해외유행전염병	광동주혈선충증	○	×	×
해외유행전염병	유극악구충증	○	×	×
해외유행전염병	사상충	○	×	×
해외유행전염병	포충증	○	×	×

※ 전염병환자 : 전염병 병원체가 인체내에 침입하여 증상을 나타내는 자로서 제4조 제2항의 진단기준에 의한 의사의 진단 또는 보건복지부령이 정하는 기관의 실험실 검사를 통하여 확인된 자

※ 전염병의사환자 : 전염병 병원체가 인체내에 침입한 것으로 의심이 되나 제4조 제2항의 진단기준에 의한 의사의 진단 또는 보건복지부령이 정하는 기관의 실험실검사를 통하여 확인되기 전단계의 자

※ 전염병 병원체 보유자 : 임상적인 증상은 없으나 전염병 병원체를 보유하고 있는 자

* B형간염 신고범위 : 급성 B형간염환자, 주산기 B형간염바이러스 감염자, HBsAg양성 산모

4. 법정전염병 신고 시기

1) 제1군, 제2군, 제4군 전염병

(1) 발생 신고 : 즉시 신고

① 전염병환자, 의사환자, 병원체보유자를 진단했을 때

② 전염병환자 시체를 검안했을 때

(2) 변경신고 : 제1군 전염병과 일본뇌염만 해당

① 전염병환자, 의사환자의 퇴원, 치유, 사망, 주소 변경 시

2) 제3군 전염병

(1) 발생 신고 : 7일 이내 신고(다만, 2명 이상의 환자 발생이 역학적 연관성이 있는 것으로 의심되는 경우에는 즉시 신고)

(2) 전염병환자, 의사환자, 병원체 보유자를 진단했을 때(※ 단, 탄저는 즉시 신고)

3) 표본감시전염병

(1) 발생 신고 : 해당 전염병의 신고주기에 따라 즉시 또는 7일 이내 신고

① 제2군 전염병 중 B형간염, 제3군 전염병 중 성병 및 인플루엔자, 지정전염병은 표본감시 의료기관으로 지정된 의료기관/단체에서 별도의 서식으로 보고

1. 제1군, 제2군, 제4군 전염병

1) 집단발병이 의심되는 경우는 임상적으로 의심되면 신속하게 의사(擬似)환자로 신고함

2) 병의원이 확진검사를 진행 중인 경우

(1) 신고서식 : 확진 검사란은 <진행중>, 환자 분류란은 <의사환자>로 신고함

(2) 보건소가 병의원의 검사결과를 추후에 확인하여 재보고함

3) 병의원이 확진검사를 실시하지 않은 경우

(1) 신고서식 : 확진 검사란은 <미실시>, 환자 분류란은 <의사환자>로 신고함

(2) 제1군과 제4군 전염병, 제2군 전염병 중 일부(디프테리아, 폴리오, 일본뇌염, 백일해)에 대해서는 보건소가 검체를 채취하여 확진검사를 실시함

2. 제3군 전염병

1) 병의원이 확진검사를 실시한 경우는 검사결과를 확인한 후에 결과에 따라 신고함

2) 임상적으로 의심이 되지만 병의원이 확진검사를 실시하지 않은 경우는 바로 의사(擬似) 환자로 신고

3) 신고서식 : 확진 검사 란에 <미실시>, 환자분류는 <의사환자>로 신고함

4) 제3군 전염병 중 발진티푸스, 브루셀라증, 탄저, 공수병, 레지오넬라증, 신증후군 출혈열, 쯔쯔가무시증, 렙토스피라증, 발진열에 대해서는 보건소가 검체를 채취하여 확진검사를 실시함

5. 법정전염병 미신고시 행정처분

1) 의료인 : 전염병예방법 제4조 또는 제6조의 규정에 의한 신고를 게을리하거나 허위 신고를 한 의사 또는 한의사에게 동법 제56조에 따라 200만원 이하의 벌금이 부과된다.
2) 환자 : 제1군 법정전염병의 경우 환자가 국가로부터 격리치료비를 상환받지 못한다.
3) 병원 : 민원발생 원인을 제공하여 병원 이미지에 영향을 미치며 국민건강요양급여에서 격리실 병실료 삭감 대상이 된다.

6. 전염병 정보 비밀유출 금지

1) 전염병예방법 제54조의 6(비밀유출금지) 보건의료기관, 시설 또는 단체 등에서 건강 검진 등 전염병 관련 업무에 종사하는 자 또는 종사하였던 자는 업무상 알게 된 타인의 비밀을 누설하여서는 아니된다.
2) 전염병예방법 제55조(벌칙) ①제54조의 6의 규정에 위반한 자는 3년 이하의 징역 또는 1천만원 이하의 벌금에 처한다.

7. 법정전염병 신고 · 보고 체계

1) 전염병 환자 또는 사체 소재지 관할 보건소장에게 신고(의료기관 소재지 보건소)
2) 신고방법 : 서면, 모사전송, 컴퓨터통신(서명생략) 중 신고자가 편한 방법으로 신고(전염병예방법 시행규칙 제10조의 4에 의거)

※ 구두 또는 전화로 신고할 경우 신고로 인정하여 일반적인 행정조치를 취하고, 추후에 서면, 모사전송 또는 컴퓨터통신을 통하여 신고서식을 접수하여야 함

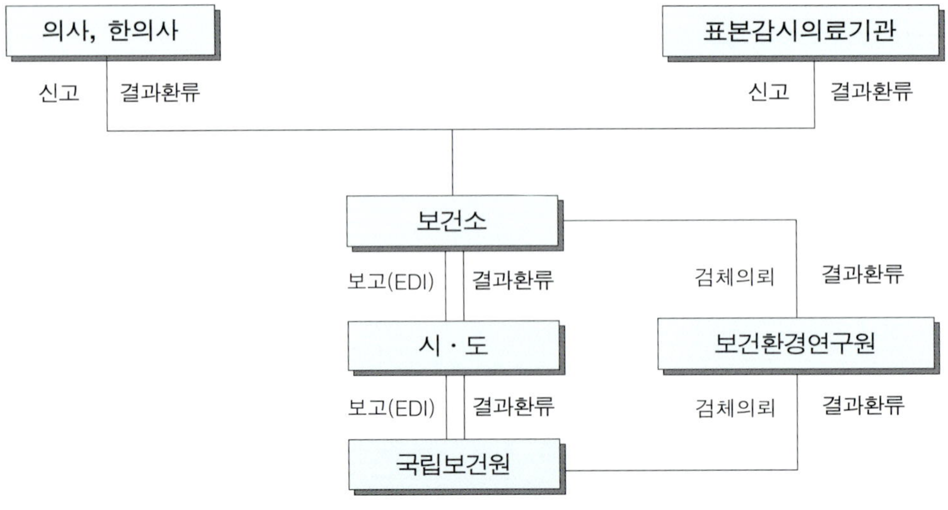

그림 10-1. 법정전염병 신고 및 보고체계

3 법정전염병의 격리

1. 전염병 환자의 격리 및 업무종사제한

1) 전염병예방법상(제29조) 격리 치료 대상

(1) 접촉격리대상

제1군 전염병 중 장티푸스, 파라티푸스, 세균성이질, 콜레라, 장출혈성대장균감염증 및 보건복지부장관이 정하는 생물테러전염병(환자, 의사환자, 병원체보유자) 중 탄저, 보툴리눔독소증

(2) 호흡기 격리대상

제1군 전염병 중 페스트(환자, 의사환자, 병원체보유자), 제3군 전염병 중 성홍열환자, 수막알균성수막염 환자, 제4군 전염병 중 신종전염병증후군, 중증급성호흡기증후군, 생물테러전염병 중 마버그열, 에볼라열, 라싸열, 두창

2) 격리 치료와 관련된 비용의 상환

(1) 격리 치료는 전염병이 타인에게 전파되는 것을 방지하기 위해서 사회적으로 취하는 조치로 격리치료와 관련된 기타 치료비용은 시·도와 국가가 공동 부담함

(2) 격리치료비 비용 상환 대상

① 전염병예방법에 따라 격리 입원시킨 경우

② 강제적인 진단을 위하여 입원시킨 경우

(3) 격리치료비 상환 범위

① 보건복지부 요양급여기준에 의한 본인부담금 범위 내에서 지급

② 치료와 무관한 전화사용료, 제증명료, 상급병실사용 차액 등 건강보험 비급여분 및 간이영수(수기용) 등은 지급 제외

③ 격리대상 전염병환자(의사환자, 병원체 보유자)를 격리시킬 경우, 해당병원에 격리대상 전염병에 대한 강제 격리의 취지와 비용에 대한 의미를 포함하는 공문을 발송하여 병원에서 격리실 입원비를 청구하도록 조치함

④ 비급여 부분 중 격리치료에 따른 식비 등 필수 부분은 지급

⑤ 기타 : 현 주소지 거주자가 타 시·도 병·의원에서 치료를 했을 경우 치료비 지급은 현 주소지 시·도에서 지급

(4) 격리치료비 상환 방법

① 진료비 납부 후 관할 보건소에서 심사하여 청구 후 개인통장으로 지불한다.

3) 전염병 환자 등의 업무 종사 일시적 제한

(1) 법령상 업무 종사의 일시적 제한 대상(시행규칙 제17조)

① 제1군 전염병 환자, 의사환자, 병원체보유자 등

② 제3군 전염병 환자 중 결핵, 한센병, 성병 환자는 전염력을 보유하고 있는 기간 동안

(2) 전염병환자의 업무제한 대상 직업

① 식품접객업, 의료업

② 교육기관, 흥행장, 사업장 기타 다수인이 집합하는 장소에서 직접 공중과의 접촉이 빈번하여 전염병의 전파가 우려된다고 시장, 군수, 구청장이 인정하는 직업

표 10-2. 치료시 격리기간

전 염 병	격 리 기 간
콜레라, 세균성이질, 장출혈성대장균감염증	항균제 치료 종료 48시간이 지난 후 24시간 간격으로 검사하여 2회 대변배양검사 결과가 음성일 때까지
장티푸스, 파라티푸스	항균제 치료 종료 48시간이 지난 후 24시간 간격으로 검사하여 3회 대변배양검사 결과가 음성일 때까지
페스트	치료 개시 후 48시간까지
성홍열, 수막 구균성 수막염	치료 개시 후 24시간까지
신종전염병증후군, 중증급성호흡기증후군, 마버그열, 에볼라열, 라싸열, 두창	당해 전염병의 증상 및 전염력이 소멸된 때

4 서울아산병원 법정전염병 신고방법

1. 1군~4군 법정전염병 신고

1) 해당 전염병 확진 시 담당 의사가 신고서를 작성한다.
2) 법정전염병신고서는 담당 의사가 전산프로그램을 이용하여 작성하고 접수된 신고서는 감염관리실에서 송파구 보건소로 신고한다.
3) 해당 전염병의 신고기준에 따라 신고하고, 신고 누락 시 전염병 예방법 제56조에 의거 200만원 이하의 벌금이 부과되므로 누락되지 않도록 한다.
4) 법정전염병 전산신고 방법
   OCS 처방화면 → 각종서식 → 신고서/보고서 → 법정전염병발생신고서 → 해당사항 click → 저장

2. 결핵환자신고

1) OCS 처방화면에서 항결핵제 2가지 이상 처방 시 자동으로 신고 화면으로 이동한다.
2) 신고대상자이나 자동으로 신고화면이 띄워지지 않는 경우는 OCS 처방화면의 신고 양식으로 신고서 작성한다.
3) 신고대상자는 결핵 진단 또는 결핵이 의심되어 치료를 시작한 환자로 신환자, 재발자, 치료실패자, 중단 후 재 등록자, 전입자, 기타 환자가 포함된다.
4) 전산프로그램으로 접수된 신고서는 감염관리실에서 1주일 단위로 출력하여 송파구 보건소로 신고한다.
5) 신고자의 전자 sign은 신고서에 자동으로 인쇄된다.
6) 신고 누락 시 전염병 예방법 제56조에 의거 200만원 이하의 벌금이 부과되므로 누락되지 않도록 한다.
7) 결핵환자 전산신고 방법은 다음과 같다.
   (1) 항결핵제 2가지 이상 처방 시 자동으로 신고화면으로 이동한다.
   (2) OCS 처방화면 → 각종서식 → 신고서/보고서 → 결핵정보관리보고서 → 해당사항 click → 저장

3. AIDS 환자신고

1) HIV 감염자의 증가속도의 폭이 커지고 감염자가 환자로 전환되어도 이에 대한 보고가 제대로 이루어지지 않고 있어 환자관리업무에 지장을 초래하고 있는 바, 후천성 면역 결핍증 관련 증상이 나타나는 감염자를 진료한 담당의사는 환자의 거주지를 불문하고 환자의 주요증

상 및 소견을 '의료기관 환자보고서'로 작성, 관할 보건소에 진료 후 7일 이내에 반드시 보고하여야 한다(국립보건원 방역 65334-205호 및 서울시 의약 65334-1391호 공문 관련, 후천성면역결핍증예방법 제5조).

2) 본원의 경우 western blot 검사 결과 확진자에 한하여 신고한다.

3) AIDS 환자 전산신고 방법

OCS 처방화면 → 각종서식 → 신고서/보고서 → AIDS환자 보고서 → 해당사항 click → 저장

4) 접수된 신고서는 감염관리실에서 송파구 보건소로 신고한다.

4. 지정전염병 : 표본감시 전염병

표본감시(Sentinel surveillance)란 일부 표본감시 의료기관을 중심으로 전염병 발생 상황을 지속적으로 감시 및 분석하는 전염병 감시방법이다.

본원에서는 간염(A형간염, B형간염, C형간염), 성병(매독, 임질, 클라미디아, 연성하감, 성기단순포진, 첨규콘딜롬, 선천성매독), CJD(크로이츠펠트-야콥병)을 대상으로 표본감시 신고를 하고 있다.

1) 바이러스성 간염

(1) 해당 진료과

① A형, C형, 급성 B형간염 : 호흡기내과, 심장내과, 소화기내과, 종양혈액내과, 내분비내과, 신장내과, 알레르기 류마티스 내과, 감염내과, 일반내과, 가정의학과, 소아과

② 주산기 B형간염 : 소아과

③ 산모 B형간염 : 산부인과

(2) 다음의 경우 OCS에서 신고에 대한 확인창이 뜬다(최근 6개월 이내 검사 결과에 한함).

① 급성 B형간염 : Anti-HBc Ab IgM 양성

② C형간염 : Anti-HCV Ab 양성

③ 주산기 B형간염 : 생후 24개월 이내의 소아 중 HBsAg 양성

④ 산모 B형간염 : 신생아(생후 5일 이내)에게 XHBIG을 처방할 경우 산모의 처방화면(분만 후 1개월까지)에서 신고대상 여부를 묻는 창이 뜬다.

⑤ A형간염 : Anti-HAV IgM 양성

(3) 신고에 여부에 대한 확인 창에서 확인을 누르면 신고 화면으로 이동한다.

(4) 접수된 신고서는 감염관리실에서 송파구 보건소로 신고한다.

2) 성 병

(1) 해당 진료과 : 비뇨기과, 피부과, 산부인과

(2) 각 진단명(매독, 임질, 클라미디아, 연성하감, 성기단순포진, 첨규콘딜롬) 입력 시 신고대상 여부를 확인하는 창이 뜬다.

(3) 신고 여부에 대한 확인 창에서 확인을 누르면 신고 화면으로 이동한다.

(4) 접수된 신고서는 감염관리실에서 송파구 보건소로 신고한다.

3) 선천성 매독

(1) 해당 진료과 : 소아과

(2) VDRL, TPHA, FTA-ABS 결과가 reactive인 경우 신고 대상 여부를 확인하는 창이 뜬다.

(3) 신고 여부에 대한 확인 창에서 확인을 누르면 신고 화면으로 이동한다.

(4) 신고서는 감염관리실에서 송파구 보건소로 신고한다.

> **매독의 임상소견**
>
> 1. 1기 매독 : 잠복기는 평균 3주(10일~3개월)이며 경성하감이 특징적 병변으로 병원체가 침입한 부위에 무통성 구진이나 궤양이 발생하며 2주 내지 6주 후에 자연 소실됨.
> 2. 2기 매독 : 감염 6주 내지 6개월 후에 발생하며 열, 두통, 권태감, 피부병변(반점, 구진, 농포진, 매독진, 편형 콘딜롬), 림프절 종대 등을 보임
> 3. 선천성 매독
>   1) 조기 선청성 매독 : 생후 2년 이내에 발병하여 성인의 2기 매독과 비슷한 양상을 보임
>   2) 후기 선천성 매독 : 생후 2년 이후에 발병하여 Hunchinson 치아, 간질성 결막염, 군도 정강이(sabor shins) 등을 보임

표 10-3. 법정전염병 전산 신고 방법

구분		질 병 명		원내 전산 신고 방법
일반	제 1 군	콜레라	장티푸스	담당의사가 환자 진단 시 신고서 작성 OCS처방(병동/외래처방) → 각종서식 → 법정전염병발생 신고서 → 내용입력 → 저장 감염관리실에서 전산상으로 일괄 접수하여 보건소로 신고서 발송
		페스트	파라티푸스	
		세균성 이질		
		장 출혈성 대장균 감염증		
	제 2 군	디프테리아	풍진	
		백일해	폴리오	
		파상풍	수두	
		홍역	일본뇌염	
		유행성 이하선염		
	제 3 군	말라리아	쯔쯔가무시증	
		한센병	렙토스피라증	
		성홍열	브루셀라증	
		수막 구균성 수막염	탄저	
		레지오넬라증	공수병	
		비브리오 패혈증	발진열	
		발진티푸스		
		신증후군 출혈열(유행성 출혈열)		
	제 4 군	황열	크립토 스포리디움증	
		뎅기열	주혈흡충증	
		마버그열	요우스	
		에볼라열	핀타	
		라싸열	두창	
		리슈마니아증	보툴리누스 중독증	
		바베시아증	아프리카 수면병	
		신종 전염병 증후군		
표본감시	구분	간염	신고 : 해당 진료과	간염은 검사결과에 따라, 성병은 진단코드 입력시 신고대상자 확인 후 자동으로 신고화면으로 이동 OCS 처방 (환자선택) → 신고대상자 확인창 "예" → 신고화면 자동이동 → 내용입력 후 저장 감염관리실에서 전산상으로 일괄 접수하여 보건소로 신고서 발송
	지정 지정 제 2 군	A형간염 C형간염 급성 B형간염	내과 가정의학과 소아과	
	제 2 군	산모 B형간염	산부인과	
	제 2 군	주산기 B형간염	소아과	
	제 3 군	성병	신고 : 해당 진료과	
		매독, 임질 클라미디아 연성하감 성기단순포진 첨규콘딜름	비뇨기과 피부과 산부인과	
		선천성매독	소아과	
지정		반코마이신 내성 황색포도상구균(VISA,VRSA) 감염증		진단검사의학과(균동정)→감염관리실과 담당의에게 연락
제 3 군		결핵		항결핵제 2가지 이상 처방→신고 화면→내용 선택→저장(6개월 후에는 신고대상자로 다시 지정)
제 3 군		후천성 면역결핍증(AIDS)		ADIS관련 증상이 있는 감염자를 진료한 담당의사는 'AIDS 환자 보고서' 를 작성해야 함(감염관리실에서 보건소로 일괄신고). OCS 처방→각종서식→AIDS 신고서→내용입력→저장

☞ 전염병 예방법 제4조 또는 제6조(2000.10.5 개정,공포)의 규정에 의하여 신고를 게을리 하거나 허위신고를 한 의사 또는 한의사에게는 동법 제56조에 따라 200만원 이하의 벌금이 부과됩니다.

☞ 인플루엔자, 샤가스병, 광동주혈선충증, 유극악구충증, 사상충증, 포충증은 표본감시 전염병이나 본원은 지정병원이 아니므로 신고대상에서 제외됩니다.

☞ CJD(크로이츠펠트-야콥병) : 신경과만 해당, 담당의사가 국립보건원(☎380~1458)으로 직접 신고

☞ 문의 사항은 감염관리실(☎5017)로 연락하여 주시기 바랍니다.

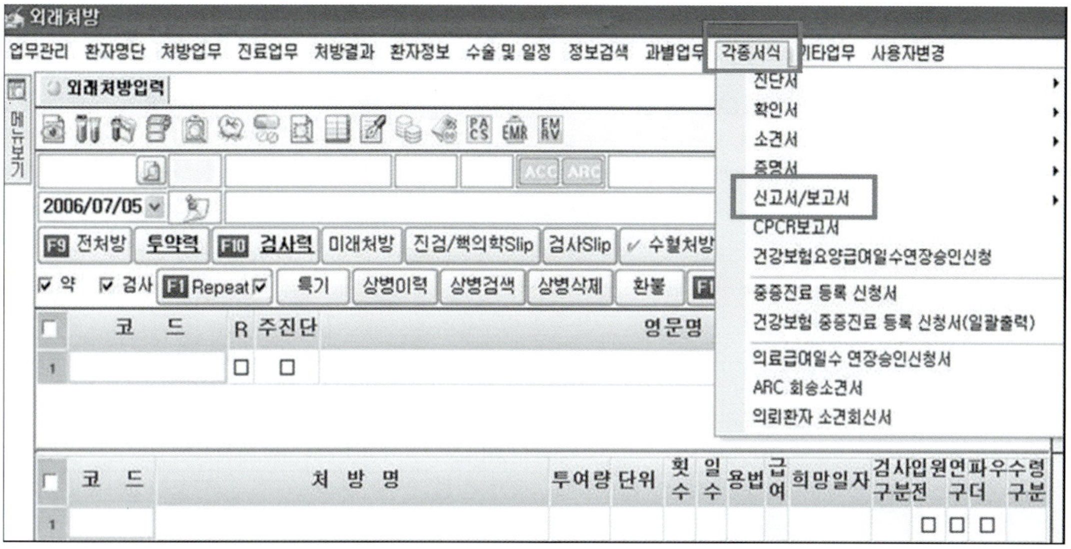

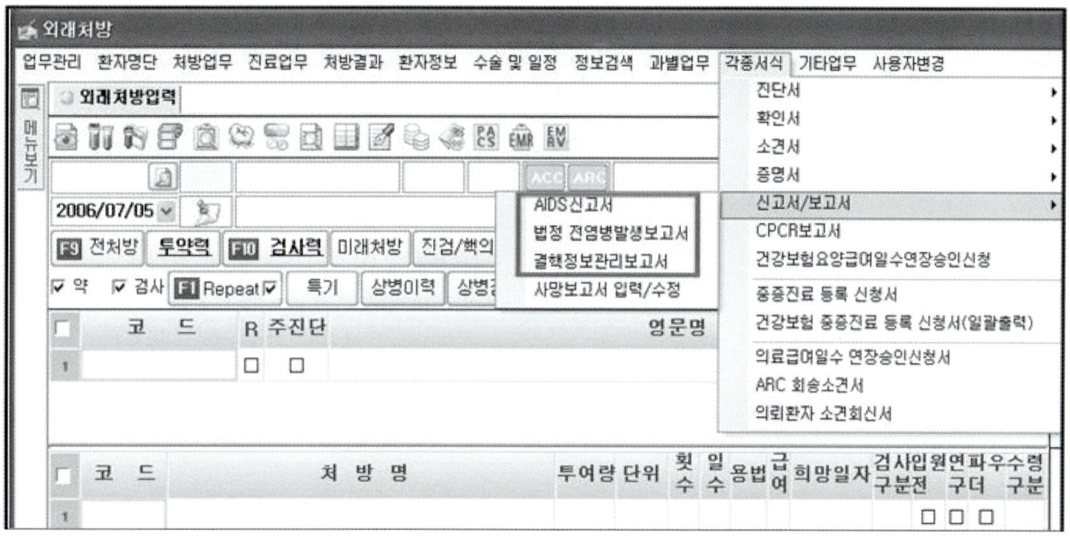

그림 10-2. 전산신고 절차

그림 10-4. 법정전염병 발생 신고서

전염병발생 신고(변경신고, 보고)

성 명 (환자등,사망자)		성 별	○남 ○여	연 령		직 업	
주민등록번호		보호자 성명 (만 19세 미만인 경우)					
주소 및 전화번호	우편번호 전화번호( )	□ 거주지 불명 □ 신원미상					
	주소 :						

전염병명					
제 1군	○콜레라	○페스트	○ 장티푸스		
	○파라티푸스	○세균성이질	○장출혈성대장균감염증		
제 2군	○디프테리아	○백일해	○파상풍	○홍역	○유행성이하선염
	○풍진	○폴리오	○B형간염	○일본뇌염	○수두
제 3군	○말라리아	○한센병	○성병		
	○성홍열	○수막구균성수막염	○레지오넬라증		
	○비브리오패혈증	○발진티푸스	○발진열		
	○쯔쯔가무시증	○렙토스피라증	○브루셀라증		
	○탄저	○공수병	○신증후군(유행성)출혈열		
	○인플루엔자				
제 4군	○황열	○뎅기열	○마버그열	○에볼라열	
	○라싸열	○리슈마니아증	○바베시아증	○아프리카수면병	
	○크립토스포리디움	○주혈흡충증	○요우스	○핀타	
	○두창	○보툴리누스중독증	○중증급성호흡기증후군(SARS)		
	○조류인플루엔자 인체감염증		○ 야토병	○큐열	
	○신종전염병증후군 (증상 및 징후)				
지정	□보건복지부장관이 지정하는 전염병 중 해당 병명기입( )				

발 병 일	/ /	진 단 일	/ /		
확진검사 결 과	○양성 ○음성 ○검사진행중 ○검사미실시	환자 등 분 류	○환자 ○의사환자 ○병원체보유자	사망 여부	○사망 ○생존
추 정 감염경로	○집단감염환자와 접촉 ○개별감염환자와 접촉 ○불확실함 ○접촉 없었음	추 정 감염지역	○국내 ○국외 (국명 :) (체류기간 :)		
변경신고(제1군전염병 및 일본뇌염에 한함)	○퇴원 ○치유 ○사망 ○주소변경( )				

전염병예방법 제 4조 및 제 6조의 규정에 의하여 위와 같이 법정전염병 환자를 신고합니다.

신고일 : / /

의료 기관명 : 요양기관번호 :

주 소 : 전화 번호 :

신 고 자 : (한)의사 성명 : 면허 번호 :

표 10-5. 결핵환자신고서

<table>
<tr><td colspan="2">결핵정보관리 보고서(환자신고용)</td></tr>
<tr><td colspan="2">발생보고(1-25항)</td></tr>
<tr><td colspan="2">[인적사항]
(1) 환자성명 : (2) 주민등록번호 :
(3) 연령 : (4) 성별 : ○ 남 ○ 여
(5) 국적(외국인에 한함) : (6) 입국일자(외국인에 한함) :
(7) 직업 :
(8) 주소 및 우편번호 :</td></tr>
<tr><td colspan="2">[결핵과거치료력]
(9) 결핵과거치료력 : ○ 유 ○ 무 (10) 치료기간 : ○1개월 미만 ○1개월 이상
(11) 과거 결핵치료 받은 횟수 : ○1회 ○2회이상</td></tr>
<tr><td colspan="2">[예방접종(BCG)]
(12) 비시지 반흔 : ○ 유 ○ 무 (13)비시지 접종법 : ○피내 ○경피 ○불명</td></tr>
<tr><td colspan="2">[결핵초회진단]
(14) 객담도말검사 : ○양성 ○음성 ○불명 ○미검
(15) 객담배양검사 : ○양성 ○음성 ○불명 ○미검
(16) 객담 이외의 검체 도말검사 : ○양성 ○음성 ○불명 ○미검
(17) 객담 이외의 검체 배양검사 : ○양성 ○음성 ○불명 ○미검
(18) 조직검사 : ○양성 ○음성 ○불명 ○미검
(19) 기타 검사(PCR 등) : ○양성 ○음성 ○불명 ○미검
(20) 방사선사진 : ○정상 ○결핵의심 ○불명 ○미검
(21) 투베르쿨린 검사 : 경결크기(㎜) ○미검</td></tr>
<tr><td colspan="2">[질병코드]
(22) 질병코드 [ ] [ ] [ ]</td></tr>
<tr><td colspan="2">[환자치료]
(23) 환자구분 ○신환 ○재발 ○치료실패자 ○중단 후 재등록 ○전입 ○기타
(24) 치료시작 또는 진단 일자
(25) 치료약제 □ INH □ RFP □ PZA □ EMB □ SM □ PTA □ CS □ CPM □ CFZ □ LFX
□ PAS □ OLX □ KM □ TUM □ AK □기타 ( )</td></tr>
<tr><td colspan="2">치료결과 보고(26-27항) * 보건소등록환자에 한함</td></tr>
<tr><td colspan="2">[치료결과]
(26) 치료종결일자
(27) 치료결과 및 퇴록구분 ○완치 ○완료(판결불가) ○실패 ○중단
○전출 ○사망 ○진단변경 ○기타</td></tr>
<tr><td colspan="2">전염병예방법 제 4조 및 결핵예방법 제 20조 규정에 의하여 위와 같이 결핵환자를 신고합니다.</td></tr>
<tr><td colspan="2">[신고의료기관]
신고일자
요양기관번호
요양기관명
의료기관주소
담당의사성명</td></tr>
</table>

표 10-6. AIDS 환자보고서

의료기관 환자 보고서

1. 인적사항

성명		성별	○남 ○여	연령(만)	세 개월	주민등록번호	

2. 후천선면역결핍증관련 증상 유무

후천성면역결핍증관련 증상유무	○무 ○유 (*유인 경우 아래의 증상에서 'V'표 하시기 바랍니다.)

진단명	진단일(년/월)
□ 기관지, 기도, 또는 폐 칸디다증	/
□ 식도 칸디다증	/
□ 침습성 자궁경부암	/
□ 파종성 또는 폐외 콕시디오이데스 진균증	/
□ 폐외 크립토코쿠스증(Cryptococcosis)	/
□ 만성(1개월이상) 장 크립토스포로디움증	/
□ 간, 비장, 림프절 이외의 거대세포 바이러스 감염증	/
□ 거대세포 바이러스 망막염	/
□ HIV 관련 뇌증	/
□ 단순포진 바이러스감염에 의한 만성궤양(1개월 이상),기관지염, 폐렴, 또는 식도염	/
□ 파종성 또는 폐외 히스토플라즈마증	/
□ 만성(1개월이상) 장 이소스포라증	/
□ 카포지 육종	/
□ 버키트 림프종	/
□ 원발성 뇌 림프종	/
□ 파종성 또는 폐외 결핵	/
□ Mycobacterium avium complex, M. kansasii에 의한 폐 또는 폐외 감염증	/
□ 기타 균종의 Mycobacterium에 의한 폐외 감염증	/
□ 주폐포자충 폐렴	/
□ 반복되는 폐렴	/
□ 진행성 다발성 백질뇌증	/
□ 반복성 살모넬라 패혈증	/
□ 뇌 톡소플라즈마증	/
□ HIV에 의한 소모증후군	/
*소아의 경우 위 질환 이외에 후천성면역결핍증관련 증상유무 및 진단일 ○ 무 ○유 질환명 :	

후천성면역결핍증의 기타 질환력

○무 ○유 질환명 :

3. 검사소견

검사종류	검사유무	검사일(년/월)	검사결과(수치)
CD4 세포수	○검사함 ○검사안함	/	cell/㎣
바이러스양(Viral load)	○검사함 ○검사안함	/	copies/㎖

4. 임상증상과 면역기능 검사결과를 종합한 환자의 현태상태

○ 후천성면역결핍증 ○ 무증상 감염기 ○ 모름	진단근거 : ○임상증상 ○임상증상, 면역기능(CD4 T 세포수) ○면역기능(CD4 세포수)

5. 치료현황

치료형태	□ 외래치료 □ 입원치료	투약현황	○ 투약안함 ○ 투약함 ○3제병합요법 ○2제병합요법 ○단독요법

의료기관명 :

주치의 :

진료일 :

5 법정전염병 신고기준 및 관리

법정전염병 진단기준은 법정전염병 신고를 위한 진단기준(보건복지부장관 고시)이며, 임상적으로 환자의 진료 및 진단에 사용되는 기준과 다소 차이가 있을 수 있다.

1. 제1군 전염병

1) 콜레라(Cholera)

(1) 콜레라균(*Vibrio cholerae* O1, O139 혈청형) 감염에 의한 급성 설사 질환
(2) 신고 범위 : 환자, 의사환자, 병원체보유자
(3) 신고 시기 : 즉시 신고
(4) 환자 관리
① 격리 : 장내 배설물 격리
② 격리기간 : 항균제 치료 종료 48시간 후부터 24시간 간격으로 검사하여 대변 배양 검사 결과가 음성일 때까지 격리

2) 페스트(Plague)

(1) 페스트균(*Yersinia pestis*) 감염에 의한 급성 열성 인수공통질환
(2) 신고범위 : 환자
(3) 신고 시기 : 즉시 신고
(4) 환자 관리 : 입원 격리 대상임
① 폐 페스트 : 치료 개시 후 48시간까지 철저한 호흡기 격리
② 림프절 페스트 : 치료 개시 후 48시간까지 환자 분비물 격리

3) 장티푸스(Typhoid fever)

(1) 살모넬라 타이피 균(*Salmonella typhi*) 감염에 의한 급성 전신성 열성질환
(2) 신고 범위 : 환자, 의사환자, 병원체보유자
(3) 신고 시기 : 즉시 신고
(4) 환자 관리
① 격리 : 장내 배설물 격리
② 격리기간 : 항균제 치료 종료 48시간 후부터 24시간 간격으로 검사하여 3회 대변 배양 검사 결과가 음성일 때까지 격리

4) 파라티푸스(Paratyphoid fever)

(1) 파라티푸스균(*Salmonella paratyphi* A, *Salmonella paratyphi* B, *Salmonella paratyphi* C) 감염에 의한 급성 전신성 열성 질환

(2) 신고 범위 : 환자, 의사환자, 병원체보유자

(3) 신고 시기 : 즉시 신고

(4) 환자 관리

① 격리 : 장내 배설물 격리

② 격리기간 : 항균제 치료 종료 48시간 후부터 24시간 간격으로 3회 대변 배양 검사 결과가 음성일 때까지 격리

5) 세균성이질(Shigellosis, Bacillary dysentery)

(1) 이질균(*S. dysenteriae, S. flexneri, S. boydii, S. sonnei*) 감염에 의한 급성 염증성 장염을 일으키는 질환

(2) 신고 범위 : 환자, 의사환자, 병원체보유자

(3) 신고 시기 : 즉시 신고

(4) 환자 관리

① 격리 : 장내 배설물 격리

② 격리기간 : 항균제 치료 종료 48시간 후부터 24시간 간격으로 검사하여 2회 대변 배양 검사 결과가 음성일 때까지 격리

6) 장출혈성대장균(Enterohemorrhagic *Escherichia coli* 감염증)

(1) 장출혈성 대장균(Enterohemorrhagic *Escherichia coli*) 감염에 의한 출혈성 장염을 일으키는 질환

(2) 신고 범위 : 환자, 의사환자, 병원체보유자

(3) 신고 시기 : 즉시 신고

(4) 환자 관리

① 격리 : 장내 배설물 격리

② 격리기간 : 항균제 치료 종료 48시간 후부터 24시간 간격으로 검사하여 2회 대변 배양 검사 결과가 음성일 때까지 격리

2. 제2군 전염병

1) 디프테리아(Diphtheria)

(1) 디프테리아균(*Corynebacterium diphtheriae*) 감염에 의한 호흡기 점막과 피부의 국소 질환

(2) 신고 범위 : 환자, 의사환자

(3) 신고 시기 : 즉시 신고

(4) 환자 관리

① 격리 : 직접 접촉 격리

② 후두 디프테리아 : 엄격한 격리 필요

③ 피부 디프테리아 : 직접 접촉을 피함

④ 격리기간 : 항균제 치료 종료 24시간 후부터 목, 비강, 피부에서 24시간 이상 간격으로 시행한 배양 검사 결과가 2회 음성일 때까지(배양 검사로 확인이 어려운 경우는 항균제 치료기간인 14일간 격리)

2) 백일해(Pertussis)

(1) 보르데텔라 백일해균(*Bordetella pertussis*) 감염에 의한 급성 호흡기 질환

(2) 신고 범위 : 환자, 의사환자

(3) 신고 시기 : 즉시 신고

(4) 환자 관리

① 격리 : 호흡기 격리

② 격리기간 : 항균제 치료 중인 경우는 치료 5일 후까지, 치료를 받지 않는 경우는 기침이 멈출 때까지 최소한 3주

3) 파상풍(Tetanus)

(1) 파상풍균(*Clostridium tetani*)이 생산하는 테타노스파스민(tetanospasmin) 독소가 신경계를 침범하여 근육의 긴장성 연축을 일으키는 질환

(2) 신고 범위 : 환자

(3) 신고 시기 : 즉시 신고

(4) 환자 관리 : 격리나 접촉자 관리 필요 없음

4) 홍역(Measles)

(1) 홍역바이러스(Measles virus) 감염에 의한 급성 열성 발진성 질환

(2) 신고 범위 : 환자, 의사환자

(3) 신고 시기 : 즉시 신고

(4) 환자 관리

① 격리 : 호흡기 격리

② 격리기간 : 발진 후 5일까지

5) 유행성이하선염(Mumps)

(1) 유행성이하선염 바이러스(Mumps virus) 감염에 의한 이하선 부종을 특징으로 하는 급성 열성 질환

(2) 신고 범위 : 환자, 의사환자

(3) 신고 시기 : 즉시 신고

(4) 환자 관리

① 격리 : 호흡기 격리

② 격리기간 : 이하선염이나 다른 증상 발현 후 9일까지

6) 풍진(Rubella)

(1) 풍진 바이러스(Rubella virus) 감염에 의한 급성 열성 질환

(2) 신고 범위 : 환자(선천성 풍진증후군 포함), 의사환자(선천성 풍진증후군 포함)

(3) 신고 시기 : 즉시 신고

(4) 환자 관리

① 격리 : 호흡기 격리

② 격리기간 : 발진 후 5일까지, 특히 감수성이 있는 임부들의 접촉을 금함

7) 폴리오(Poliomyelitis)

(1) 폴리오바이러스(Poliovirus) 감염에 의해 급성 이완성 마비를 일으키는 질환

(2) 신고 범위 : 환자, 의사환자

(3) 신고 시기 : 즉시 신고

(4) 환자 관리

격리 : 장내 배설물 격리

8) B형간염(Viral hepatitis-B) : 표본감시 전염병

(1) B형간염 바이러스(Hepatitis B virus) 감염에 의한 질환

(2) 신고 범위 : 환자(급성 B형간염 환자, 만성 B형간염 환자, 주산기 감염자 또는 산모), 병원체보유자(주산기 감염자 또는 산모)

(3) 신고 시기 : 즉시 신고

(4) 신고를 위한 진단기준

① 급성 B형간염 환자 : HBsAg이 음성이고 IgM anti-HBc가 양성인 자, HBSAg이 양성이고 IgM anti-HBc가 양성인 자

② 산모 만성 B형간염 환자 : 만성 B형간염에 합당한 임상적 특징을 나타내면 HBsAg이 6개월 이상 양성인 산모

③ 주산기 만성 B형간염 환자 : 주산기에 어머니로부터 감염되어 만성 B형간염에 합당한 임상적 특징을 나타내면서 HBsAg이 6개월 이상 양성인 24개월 이내의 영・유아

④ 병원체 보유자 : 산모와 주산기 감염자에 한함

⑤ 임상소견은 없으나 HBsAg이 양성인 자(단, 주산기 감염자인 경우에는 24개월 이내의 영・유아에 한함)

(5) 환자 관리

격리 : 혈액 및 체액 격리

9) 일본뇌염(Japanese encephalitis)

(1) 일본뇌염 바이러스(Japanese encephalitis virus)에 의한 급성 중추신경계 감염 질환

(2) 신고 범위 : 환자, 의사환자

(3) 신고 시기 : 즉시 신고

(4) 환자 관리 : 격리 필요 없음

10) 수두(Varicella)

(1) 수두바이러스(Varicella zoster virus)에 의한 급성 발진성 전염병

(2) 신고 범위 : 환자, 의사환자

(3) 환자 관리

① 감수성이 높은 면역억제환자, 임산부는 수두환자와 접촉하지 않도록 주의

② 처음 피부병변이 생긴 후 6일간 혹은 가피가 형성될 때까지 전염력이 있으므로 학교, 유치원, 학원 등에서 집단 발병 방지를 위하여 수두 환자는 등교 중지 권장

③ 면역 저하자는 중증으로 진행될 수 있으므로 노출 시에는 신속하게 의사의 진료를 받도록 권장

(4) 접촉자 관리

① 수두는 노출 시 3일 이내에 수두 예방접종으로 대부분의 발병을 예방할 수 있으며 발병 시 증상 완화 효과가 있음

② 수두 환자에 노출된 감염 감수성자에 대해 VZIG(노출 후 96시간 내 1회 접종)

③ 수두 백신(노출 후 72시간 내 1회 접종)

3. 제3군 전염병

1) 말라리아(Malaria)

(1) *Plasmodium* 속(*P. vivax, P. ovale, P. malariae, P. falciparum*)에 속하는 원충감염에 의한 급성 열성 질환

(2) 신고 범위 : 환자, 병원체보유자

(3) 신고 시기 : 7일 이내 신고

(4) 환자 관리 : 혈액주의

2) 결핵(Tuberculosis)

(1) 결핵균(*Mycobacterium tuberculosis*) 감염에 의한 질환

(2) 신고 범위 : 환자, 의사환자

(3) 신고 시기 : 7일 이내 신고

(4) 환자 관리

① 격리 : 호흡기 격리(활동성 폐결핵 환자에 한함)

② 격리 기간 : 항결핵제 치료 14일까지 격리

3) 한센병(Hansen's disease, Leprosy)

(1) 한센간균(*Mycobacterium leprae*) 감염에 의한 질환

(2) 신고 범위 : 환자

(3) 신고 시기 : 7일 이내 신고

(4) 환자 관리 : 정부가 한센보건복지협회를 통하여 관리함

격리 :

① 나종형 나환자 : 접촉 격리

② 결핵양 나환자 : 필요 없음

③ 감염기간 : 치료 後 감염력이 3개월 이내 소실됨

4) 매독(Syphilis) : 표본감시 전염병

(1) 트레포네마 매독균(*Treponema pallidium*) 감염에 의해 발생하는 성기 및 전신성 질환

(2) 신고 범위 : 1기, 2기 매독환자, 선천성 매독환자

(3) 신고 시기 : 7일 이내 신고

(4) 환자 관리 : 혈액 및 체액 격리

5) 임질(Gonorrhea) : 표본감시 전염병

(1) 임균(*Neisseria gonorrhea*) 감염에 의해 주로 요도염이나 자궁경부염 등을 일으키는 질환

(2) 신고 범위 : 환자, 의사환자

(3) 신고 시기 : 7일 이내 신고

(4) 환자 관리 : 치료 후 배양검사 음성일 때까지 성 접촉 금지

6) 클라미디아(Chlamydia) 감염증 : 표본감시 전염병

(1) 클라미디아 트라코마티스균(*Chlamydia trachomatis*) 감염에 의한 요도염이나 자궁경부염 등의 성기부위 질환

(2) 신고 범위 : 환자

(3) 신고 시기 : 7일 이내 신고

(4) 환자 관리
① 환자의 요도 배설물에 오염된 물품 처리 시 주의
② 환자와 접촉자 모두 치료가 끝날 때까지 성 접촉 금지

7) 연성하감(Chancroid) : 표본감시 전염병

(1) 헤모필루스 두크레이균(*Haemophilus ducreyi*) 감염에 의한 성기나 회음부의 통증성 궤양성 질환
(2) 신고 범위 : 환자
(3) 신고 시기 : 7일 이내 신고
(4) 환자 관리 : 병변이 완치될 때까지 성접촉 금지

8) 성기단순포진(Gerital herpes) : 표본감시 전염병

(1) 제2형 단순포진 바이러스(*Herpes simplex virus type 2*) 감염에 의해 발생하는 성기 부위의 수포성 질환
(2) 신고 범위 : 환자, 의사 환자
(3) 신고 시기 : 7일 이내 신고
(4) 환자 관리 : 신생아, 습진이 있거나 화상을 입은 소아, 면역저하자와의 접촉 금지

9) 첨규콘딜롬(Condyloma acuminata) : 표본감시 전염병

(1) 사람 유두종 바이러스(Human papilloma virus) 감염에 의한 성기 주변의 사마귀성 질환
(2) 신고 범위 : 환자, 의사환자
(3) 신고 시기 : 7일 이내 신고
(4) 환자 관리 : 격리 필요 없음

10) 비임균성 요도염(Non-gonococcal urethritis) : 표본감시 전염병

(1) 임균 이외의 병원성 미생물 감염에 의한 요도염
(2) 신고 범위 : 환자, 의사환자
(3) 신고 시기 : 7일 이내 신고
(4) 환자 관리 : 치료 종료 시까지 성 접촉 금지

11) 성홍열(Scarlet fever)

(1) 베타 용혈성 사슬알균(Group A β -hemolytic streptococci)의 발열성 외독소에 의한 급성 열성 질환
(2) 신고 범위 : 환자
(3) 신고 시기 : 7일 이내 신고

(4) 환자 관리

① 격리 : 배액 및 분비물 격리

② 격리 기간 : 항균제 치료 시작 후 24시간까지 격리

12) 수막알균성 수막염(Meningococcal meningitis)

(1) 수막알균(*Neisseria meningitidis*) 감염에 의한 급성 중추신경계 질환

(2) 신고 범위 : 환자, 병원체보유자

(3) 신고 시기 : 7일 이내 신고

(4) 환자 관리

① 격리 : 호흡기 격리

② 격리기간 : 항생제 치료 시작 후 24시간까지

13) 레지오넬라증(Legionellosis)

(1) 병원성 레지오넬라균(*Legionella* spp.) 감염에 의한 급성 호흡기 질환

(2) 신고 범위 : 환자

(3) 신고 시기 : 7일 이내 신고

(4) 환자 관리 : 격리 필요 없음

14) 비브리오 패혈증(*Vibrio vulnificus* sepsis)

(1) 비브리오 불니피쿠스(*Vibrio vulnificus*) 감염에 의한 급성 패혈증

(2) 신고 범위 : 환자, 의사환자

(3) 신고 시기 : 7일 이내 신고

(4) 환자 관리 : 격리 필요 없음

15) 발진티푸스(Epidemic typhus)

(1) 리케치아 프로와제키(*Rickettsia prowazekii*) 감염에 의한 급성 열성질환

(2) 신고 범위 : 환자, 의사환자

(3) 신고 시기 : 7일 이내 신고

(4) 환자 관리

① 격리 : 환자의 이를 제거하면 격리 필요 없음

② 환자나 접촉자의 침구, 의복 등에 내성 없는 살충제로 구충

16) 발진열(Murine typhus)

(1) 발진열 리케치아(*Rickettsia typhi*) 감염에 의한 급성 열성 질환

(2) 신고 범위 : 환자, 의사환자

(3) 신고 시기 : 7일 이내 신고

(4) 환자 관리 : 격리 필요 없음

17) 쯔쯔가무시증(Scrub typhus)

(1) *Orientia tsutsugamushi* 감염에 의한 급성 열성 질환

(2) 신고 범위 : 환자, 의사환자

(3) 신고 시기 : 7일 이내 신고

(4) 환자 관리 : 격리 필요 없음

18) 렙토스피라증(Leptospirosis)

(1) 병원성 렙토스피라균(*Leptospira* spp.) 감염에 의한 인수공통질환

(2) 신고 범위 : 환자, 의사환자

(3) 신고 시기 : 7일 이내 신고

(4) 환자 관리 : 혈액과 체액 격리

19) 브루셀라증(Brucellosis)

(1) 브루셀라균(*B. melitensis, B. arbotus, B. suis, B. canis*) 감염에 의한 인수공통질환

(2) 신고 범위 : 환자, 의사환자

(3) 신고 시기 : 7일 이내 신고

(4) 환자 관리

격리 : 환자 상처의 분비물 격리, 다른 경우는 격리 필요 없음

20) 탄저(Anthrax)

(1) 탄저균(*Bacillus anthracis*) 감염에 의한 인수공통질환

(2) 신고 범위 : 환자, 의사환자

(3) 신고 시기 : 7일 이내 신고

(4) 환자 관리

격리 :

① 피부 탄저 : 이환기간 동안 접촉 격리(항균제 투여 시 24시간이면 감염력이 없어짐)

② 폐 탄저 : 이환기간 동안 호흡기 격리

21) 공수병(Rabies)

(1) 공수병 바이러스(*Rabies virus*)의 신경계 감염으로 뇌 척수염을 일으키는 질환

(2) 신고 범위 : 환자, 의사환자

(3) 신고 시기 : 7일 이내 신고

(4) 환자 관리

격리 : 발병기간 동안 호흡기 분비물과 접촉하지 않도록 함

22) 신증후군 출혈열(유행성출혈열;Hemorrhagic fever with renal syndrome)

(1) 한탄바이러스(Hantaan virus)와 서울바이러스(Seoul virus) 등 감염에 의한 급성 열성 질환

(2) 신고 범위 : 환자, 의사환자

(3) 신고 시기 : 7일 이내 신고

(4) 환자 관리 : 격리 필요 없음

23) 인플루엔자(Influenza) : 표본감시 전염병

(1) 인플루엔자 바이러스(Influenza virus A,B,C) 감염에 의한 급성 호흡기 질환

(2) 신고 범위 : 환자, 의사환자

(3) 신고 시기 : 7일 이내 신고

(4) 환자 관리 : 격리는 진단 지연으로 불가능함

24) 후천성면역결핍증(AIDS)

(1) 인간면역결핍 바이러스(Human immunodeficiency virus) 감염에 의한 질환

(2) 신고 범위 : 환자, 병원체보유자

(3) 신고 시기 : 7일 이내 신고

(4) 환자 관리 : 혈액 및 체액 격리

4. 제4군 전염병

1) 황열(Yellow fever)

2) 뎅기열(Dengue Fever)

3) 마버그열(Marberg Fever)

4) 에볼라열(Ebola Fever)

5) 라싸열(Lassa Fever)

6) 리슈마니아증(Leishmaniasis)

7) 바베시아증(Babesiosis)

8) 아프리카수면병(African Trypanosomiasis)

9) 크립토스포리디움증(Cryptosporidiosis)

10) 주혈흡충증(Schistosomiasis)

11) 요우스(Yaws)

12) 핀타(Pinta)

13) 두창(Smallpox)
14) 보톨리누스중독증(Botulism)
15) 중증급성호흡기증후군(Severe Acute respiratory syndrome;SARS)
16) 조류인플루엔자 인체 감염증
17) 야토병
18) 큐열
19) 신종전염병증

참 고 문 헌

1. 보건복지부, 국립보건원. 법정전염병 진단·신고 기준. 2006.

11장

부 록

1 병원감염의 정의

병원감염 사례에 대한 정의는 미국에서 1969년 병원감염에 대한 감시를 하면서 개발된 이후 지속적으로 사례 정의에 대한 연구와 보완이 이루어져 왔으며, 1999년 수술부위 감염(surgical site infection; SSI), 2004년 폐렴에 대한 정의 개정이 이루어졌다. 본 자료는 미국의 질병관리센타(Centers for Disease Control and prevention; CDC)에서 2004년도에 개정한 병원감염 진단 기준을 기준으로 작성되었다.

Ⅰ. 병원감염 사례 정의 기본원칙

병원감염 사례를 확인하기 위해서 병원감염을 감시하는 사람(감염관리간호사, 감염관리의사 등)은 환자의 임상적 증상, 감시 결과, 다른 진단적 검사결과 등을 확인하여 병원감염의 기준에 부합되는지를 결정하여야 한다. 이러한 결정을 일관성 있게 하기 위해서는 부위별 병원감염의 기준을 정확하고 명확하게 이용해야 한다.

1. 병원감염의 정의

모든 병원감염은 국소적이든지, 전신적이든지 그것이 감염성 물질(infectious agents), 그로 인한 독소반응에 의해서 야기되는 부작용을 말하며, 입원 당시에 감염이 있거나 잠복기에 있다는 증거가 없어야 한다.

2. 병원감염 사례 진단 기준의 중요원칙

1) 병원감염의 존재여부 확인 및 분류를 하기 위해서는 임상적인 자료와 검사결과, 기타 다른 관련 자료로부터 정보를 활용해야 한다.
   (1) 임상증거는 감염부위를 직접 관찰하거나 환자의 의무기록, 병동의 기록(카덱스, 체온표)등으로부터 얻을 수 있다.
   (2) 검사상 증거는 배양검사결과나 항원·항체검사, 직접관찰검사 방법 결과를 통하여 얻을 수 있다.
   (3) 다른 진단적 검사로는 일상적인 X-ray 검사나, 초음파(ultrasound), 컴퓨터단층촬영(computerized tomography), MRI 촬영(magnetic resonance imaging), 핵의학 스캔(radio rabel scan), 내시경검사(endoscopic procedure), 생검(biopsy), 주사흡입(needle aspiration) 등의 결과를 활용한다.
   (4) 신생아(neonates), 영아(infants)에 대하여는 별도의 기준을 부여한다.
2) 의사가 수술중이나, 내시경적인 검사 또는 진단적인 검사를 통하여 직접 관찰하거나 다른 임상적인 증사 등을 통하여 감염이라고 진단을 내린 경우에는 확실하게 오진한 경우(환자 의무기록 기재 잘못, 진단이 다른 어떤 증거로도 뒷받침이 되지 않는 경우)를 제외하고는 병원감염으로 간주한다.

3. 병원감염의 원인균

병원감염은 내인성 감염물질(endogeneous infectious agents) 또는 외인성 감염물질(exogenous infectious agents)에 의해서 발생할 수 있다.
1) 내인성 감염물질(endogeneous infectious agents)
   피부, 비강, 구강, 소화기관, 질(vagina)과 같이 정상적으로 균이 상주해 있는 신체 일부가 근원이 될 수가 있다.
2) 외인성 감염물질(exogenous infectious agents)
   환자를 돌보는 의료인, 방문객, 의료기구, 진료기구, 병원환경과 같은 환자의 피부로부터의 감염원이 되는 경우를 말한다.

4. 병원감염으로 간주하는 상황

다음과 같은 특별한 상황에서의 감염은 병원감염으로 간주한다.
입원당시에 감염이 있거나 잠복기에 있었다는 증거가 없어야 하며
1) 병원 입원 중에 얻은 감염증이거나 퇴원 후 발생하는 경우에 해당되어야 한다.
2) 신생아가 분만 시 산도를 통과하는 중에 얻은 감염증은 병원감염에 속한다.

5. 병원감염으로 간주하지 않는 상황

다음과 같은 상황은 병원감염으로 간주하지 않는다.
1) 이미 입원당시에 있던 감염의 합병증이거나 진행이 된 것은 그것이 병원균의 변화가 오거나 임상증상이 확실하게 새로운 감염이라는 것을 증명하지 않는 한 병원감염으로 간주하지 않는다.
2) 신생아의 경우는 임신 중에 태반을 통하여 감염되는 것(transplacentally)으로 알려진 질환(herpes simplex, toxoplasmosis, rubella, cytomegalovirus, syphilis) 등과 분만 시 또는 분만 후 48시간 이전에 나타나는 것은 병원감염으로 간주하지 않는다.

6. 감염으로 간주하지 않는 상황

다음과 같은 상황은 감염으로 간주하지 않는다.
1) 균집락(Colonization)
   집락화는 피부, 점막, 개방창, 분비물이나 배액 등에 균이 있는 것을 의미하지만 임상적인 증상이나 부작용을 유발하지 않으므로 병원감염으로 간주하지 않는다.
2) 염증(Inflammation)
   조직손상에 대한 반응이나 화학물질 같은 비감염성 물질의 자극에 의한 염증은 병원감염으로 간주하지 않는다.

7. 병원감염 정의에 대하여 반드시 이해해야 할 2가지 중요한 요점

1) 감염에 대한 예방 가능성이나, 불가항력성은 그것이 병원감염 사례인지 아닌지를 결정할 때 고려의 대상이 아니다.
   예 : (1) 광범위 항생제(extensive antibiotics)를 사용한 후 *C. difficile*에 의한 위장염(gastroenteritis)의 발생의 예방은 불가능할 수 있다.
   (2) 산도(birth canal)를 통과하면서 불가항력적으로 생긴 신생아 감염(즉, group B streptococcal bacteremias with early onset)과 같은 신생아 감염은 병원감염으로 간수되지 않아야 된다고 생각할 수 있다. 그러나 엄마로부터 획득된 병원감염으로 간주해야 한다. 이러한 발생에 대한 분석은 산과 의사에게 산전관리에 관련된 지침개발을 위해 자료로 제공될 수 있다.
2) 병원감염 정의는 환자치료 결정을 위한 임상질환의 정의로 이용될 수 없다. 그러므로 몇몇 실제 감염은 누락될 수도 있고, 반면에 어떤 상황은 감염으로 잘못 인식될 수 있다.

병원감염과 지역사회 감염을 구분하는 입원 중 또는 입원 후 기간 등 별도의 기간이 정해진 것은 몇 가지 상황을 제외하고는 없다. 각 감염은 그것이 병원입원과 얼마나 강하게 연관되어 있는가에 따라 평가되어야 한다.

II. 병원감염의 주요분류 및 세분류

병원감염의 분류에는 2가지 용어가 사용된다. 13개의 주요부위별 감염과 51종의 세분류로 분류된다. 예를 들면 중요 부위별 감염인 요로감염에는 유증상 요로감염, 무증상 세균뇨, 기타 요로감염 등 3가지의 세분류가 있으며 이들은 요로감염이라는 주요 병원감염으로 분류된다.

표 1 부위별 병원감염의 주요부류 및 세분류

Major site code	Specific site code	Site description
UTI ; 요로감염 (Urinary Tract Infection)	SUTI(유증상요로감염)	Symptomatic urinary tract infection
	ASB(무증상세균뇨)	Asymptomatic bacteriuria
	OUTI(기타부위요로감염)	Other infections of the urinary tract
SSI ; 수술부위감염 (Surgical Site Infection)	SKIN(표재성절개부위감염)	Superficial incisional site, except after CBGB
	SKNC(CBGB, 흉부표재성감염)	After CBGB, report SKNC for superficial incisional infection at chest incisional site
	SKNL(CBGB, 다리표재성감염)	After CBGB, report SKNL for superficial incisional infection at leg(donor) site
	ST(CBGB를 제외한 심부절개부위감염	Deep incisional surgical site infection, except after CBGB
	STC(CBGB, 흉부심부절개부위감염)	After CBGB, report STC for deep incisional infection at chest incision site
	STL(CBGB, 다리심부절개부위감염)	After CBGB, report STL for deep incisional infection at leg(donor) site
	Organ/Space surgical site infection (기관/강감염)	Indicate specific site : BONE, BRST, CARD, DISC, EAR, EMET, ENDO, EYE, GIT, IAB, IC, JNT, LUNG, MED, MEN, ORAL, OREP, OUTI, SA, SINU, UR, VASC, VCUF
PNEN ; 폐렴 (Pneumonia)	PNEU 1 PNEU 2 PNEU 3	Pneumonia
BSI : 균혈증 (Blood Stream Infection)	LCBI(검사확진균혈증)	Laboratory-confirmed blood stream infection
	CSEP(임상적균혈증)	Clinical sepsis
BJ ; 뼈와 관절감염 (Bone and Joint Infection)	BONE	Osteomylelitis
	JNT	Joint or bursa
	DISC	Space
CNS ; 중추신경계감염 (Central Nervous System Infection)	IC	Intracranial infection
	MEN	Meningitis or ventriculitis
	SA	Spinal abscess without meningitis
CVS ; 심혈관계감염 (Cardiovascular Sytem Infection)	VASC	Arterial or venous infection
	ENDO	Endocarditis
	CARD	Myocarditis or pericarditis
	MED	Mediastinitis
EENT ; 눈, 귀, 인두, 구강 감염 (Eye, Ear, Throat, or Mouth infection)	CONJ	Conjunctivitis
	EYE	Eye other than conjunctivitis
	EAR	Ear mastoid
	ORAL	Oral cavity(mouth, tongue or gums)
	SINU	Sinusitis
	UR	Upper respiratory tract, pharyngitis, laryngitis, epiglottitis
GI ; 소화기감염 (Gastrointestinal System infection)	GE	Gastroenteritis
	GIT	Gastrointestinal(GI) tract
	HEP	Hepatitis
	IAB	Intraabdominal, not specified elsewhere
	NEC	Necrotizing enterocolitis
LRI ; 폐렴을 제외한 하부호흡감염 (Lower Respiratory Tract Infection, Other Than Pneumonia)	BRON	Bronchitis, tracheobronchitis, tracheitis, without evidence of pneumonia
	LUNG	Other infections of the lower respiratory tract
REPR ; 생식기 감염 (Reproductive Tract Infection)	EMET	Endometritis
	EPIS	Episiotomy
	VCUF	Vaginal cuff
	OREP	Other infections of the male or female reproductive tract
SST ; 피부 및 피하 조직감염 (Skin and Soft Tissue Infection)	SKIN	Skin
	ST	Soft tissue
	DECU	Decubitus ulcer
	BURN	Burn
	BRST	Breast abscess or mastitis
	UMB	Omphalitis
	PUST	Infant pustulosis
	CIRC	Newborn circumcision
SYS ; 전신감염 (Systemic Infection)	DI	Disseminated infection

Ⅲ. 세분류 감염

병원감염의 51개의 세분류 가운데 감염여부를 결정하기 위한 기준이 한 두개 더 있다. 왜냐하면 성인의 감염증상과 신생아, 유아의 증상은 다르기 때문에 1세 이하(≤1세)의 부위별 병원감염의 기준은 별도로 정하였다. 2004년 개정된 폐렴(pneumonia)의 기준에는 1세부터 12세 이하까지의 진단기준이 별도로 되어 있다.

1. 요로감염

1) 유증상 요로감염(Symptomatic urinary tract infection, UTI-SUTI)

다음 중 적어도 한 가지 기준을 만족해야 한다.

기준(Criterion) 1

확인된 다른 원인 없이 아래 증상 중 적어도 한 개 이상의 증상이 있고 :
고열(>38°C), 요의절박(urgency), 빈뇨(frequency), 배뇨곤란(dysuria), 치골 상부 압통(suprapubic tenderness)

그리고(and)
소변 배양에서 두 종류 이하의 균이 10^5/㎖이상 분리되어야 한다.

기준(Criterion) 2

확인된 다른 원인 없이 아래 증상 중 적어도 두 개 이상의 증상이 있고 :
고열(>38°C), 요의절박(urgency), 빈뇨(frequency), 배뇨곤란(dysuria), 치골 상부 압통(suprapubic tenderness)

그리고(and)
다음 중 적어도 한 개를 만족해야 한다.

a. 소변의 dipstick 검사에서 백혈구의 esterase and/or nitrate 양성
b. 농뇨 : 백혈구 10/㎖이상 또는 원심분리를 하지 않은 소변에서 백혈구 3/HPF(High Power Field) 이상
c. 원심분리를 하지 않은 소변의 그람 염색에서 미생물 관찰
d. 자연 배뇨하지 않은 소변의 배양 결과 적어도 2번 이상 같은 종류의 요로 병원균(그람 음성균이나 *S. saprophyticus*)이 10^2/㎖이상 분리되는 경우
e. 적절한 항균제로 요로감염 치료를 받은 환자에게서 한 가지 요로 병원균(그람 음성균이나 *S. saprophyticus*)이 10^5/㎖이상 분리되는 경우
f. 의사가 요로감염으로 진단 내린 경우
g. 의사가 요로 감염에 대한 적절한 치료를 시작한 경우

기준(Criterion) 3

12개월 이하의 영아에게서 확인된 다른 원인 없이 아래 증상 중 적어도 한 개가 있어야 하고 :
고열(>38°C), 저체온(<37°C), 무호흡(apnea), 서맥(bradycardia), 배뇨통(dysuria), 기면(lethargy), 구토(vomiting)

그리고(and)
소변 배양 검사 상 두 종류 이하의 균이 10^5/㎖이상 분리되어야 한다.

기준(Criterion) 4

12개월 이하의 영아에게서 확인된 다른 원인이 없이 다음 증상 중 적어도 한 개가 있어야 하고 :
고열(>38°C), 저체온(<37°C), 무호흡(apnea), 서맥(bradycardia), 배뇨통(dysuria), 기면(lethargy), 구토(vomiting)

그리고(and)
다음 중 적어도 한 개를 만족해야 한다.

a. 소변의 dipstick 검사에서 백혈구의 esterase and/or nitrate 양성
b. 농뇨 : 백혈구 10/㎖이상 또는 원심분리를 하지 않은 소변에서 백혈구 3/HPF(High Power Field) 이상
c. 원심분리를 하지 않은 소변의 그람 염색에서 미생물 관찰
d. 자연 배뇨하지 않은 소변의 배양 결과 적어도 2번 이상 같은 종류의 요로 병원균(그람 음성균이나 *S. saprophyticus*)이 10^2/㎖이상 분리되는 경우
e. 적절한 항균제로 요로감염 치료를 받은 환자에게서 한 가지 요로 병원균(그람 음성균이나 *S. saprophyticus*)이 10^5/㎖이상 분리되는 경우
f. 의사가 요로감염으로 진단 내린 경우
g. 의사가 요로 감염에 대한 적절한 치료를 시작한 경우

※ 주의사항

1) 도뇨카테터(urinary cathter tip)의 배양결과 양성인 것은 요로 감염을 진단하는 데 적절한 검사방법이 아니다.
2) 소변배양 검사를 위한 소변검체 채취는 요도관을 삽입하거나(catheterization), 깨끗한 수집방법(clean catch collection)과 같은 적절한 방법으로 이루어져야 한다.
3) 영아의 소변채취는 치골상부흡인(suprapubic aspiration)이나 방광에 요도관을 삽입(bladder catheterization)하여 이루어져야 하며 소변백에서 얻어진 소변 검체의 배양 양성 결과는 신뢰할 수 없다.

2) 무증상 요로감염 (Asymptomatic bacteriuria, UTI-ASB)

다음의 기준 중 적어도 한 개를 만족해야 한다.

기준(Criterion) 1

소변 배양을 하기 전 7일 이내에 유치도뇨 카테터를 가지고 있었고,

그리고(and)
소변 배양 검사 상 2가지 이하의 균이 10^5/㎖이상 분리되어야 하며,

그리고(and)
고열(>38°C), 배뇨곤란(dysuria), 빈뇨(frequency), 요의절박(urgency), 치골 상부 압통(suprapubic tenderness) 등의 증상이 없다.

기준(Criterion) 2

처음 배양 양성 이전 7일 이내에 유치 도뇨 카테터를 가지고 있지 않았고,

그리고(and)
적어도 2회 이상 소변 배양 양성이어야 하며, 이는

즉 소변 배양에서 동일한 종류의 균이 10^5/㎖ 로 반복해서 분리되어야 하며 분리되는 미생물은 2종류보다 많으면 안 되며,

그리고(and)
고열(>38°C), 배뇨곤란(dysuria), 빈뇨(frequency), 요의 절박(urgency), 치골 상부 압통(suprapubic tenderness)이 없다.

※ 주의사항
1) 도뇨카테터(urinary cathter tip)의 배양결과 양성인 것은 요로 감염을 진단하는 데 적절한 검사방법이 아니다.
2) 소변배양 검사를 위한 소변검체 채취는 요도관을 삽입하거나(catheterization), 깨끗한 수집방법(clean catch collection)과 같은 적절한 방법으로 이루어져야 한다.

3) 기타 요로감염(신장, 요관, 방광, 요로 또는 신장 주위 조직의 감염, SUTI-OUTI)

적어도 다음 중 한 개를 만족해야 한다.

기준(Criterion) 1

병소 부위의 체액(소변이 아닌)이나 조직의 배양에서 균이 분리되는 경우

기준(Criterion) 2

수술 중이나 조직 병리 검사를 하는 동안 직접 관찰을 통해서 농양(abscess)이나 다른 감염의 증거가 관찰된 경우

기준(Criterion) 3

확인된 다른 원인 없이 적어도 다음 증상 중에서 두 가지가 있고 :
고열(>38°C), 병소 부위의 국소 동통(localized pain)이나 압통(localized tenderness)

그리고(and)
다음 중 적어도 한 개를 만족해야 한다.
a. 감염된 부위에서 농성 배액이 있는 경우
b. 혈액 배양에서 감염이 의심되는 부위와 일치하는 균 분리
c. 방사선 검사에서 감염의 증거 확인, 예 : 비정상 초음파검사(ultrasound), CT scan, MRI(resonance imaging) 또는 radiolabel scan(gallium, technetium) 등
d. 의사가 신장(kidney), 요관(ureter), 방광(bladder) 또는 후복막이나 신장조직 주변 조직(tissues surrounding the retroperitoneal or perinephric space)의 감염으로 진단한 경우
e. 의사가 신장(kidney), 요관(ureter), 방광(bladder) 또는 후복막이나 신장조직 주변 조직(tissues surrounding the retroperitoneal or perinephric space)의 감염에 대한 적절한 치료를 시작한 경우

기준(Criterion) 4

1세 이하(≤1세) 영아에게서 다른 확인된 원인 없이 다음 증상 중 적어도 한 가지가 있으면서 :
고열(>38°C), 저체온(<37℃), 무호흡(apnea), 서맥(bradycardia), 기면(lethargy), 구토(vomiting)가 있고,

그리고(and)
다음 중 적어도 한 개를 만족해야 한다.
a. 감염된 부위에서 농성 배액이 있는 경우
b. 혈액 배양에서 감염이 의심되는 부위와 일치하는 균 분리
c. 방사선 검사에서 감염의 증거 확인, 예) 비정상 초음파검사(ultrasound), CT scan, MRI(resonance imaging) 또는 radiolabel scan(gallium, technetium) 등
d. 의사가 신장(kidney), 요관(ureter), 방광(bladder) 또는 후복막이나 신장조직 주변 조직(tissues surrounding the retroperitoneal or perinephric space)의 감염으로 진단한 경우
e. 의사가 신장(kidney), 요관(ureter), 방광(bladder) 또는 후복막이나 신장조직 주변 조직(tissues surrounding the retroperitoneal or perinephric space)의 감염에 대한 적절한 치료를 시작한 경우

※ 주의사항
신생아에서 포경수술부위의 감염은 피부 및 피하조직의 감염(SST-CIRC)으로 분류한다.

2. 수술부위감염(Surgical Site Infection, SSI)

수술 부위 감염(Surgical Site Infection)은 절개부위 감염과 수술기관 감염으로 분류하며 절개부위 감염은 표재성 절개부위감염과 심부 절개부위감염으로 분류한다.

1) 표재성 수술부위감염(절개부위 감염, Superficial incisional, SSI-SKIN)

다음 기준를 만족해야 한다.
유일하게 CAGB에 대해서는 만약 가슴(chest site)에만 감염이 있는 경우에는 SKNC(Skin-Chest) 또는 다리(leg-donor site)에만 감염이 있는 경우는 SKNC(Skin-Leg)로 간주한다.

기준(Criterion)

수술 후 30일 이내에 발생한 감염으로

그리고(and)
절개 부위의 피부(skin)나 피하 조직만을 침범한 것으로

그리고(and)
다음 중 적어도 한 개를 만족해야 한다.
a. 표피절개부위로부터 농이 유출
b. 표피절개부위로부터 무균적으로 채취한 조직이나 체액에 대한 배양결과 미생물이 분리된 경우
c. 동통이나 경결, 국소화된 부종, 발적, 열감과 같은 감염증상 중 적어도 한 가지가 있어야 하며, 절개부위의 배양이 음성이 아니면서 표피절개부위가 수술의에 의해서 의도적으로 개방된 경우
d. 수술집도의나 수술에 참여한 의사에 의해서 표피절개부위 감염으로 진단이 내린 경우

※ 주의사항
1) 봉합부위의 농양(바늘구멍에 한정된 최소한의 염증이나 분비물)은 감염으로 간주하지 않는다.
2) 국소화된 찔린 부위 감염은 수술부위감염으로 간주하지 않는다. 대신 그 깊이에 따라서 피부 또는 피하조직의 감염으로 간주한다.
3) 신생아의 포경수술감염은 SST-CIRC로 간주한다. 포경수술(circumcision)은 NNIS에서 수술로 간주하지 않는다.
4) 외음절개부위(episiotomy site)의 감염은 REPR-EPIS로 간주한다. 외음절개술은 NNIS에서 수술로 간주하지 않는다.

5) 감염된 화상부위감염은 화상(SST-BURN)으로 분류한다.
6) 만약 절개부위감염이 근막(fascial layer)이나 근육(muscle layer)까지 침범한 경우에는 심부 절개부위감염으로 포함시킨다.
7) 표재성 절개부위와 심부 절개부위감염을 동시에 갖고 있는 경우에는 심부 절개부위감염으로 간주한다.

2) 심부절개부위감염(deep incisional, SST-ST)

다음 기준을 만족해야 한다.
유일하게 CAGB*에 대해서는 만약 가슴(chest site)에만 감염이 있는 경우에는 STC(Soft tissue-chest) 또는 다리(leg-donor site)에만 감염이 있는 경우는 STL(Soft tissue-Leg)로 간주한다.

기준(Criterion)

보조물(implant**)이 수술부위에 남아있지 않은 경우라면 수술 후 30일 이내에 발생한 감염이며, 보조물을 삽입한 경우는 수술 후 1년 이내에 발생한 감염으로 감염이 수술과정과 관련이 있는 것이 명백한 경우로

그리고(and)
절개부위의 심부연조직(근막이나 근육층)까지 침범한 감염으로

그리고(and)
다음 중 적어도 한 개를 만족해야 한다.
a. 수술기관/강이 아닌 심부 절개주위로부터의 농의 유출
b. 절개부위가 배양 음성이 아니면서, 고열 (>38°C)이나 국소화된 동통이나 경결과 같은 증상 중 **적어도 한 가지**가 있을 때, 저절로 심부절개부위가 벌어진 경우이거나 수술의에 의해서 의도적으로 개방된 경우
c. 재수술하는 동안 직접 관찰에 의해서 또는 조직학적이거나 방사선적인 검사에 의해서 심부절개부위의 농흉이나 다른 감염의 증거가 있는 경우
d. 수술의나 주치의에 의해서 심부절개부위 감염으로 진단이 내린 경우

※ 주의사항
1) 표재성 절개부위감염과 심부 절개감염이 동시에 있는 경우에는 심부 절개부위감염으로 간주한다.
2) 심부 절개부위의 검체배양은 incisional drainage(ID)로 보고한다.

* CAGB : Coronary artery bypass graft with both chest and leg incision
** A nonhuman derived implanted foreign body(e.g. prosthetic heart valve, nonhuman vascular graft, mechanical heart, or hip prosthesis) that is permanently placed in a patient during surgery

3) 기관/강 수술부위감염 (Organ/Space, SSI-specific site of organ/space)

피부, 근막, 근육을 제외하고 수술 시 개방되거나 조작된 신체부위를 포함한다. 개별 부위는 감염이 발생한 장소(기관/강)를 구분하기 위해 분류된 것이다.
예) 충수절개술 후에 횡경막하의 농양이 발생한 경우에는 복부의 기관/강 감염(SSI-AB)으로 분류한다.

기관/강 수술감염은 다음의 기준을 만족해야 한다.
보조물을 삽입한 수술이 아니라면 수술 후 30일 이내에 발생한 감염이며 보조물을 삽입한 경우는 수술후 1년 이내에 발생한 감염으로 감염이 수술과정과 관련되었다는 것이 명백해야 하며,

그리고(and)
피부, 근막, 근육을 제외한 수술과정 동안 개방되거나 조작된 신체 일부분으로

그리고(and)
다음 중 적어도 한 개를 만족해야 한다.
a. 뚫은 부위(stab wound)를 통해서 기관/강에 위치한 배액관으로부터 농이 유출되는 경우
b. 무균적으로 채취한 기관/강의 조직이나 배액으로부터 미생물이 분리되는 경우
c. 재수술동안 직접 관찰이나 또는 조직병리학적, 방사선적인 검사에서 기관/강의 농흉이나 다른 감염의 증거가 있는 경우
d. 수술의나 주치의에 의해서 기관감염으로 진단이 내린 경우

※ 주의사항
1) 때로는 기관/강의 배액이 절개부위를 통해서 나오는 경우가 있다. 이러한 감염은 재수술을 요구하지 않고 절개의 합병증으로 간주되므로 심부 수술부위 감염으로 분류한다.
2) 기관/강에서 채취된 검체는 DD(deep drainage)로 보고한다.

<기관/강 감염의 신체부위별 종류>

BONE	: Osteomyelitis(골수염)
BRST	: Breast abscess or mastitis(유방농양 또는 농흉)
CARD	: Myocarditis or pericarditis(심근염 또는 심낭염)
DISC	: Disk space
EAR	: Ear, mastoid(외이염)
EMET	: Endometritis(자궁내막염)
EYE	: Eye, other than conjunctivitis(결막염 외의 눈감염)
GIT	: GI tract(소화기감염)
IAB	: Intraabdominal, not specified elsewhere(복부감염)
IC	: Intracranial, brain abscess or dura(두개강내감염)
JNT	: Joint or bursa(관절염)
LUNG	: Other infections of lower respiratory tract(기타 하부호흡기감염)
MED	: Mediastinitis(심내막염)
MEN	: Meningitis or ventriculitis(수막염, 뇌실염)
ORALI	: Oral cavity (mouth, tonge, or gums)(구강염)
OREP	: Other male or female reproductive(기타 생식기감염)
OUTI	: Other infections of urinary tract(기타 요로감염)
SA	: Spinal abscess without meningitis(수막염이 없는 척수감염)
SINU	: Sinusitis(부비동염)
UR	: Upper respiratory tract, pharyngitis(상기도감염)
VASC	: Arterial or venous infection(동정맥감염)
VCUF	: Vaginal cuff(질입구 감염)

3. 폐렴(Pneumonia, PNEU)

*** 모든 폐렴기준에 적용되는 일반적 주의사항**

1. 의사의 폐렴진단만으로는 병원폐렴기준을 만족할 수 없다.
2. 영아나 어린이를 위한 별도의 기준이 포함이 있으나, 소아는 폐렴의 부위별 다른 기준을 적용할 수 있다.
3. 폐렴자료를 보고할 때 인공호흡기관련 폐렴(감염 발생 전 48시간이내에 기관지절개 또는 인공기도삽관을 통해 지속적으로 호흡보조기구를 가진 환자에게서의 폐렴)에 대한 보고도 반드시 포함되어야 한다.
4. 폐렴이 있는지를 평가할 때 다른 질환으로 인한 임상적 상태 변화와 구분하는 것이 중요하다. 이러한 질환으로는 심근경색(myocardial infarction), 폐색전증(pulmonary embolism), 호흡부전증(respiratory distress syndrome), 무기폐(atelectasis), 악성종양(malignancy), 만성폐쇄성 폐질환(chronic obstructive pulmonary disease), 초자막질환(hyaline membrane disease), 기관지폐 이형성증(bronchopulmonary dysplasia) 등이 있다. 또한 기도삽관을 하고 있는 환자를 평가할 때는 기도 집락, 상기도 감염(예, 기관기관지염)과 초기 폐렴을 구분하여야 한다. 끝으로 노인과 영아, 면역저하환자에게서는 폐렴과 관련된 증후나 증상이 가려져 있는 경우가 있으므로 진단이 어려울 수 있다. 이들에 대한 진단이 새로운 폐렴 진단 기준에 포함되었다.
5. 병원폐렴은 발생 시기에 따라서 조기발생(early onset)과 지연발생(late onset)으로 분류될 수 있다. 조기발생(early onset) 폐렴은 병원 입원 첫 4일 동안에 발생하며 주로 *Moraxella catarrhalis*, *H. influenzae*, *S. pneumoniae*에 의한다. 지연발생(late onset) 폐렴의 원인균은 gram negative bacilli 또는 methicilline-resistant *S. aureus*을 포함하는 *S. aureus*이다. 바이러스(예, Influenza A and B 또는 Respiratory syncytial virus)는 조기발생 또는 지연발생 폐렴의 원인이 될 수 있다. 그러나 곰팡이류, 이스트, 진균, 레지오넬라와 *Pneumocystis carinii*는 주로 지연발생 폐렴의 원인 균주들이다.
6. 다량 흡인으로 인한 폐렴(예 : 응급실이나 수술실에서 기도삽관을 하는 상황)은 병원폐렴의 특정 진단 기준에 부합하고 병원에 입원 당시 확실하게 존재하지 않았거나 잠복기에 있지 않았다면 병원감염으로 간주한다.
7. 병원 폐렴은 장기 입원한 중증의 환자에게서는 여러 번 발생할 수 있다. 새로운 폐렴으로 간주하기 위해서는 한 환자에서 병원폐렴이 발생한 것으로 이전에 발생한 감염이 해결되었다는 증거를 찾아야 한다. 병원균의 추가나 변화만으로는 새로운 폐렴이 발생 했다는 증거가 될 수 없다. 새로운 증후와 증상, 진단방사선적 증거, 다른 진단적 검사 등의 조합이 필요하다.
8. 적절하게 채집된 객담 검체에서 박테리아의 그람염색 양성과 진균 균사나 탄력 섬유소에 대한 KOH mount 양성결과는 감염의 원인균을 추적하는데 중요한 단서가 된다. 그러나 객담 검체는 자주 상기도 집락에 의해 오염되므로 주의 깊게 해석하여야 한다. 특히 칸디다는 염색에서 자주 보이지만 병원폐렴을 거의 유발하지 않는다.

약어

BAL - bronchoalveolar lavage
EIA - enzyme immunoassay
FAMA - fluorescent-antibody staining of membrane antigen
IFA - immunofluorescent antibody
LRT - lower respiratory tract
PCR - polymerase chain reaction
PMN - polymorphonuclear leukocyte
RIA - radioimmunoassay

보고 방법

1. 폐렴의 분류 안에는 특정부위별 계통분류가 있다. 만약 한 개 이상의 특정 부위 기준에 만족하더라도 한 가지로 보고하여야 한다.
   - PNU1과 PNU2의 기준을 모두 만족한다면 PNU2로 보고한다.
   - PNU2과 PNU3의 기준을 모두 만족한다면 PNU3로 보고한다.
   - PNU1과 PNU3의 기준을 모두 만족한다면 PNU3로 보고한다.
2. 동일한 원인균에 의한 하부호흡기감염(abscess or empyema)과 폐렴이 동시에 있을 경우에는 폐렴으로 보고한다.
3. 폐렴이 없는 폐의 농양(abscess)이나 농흉(empyema)은 LUNG로 보고한다.
4. 폐렴이 없는 급성기관지염(bronchitis), 기관염(tracheitis), 기관기관지염(tracheobronchitis) 또는 세기관지염(bronchiolitis)은 BRON으로 보고한다.

폐렴 알고리듬

1) 임상적으로 정의된 폐렴을 위한 특정부위 알고리듬(PNU1)

방사선 검사	증상/증후/검사	코드
둘 또는 그 이상의 연속 흉부 X-선 검사에서 다음 중 적어도 한 가지가 있는 경우[1,2] •새로 생기거나 진행성이고 지속적 침윤(infiltrate) •폐 경변(consolidation) •공동(cavitation) •1세 이하(≤1 year)의 영아에서 기종(pneumatoceles) 주의 : 폐 또는 심장에 기저질환(예 : 호흡곤란 증후군, 기관지폐 이형성증, 폐부종, 만성 폐쇄성 폐질환)이 없는 환자의 경우에는 단 한 개의 명확한 흉부 방사선 검사 결과도 인정된다.	적어도 다음 한 개를 만족 •다른 명확한 원인 없는 고열 (>38℃) •백혈구 감소 (<4,000 WBC/ mm^3) 또는 백혈구 증가(≥12,000 WBC/mm^3) •70세 이상에서 확인된 다른 원인 없이 의식 변화 **그리고** 적어도 다음 **두 개**를 만족 •새로운 농성객담 발생[3], 객담양상의 변화[4], 호흡분비물 증가, 흡인요구량 증가 •새롭게 발생하거나 심해지는 기침, 호흡곤란, 빈호흡[5] •수포음 또는 기관지 호흡음 •가스교환 악화(예 : O_2 포화도 감소[예 : $PaO_2/FiO_2 \le 240$], 산소요구량 증가, 인공호흡기요구도 증가)	PNU1
	1세 이하 영아를 위한 기준(≤1 year) 가스교환 악화(예 : 산소 포화도 감소, 산소요구도 증가 또는 인공호흡기요구도 증가) **그리고** 적어도 다음 **세 가지** 만족 : •확인된 다른 원인 없이 체온 불안정 •백혈구 감소(<4000 WBC/mm^3) 또는 백혈구 증가(≥15,000 WBC/mm^3) 그리고 좌측편위(>10% band forms) •새로운 농성객담 발생[3], 객담양상의 변화[4], 호흡분비물 증가, 흡인요구량 증가 •무호흡, 빈호흡[5], 흉곽 함몰과 비공 확장, 그렁거림 •천명음, 수포음[6], 건성수포음 •기침 •서맥(<100회/분), 또는 빈맥(>170회/분)	
	1세 초과 12세 이하의 소아를 위한 기준(>1 year or ≤12 year) 다음 중 **세 가지**를 만족 : •다른 명백한 원인 없는 고열(>38.4℃) 또는 저체온(<37℃) •백혈구 감소 (<4,000 WBC/ mm^3) 또는 백혈구 증가(≥15,000 WBC/mm^3) •새로운 농성객담 발생[3], 객담양상의 변화[4], 호흡분비물 증가, 흡인요구량 증가 •새롭게 발생하거나 심해지는 기침, 호흡곤란, 무호흡, 빈호흡[5] •수포음[6], 또는 기관지 호흡음 •가스교환 악화(예 : O_2 포화도 감소 [예 : <pulse oximetry 94%], 산소요구량 증가, 인공호흡기 요구도 증가)	

2) 일반세균(common bacteria) 또는 섬질진균성(filamentous fungal pathogens) 병원균으로 인한 폐렴의 특정부위 알고리듬과 특정 진단법(PNU2)

방사선 검사	증상/증후	검사	코드
이상의 연속적인 흉부 X선 검사상 적어도 한 개를 만족해야 한다[1,2]. •새로 생기거나 진행되면서 지속적인 침윤 •폐 경변 •공동 주의 : 폐나 심장의 기저질환(예 : 호흡곤란증후군, 기관지폐 형성부전증, 폐부종, 또는 만성 폐쇄성 폐질환)이 없는 환자의 경우, 명백한 흉부 방사선 검사상 하나라도 인정된다[1].	다음 중 적어도 한 개를 만족해야 한다. •확인된 다른 원인이 없는 고열(>38℃) •백혈구감소증(<4,000 WBC/mm^3) 또는 백혈구증가증(≥12,000 WBC/mm^3) •70세 이상의 성인인 경우, 확인된 다른 원인 없는 의식 변화 **그리고** 다음 중 적어도 한 개를 만족해야 한다. •농성 객담[3]이 새로 생기거나 객담의 양상이 변화한 경우[4], 또는 호흡기 분비물이 증가하거나, 흡인의 요구도가 증가한 경우 •새로 생기거나 악화된 기침, 또는 호흡곤란, 또는 빈호흡[5] •수포음[6]이나 기관지음 청진 •가스 교환 악화(예 : 산소포화도 감소, 산소요구도 증가[PaO_2/FiO2 ≤240][7], 인공호흡기 요구도 증가)	다음 중 적어도 한 개를 만족 •혈액 배양 양성[8]이며, 다른 부위의 감염과 관련 없는 경우 •늑막액 배양 양성 •최소한으로 오염된 LRT 검체에서의 정량적 배양 양성[9](예, BAL 또는 protective specimen brushing) •5% 이상 직접 현미경 검사(e.g. Gram stain)로 BAL을 통하여 얻어진 세포에서 세포내 박테리아(intracellules bacteria) 관찰 •조직 병리학적 검사상 적어도 하나의 다음의 폐렴 증거를 보일 때: - 세기관지와 폐포에 심한 PMN 축적으로 인한 농양 형성 또는 진균 공동 - 폐 실질의 정량적 배양 양성[9] - 진균 균사 또는 가성 균사로 인한 폐 실질 조직 침범의 증거	PNU2

3) 바이러스, 레지오넬라, 클라미디아, 마이코플라즈마와 희귀 병원균으로 인한 폐렴의 특정부위 알고리듬과 특정 진단법(PNU2)

방사선 검사	증상/증후	검사	코드
둘 또는 그 이상의 연속적인 흉부 X선 검사 상 적어도 한 개를 만족해야 한다[1,2]. •새로 생기거나 진행되면서 지속적인 침윤 •폐 경변 •공동 주의 : 폐나 심장의 기저질환(예 : 호흡곤란증후군, 기관지폐 형성부전증, 폐부종, 또는 만성 폐쇄성 폐질환)이 없는 환자의 경우, 명백한 흉부 X선 검사 상 둘 또는 그 하나라도 인정된다[1].	다음 중 적어도 한 개를 만족 •확인된 다른 원인이 없는 고열(>38℃) •백혈구감소증(<4,000 WBC/mm^3) 또는 백혈구증가증(≥12,000 WBC/mm^3) •70세 이상의 성인인 경우, 확인된 다른 원인 없는 의식 변화 **그리고** 다음 중 적어도 한 개를 만족해야 한다. •농성 객담[3]이 새로 생기거나 객담의 양상이 변화한 경우[4], 또는 호흡기 분비물이 증가하거나, 흡인의 요구도가 증가한 경우 •새로 생기거나 악화된 기침, 또는 호흡곤란, 또는 빈호흡[5] •수포음[6]이나 기관지음 청진 •가스 교환 악화(예 : 산소포화도 감소, 산소요구도 증가[PaO_2/FiO_2 ≤240]₇, 인공호흡기 요구도 증가)	다음 중 적어도 한 개를 만족[10-12]. •호흡기 분비물 배양검사에서 바이러스나 클라미디아 양성 •호흡기 분비물의 바이러스 항원 또는 항체 검사에서 양성(예 : EIA, FAMA, shell vial assay, PCR) •병원체의 짝을 이룬 혈청 항원검사(IgG)에서 4배 상승(예 : 인플루엔자, 클라미디아) •클라미디아, 마이코플라즈마 PCR 양성 •클라미디아 micro-IF test 양성 •호흡기 분비물 또는 조직으로부터 다음 중 적어도 레지오넬라균 배양결과 양성 또는 micro-IF 시 관찰됨 •소변의 RIA 또는 EIA 검사에서 *Legionella pneumophila* serogroup 1 항원이 검출됨 •짝지은 급성기와 회복기 혈청의 간접 IFA검사에서 *L. pneumophila* serogroup 1 항체가가 4배에서 1:128 이상(≥1:128)까지 상승	PNU2

4) 면역저하 환자의 폐렴에 대한 특정 부위 알고리즘(PNU3)

방사선 검사	증상/증후	검사	코드
둘 또는 그 이상의 연속적인 흉부 X선 검사 상 적어도 한 개를 만족해야 한다[1,2]. •새로 생기거나 진행되면서 지속적인 침윤 •폐 경변 •공동 주의 : 폐나 심장의 기저질환(예, 호흡곤란증후군, 기관지폐 형성부전증, 폐부종, 또는 만성 폐쇄성 폐질환)이 없는 환자의 경우에는 단 한 개의 명확한 흉부 X선 검사라도 인정된다[1].	면역저하 환자[13]가 적어도 다음 중 하나가 있는 경우 : •확인된 다른 원인이 없는 고열(>38℃) •70세 이상의 성인에게서, 확인된 다른 원인이 없는 의식수준의 변화 •농성객담[3]이 새로 생기거나 객담의 특성 변화[4], 호흡기 분비물의 증가, 또는 흡인 요구의 증가 •새로 발병하거나 악화되는 기침 또는 호흡곤란, 또는 빈호흡[5] •수포음[6] 또는 기관지 호흡음 •가스교환 악화(예 : O_2 포화도 감소 [예 : PaO/FiO_2≤240][7], 산소요구량의 증가, 또는 인공호흡기 요구도 증가) •객혈 •흉막통	다음 중 한 개를 만족 •혈액과 객담 배양이 *Candida* spp. 양성인 경우[14,15] •다음 중 하나로부터 최소한으로 오염된 LRT 검체에서 진균 또는 *Pneumocytis carinii*가 나오는 경우(예 : 기관지폐포 세척 또는 보호된 검체 brushing) - 직접적인 현미경 시험 - 진균의 양성 배양 PNU2의 진단적 검사 기준을 만족하는 경우	PNU3

1. 때때로, 인공호흡기를 하지 않는 환자에서 증후와 증상, 하나의 명백한 흉부방사선검사에 근거하여 폐렴의 진단이 명확하게 내려질 수도 있다. 그러나, 심폐질환자들에게(예, 간질성 폐질환 또는 울혈성 심부전) 폐렴의 진단은 특히 어려울 수 있다. 다른 비감염적인 상태(예, 보상되지 못한 울혈성 심부전)가 폐렴으로 보여질 수 있다. 이러한 어려운 사례들은 비감염성 폐질환으로부터 감염성 폐렴을 구분할 수 있도록 일련의 흉부 방사선 검사를 실시하여야 한다. 어려운 사례를 확정짓기 위하여 진단 당일과 3일전, 진단 후 2일과 7일에 방사선 결과를 검토해보는 것이 유용하다. 폐렴은 급속한 발생과 진행을 하지만 빨리 호전되지는 않는다. 폐렴의 방사선학적 변화들은 수주 동안 지속된다. 방사선 소견상 급격히 좋아지는 소견은 무기폐나 울혈성 심부전과 같은 비감염성 과정에서 나타난다.
2. 폐렴이 나타내는 방사선학적 양상의 다양한 표현이 있는 것을 주의한다. 예를 들어 air-space disease, focal opacification, patchy areas of increased density와 같은 것들이 포함되며 이런 소견들에만 한정되지 않는다. 만약 방사선과 의사에 의하여 폐렴으로 서술되지 않더라도 적절한 임상적인 상태에서 이러한 다른 표현들이 양성 결과의 가능성을 갖고 있는 것으로 신중히 고려될 수 있다.
3. 농성 객담은 저배율시야(x100)에서 25개 이상의 호중구와 10개 이하의 편평상피세포를 포함한 폐, 기관지, 세기관지에서 배출된 분비물로 정의한다. 만약 당신의 병원 검사실에서 양적인 테이터(many WBCs나 few squames와 같이)로 보고한다면 농성객담의 기준에 맞는지 맞추어 보아야한다. 기록된 농성객담의 표현들은 매우 다양하여 검사실과의 이러한 확인이 필요하다.
4. 화농성 객담이나 객담양상의 변화에 대한 한번의 기록은 의미가 없다. 24시간이내 반복된 기록은 감염과정의 시작을 보다 잘 나타내는 것이다. 객담양상의 변화는 색, 밀도, 냄새와 양으로 나타낸다.
5. 성인에 있어서 빈호흡은 >25회/분으로 정의된다. 재태기간 <37주부터 40주까지의 미숙아의 경우는 >75회/분, 생후 2개월까지는 >60회/분, 2개월에서 12개월까지는 >50회/분, 1세 이상 유아는 >30회/분을 의미한다.
6. 수포음(rale)은 악설음(crackle)로 표현되기도 한다.
7. 동맥혈 산소포화도의 측정은 동맥압(PaO_2)과 산소의 흡기 분설(F_iO_2) 비율로 정의된다.
8. 혈액배양 양성이고 방사선학적으로 폐렴의 증거가 보이는 환자, 특히 혈관내 카테터나 유치도뇨관과 같은 침습적 기구를 가지고 있는 경우는 폐렴의 증거를 주의 깊게 찾아야 한다. 일반적으로 면역에 문제가 없는 환자의 경우 혈액배양에서 흔한 피부오염균인 coagulase negative staphylococci와 yeast는 폐렴의 원인균이 되지 않는다.
9. 배양된 검체에 따른 역치는 표 1과 같다. 기관지내 흡인물은 오염을 최소화한 검체가 아니므로 기관지내 흡인물은 검사기준에 부합하지 않는다.
10. RSV, 아데노바이러스, 인플루엔자 바이러스로 인한 검사상 확인된 폐렴은 병원에서는 확인되어 왔으므로, 이후에 이러한 유사한 증상과 증후를 가진 사례에서 위와 같은 병원균에 의한 폐렴에 대한 의사의 추정 진단은 병원감염으로 받아들여지는 기준이다.
11. 양이 적고 물같은 객담은 성인의 바이러스와 마이코플라즈마에 의한 폐렴에서 나타나는 양상이지만 때로는 점액 농성 객담일 수 있다. 신생아에서 RSV나 인플루엔자로 인한 폐렴은 다량의 객담을 보인다. 미숙아를 제외한 바이러스나 마이코플라즈마 폐렴 환자들은 방사선상 확실한 증가가 있음에도 불구하고 전혀 증상이나 증후가 나타나지 않을 수도 있다.
12. 레지오넬라나 바이러스, 마이코플라즈마 폐렴이 있는 환자에서는 호흡기 분비물의 염색검사에서는 박테리아가 거의 발견되지 않을 수도 있다.
13. 면역저하환자는 호중구감소증환자(absolute neutrophil count <500/mm^3), 백혈병, 림프종, HIV(CD4 count <200), 비장절제, 입원중인 이식환자, 2주 이상 매일 세포독성 약물이나 고용량 스테로이드 또는 면역억제제 투여자(예, >40mg of prednisone 또는 >160mg hydrocortisone, >32mg methylprednisolone, >6mg dexamethasone, >200mg cortisone)를 포함한다.
14. 혈액과 객담 검체 채집은 각각 적어도 48시간 이내에 이루어져야 한다.
15. 깊은 기침, 유도(induction), 흡인, 세척에 의해 얻은 객담검체의 반정량적 또는 비정량적 배양검사도 채택이 가능하다. 만약 정량적 배양검사 결과가 가능하다면 그러한 특정 검사 결과를 포함하는 알고리듬을 따르도록 한다.

<표 1> 폐렴진단에 사용되는 배양된 검체의 역치

검체 채집 방법	결과	비고
Lung parenchyma	$\geq 10^4$ CFU/g tissue	1
Bronchoscopically(B) obtained specimens		
Bronchoalveolar lavage(B-BAL)	$\geq 10^4$ CFU/ml	
Protected BAL(B-PBAL)	$\geq 10^4$ CFU/ml	
Protected specimen brushing(B-PSB)	$\geq 10^3$ CFU/ml	
Nonbronchoscopically(NB) obtained(blind) specimens		
NB-BAL	$\geq 10^4$ CFU/ml	
NB-PSB	$\geq 10^3$ CFU/ml	

1 = 개흉생검 검체와 사후 즉시 transthoracic 또는 transbronchial biopsy를 통해 얻어진 검체
CFU=colony forming units; g=gram; ml=milliliter

4. 패혈증(Blood Stream Infection, BSI)

1) 검사상 확인된 패혈증(BSI-LCBI)

적어도 다음의 기준 중 한 가지를 만족해야 한다.

기준(Criterion) 1

한 개 보다 많은 혈액배양에서 인정된 병원균이 분리되고

그리고(and)

혈액배양에서 분리된 균이 다른 부위의 감염과 관계없는 균일 경우

기준(Criterion) 2

다음 중 적어도 한 가지 증상이 있고
: 고열(>38°C), 오한(chills), 저혈압(hypotension)

그리고(and)

다음 중 적어도 한 개를 만족해야 한다.

a. 따로 채혈한 2개 이상의 혈액 배양에서 피부의 정상 상주균(diphtheroids, *Bacillus* sp., *Propionibacterium* sp., coagulase negative staphylococci, or micrococci)이 분리된 경우
b. 혈관 라인(intravascular line)을 갖고 있는 혈액 배양에서 피부의 정상 상주균(diphtheroids, *Bacillus* sp., *Propionibacterium* sp., coagulase negative staphylococci, or micrococci)이 적어도 한 쌍 분리되고, 의사가 적절한 항균제로 치료를 시작하는 경우
c. 혈액에서 병원균에 대한 항원 검사가 양성이고 (예 : *Haemophilus influenzae, Streptococcus pneumoniae, Nisseria meningitidis*, group B streptococci), 임상증상, 증후와 양성 검사결과가 다른 부위의 감염과 관계없는 경우

기준(Criterion) 3

1세 이하(≤1세) 영아에서 다음 중 적어도 한 가지의 증상이 있고
: 고열(>38℃), 저체온(<37°C), 무호흡, 서맥

그리고(and)

다음 중 적어도 한 개를 만족해야 한다.

a. 따로 채혈한 2회 이상의 혈액 배양에서 피부의 정상 상주균(diphtheroids, *Bacillus* sp., *Propionibacterium* sp., coagulase negative staphylococci, or micrococci) 분리된 경우
b. 혈관 라인(intravascular line)을 갖고 있는 환자의 혈액 배양에서 피부의 정상 상주균(diphtheroids, *Bacillus* sp., *Propionibacterium* sp., coagulase negative staphylococci, or micrococci)이 적어도 한 쌍 분리되고, 의사가 적절한 항균제로 치료를 시작하는 경우
c. 혈액에서 병원균에 대한 항원 검사가 양성이고 (예 : *Haemophilus influenzae, Streptococcus pneumoniae, Nisseria meningitidis*, group B streptococci), 임상증상, 증후와 양성 검사결과가 다른 부위의 감염과 관계없는 경우

※ 주의사항

1) 혈액배양에서 음성이거나 혈액배양이 이루어지지 않고 카테터에 대한 반정량적 검사에서 양성으로 확인된 농성 정맥염은 심혈관 감염-동정맥(CVS-VASC)로 분류한다.
2) 다른 부위의 감염의 증거가 확인되지 않았을 때 혈액배양에서 균이 분리된 경우는 검사상 확인된 균혈증(BSI-LCBI)로 간주한다.
3) 위균혈증(Pseudobacteremia)은 병원감염으로 간주하지 않는다.

2) 임상적인 패혈증 (Clinical sepsis, BSI-CSEP)

다음 기준 중 적어도 한 가지를 만족할 때 진단한다.

기준(Criterion) 1

다른 원인이 없이 다음 증상 중 적어도 한 가지가 있고
: 고열이나 저혈압(수축기 혈압이 90mmHg 이하) 또는 핍뇨(<20ml/hr)가 있고,

그리고(and)

혈액배양을 하지 않았거나, 배양에서 균이 분리되지 않았거나, 혈액의 항원이 검출되었거나

그리고(and)

다른 부위의 감염이 없고

그리고(and)

의사가 패혈증에 대해 적절한 항균제로 치료를 시작한 경우

기준(Criterion) 2

1세 이하(≤1세) 영아에서 다른 명확한 원이 없이 다음 증상 중 적어도 한 가지가 있고
: 고열, 저체온(<37°C), 무호흡, 서맥

그리고(and)

혈액배양을 하지 않았거나, 배양에서 균이 분리되지 않았거나, 혈액의 항원이 검출되었거나

그리고(and)

다른 부위의 명백한 감염이 없고

그리고(and)

의사가 패혈증에 대해 적절한 항균제로 치료를 시작한 경우

※ 주의사항

미생물배양에서 양성인 균혈증은 검사상 확인된 균혈증(BSI-CBI)으로 간주한다.

5. 골 관절계 감염(Bone and Joint Infection, BJ)

1) 골수염(Osteomyelitis, BJ-BONE)

다음 기준 중 적어도 한 가지를 만족할 때 진단한다.

기준(Criterion) 1

뼈 배양에서 균 분리

기준(Criterion) 2

수술 중에 뼈에 대한 직접 관찰이나 조직 병리 검사에서 골수염의 증거를 관찰

기준(Criterion) 3

확인된 다른 원인 없이 다음 증상 중 적어도 두 가지가 있고

: 고열(>38°C), 골수염 병소의 국소 종창(swelling), 압통(tenderness), 열감(heat), 배농(drainage) 중 두 가지가 있고,

그리고(and)

다음 중 적어도 한 개를 만족해야 한다.

a. 혈액배양에서 균의 분리
b. 혈액에서 항원 검사가 양성(*H. influenzae, S. pneumoniae*)
c. 방사선 검사에서 감염의 증거(예 : X-ray, CT scan, MRI, radiolabel scan 등에서 이상 소견 확인)

2) 관절, 점액낭(Joint or Bursa) 감염(BJ-JNT)

다음 기준 중 적어도 한 가지를 만족해야 한다.

기준(Criterion) 1

관절맥이나 활액막 조직의 배양에서 균 분리

기준(Criterion) 2

수술 중이나 조직 병리 검사에서 관절, 점액낭의 감염의 증거를 관찰

기준(Criterion) 3

다른 원인이 없이 다음 중 적어도 두 가지의 증상이 있고

: 관절의 동통(joint pain), 부종(swelling), 압통(tenderness), 열감(heat), 삼출액(evidence of effusion), 운동 제한(limitation of motion)

그리고(and)

다음 중 적어도 한 개를 만족해야 한다.

a. 관절액의 그람염색에서 균과 백혈구 관찰
b. 혈액, 소변이나 관절액의 항원 검사에서 양성
c. 관절액의 세포수 검사와 화학 검사에서 감염에 합당한 소견이 나오고, 다른 류마티스성 질환으로 설명이 안 될 때
d. 방사선 검사에서 감염의 증거(예 : X-ray, CT scan, MRI, radiolabel scan 등에서 이상 소견)가 있는 경우

3) 척추간판 부위(Disc space) 감염(BJ-DISC)

다음 기준 중 적어도 한 가지를 만족해야 한다.

기준(Criterion) 1

수술이나 침 흡인술로 척수강(vertebral disc space)에서 얻은 조직의 배양에서 균 분리

기준(Criterion) 2

수술 중이나 조직병리 검사에서 척수강(vertebral disc space)의 감염의 증거를 관찰

기준(Criterion) 3

확인된 다른 원인이 없이 고열(>38℃)이나 척수강(vertebral disc space)의 병소부위 동통이 있고,

그리고(and)

방사선 검사에서 감염의 증거(예 : X-ray, CT scan, MRI, radiolabel scan 등에서 이상 소견)가 있을 때

기준(Criterion) 4

다른 원인이 없이 발열이나 척수강(vertebral disc space)의 동통이 있고,

그리고(and)

혈액이나 소변의 항원 검사에서 양성(*H. influenzae, S. pneumoniae, N. meningitidis*, Group B streptococcus)

6. 중추신경계 감염(Central Nervous System, CNS)

1) 두개내 감염(뇌, 농양, 경막하 또는 경막외 감염, 뇌염, CNS-IC)

뇌 농양, 경막하 또는 경막외 감염, 뇌염(intracranial infection-brain abscess, subdural or epidural infection, encephalitis)

다음의 기준 중 적어도 한 가지를 만족해야 한다.

기준(Criterion) 1

뇌조직이나 경막 배양에서 균 분리

기준(Criterion) 2

수술 중이나 조직병리 검사에서 두개내(intracranial) 농양이나 감염의 증거를 관찰

기준(Criterion) 3

확인된 다른 원인이 없이 다음 증상 중 적어도 두 가지가 있고

: 두통(headache), 현기증(dizziness), 고열(>38℃), 국소성 신경징후(localizing neurologic sign), 의식 변화(changing level of consciousness), 혼돈(confusion)

그리고(and)

만약에 환자가 사망하기 전에 진단이 내린 경우에는 의사가 적절한 항균제로 치료를 시작

그리고(and)

다음 중 적어도 한 개를 만족해야 한다.

a. 수술, 부검동안 조직생검이나 침흡인술(needle aspiration)로 채취한 뇌 또는 농양 조직의 현미경 검사에서 균 관찰
b. 혈액이나 소변의 항원 검사에서 양성
c. 방사선 검사(초음파, CT scan, MRI, radionuclide

brain scan or arteriogram에서 이상 소견 확인)에서 감염의 증거
d. 병원균에 대한 혈청 검사에서 IgM 항체가가 진단적이거나 짝지은 혈청에서 병원균의 IgG 항체가가 4배 이상 증가

기준(Criterion) 4

1세 이하(≤1세)의 영아에서 확인된 다른 원인이 없이 다음 증상 중 적어도 두 가지가 있고
: 고열(>38℃), 저체온(<37℃), 무호흡, 서맥, 국소성 신경징후(localizing neurologic sign), 의식 변화

그리고(and)
만약에 환자가 사망하기 전에 진단이 내린 경우에는 의사가 적절한 항균제로 치료를 시작

그리고(and)
다음 중 적어도 한 개를 만족해야 한다.
a. 수술, 부검동안 조직생검이나 침 흡입술로 채취한 뇌 또는 농양 조직의 현미경 검사에서 관찰
b. 혈액이나 소변의 항원 검사에서 양성
c. 방사선 검사(초음파, CT scan, MRI, radionuclide brain scan or arteriogram에서 이상 소견 확인)에서 감염의 증거
d. 병원균에 대한 혈청 검사에서 IgM 항체가가 진단적이거나 짝지은 혈청에서 병원균의 IgG항체가가 4배 이상 증가

※ 주의사항
만약 뇌농양(brain abscess)과 수막염(meningitis)이 함께 있는 경우에는 두개골내 감염(IC)으로 간주한다.

2) 수막, 뇌실염(Meningitis, Ventriculitis, CNS-MEN)

다음의 기준 중 적어도 한 가지를 만족해야 한다.

기준(Criterion) 1

뇌척수액(cerebrospinal fluid) 배양에서 균 분리

기준(Criterion) 2

확인된 다른 원인이 없이 다음 중 적어도 한 가지가 있고
: 고열, 두통, 경부강직(stiff neck), 뇌막징후(meningeal signs), 뇌신경징후(cranial nerve signs), 자극 과민증(irritability)

그리고(and)
환자가 사망하기 전에 진단이 내린 경우에는 의사가 적절한 항균제로 치료를 시작

그리고(and)
다음 중 적어도 한 개를 만족해야 한다.
a. 뇌척수액의 백혈구수 증가, 단백질치 증가 또는 포도당치 감소
b. 뇌척수액의 그람염색에서 균을 관찰
c. 혈액배양에서 균 분리
d. 뇌척수액, 혈액, 또는 소변의 항원 검사에서 양성
e. 병원균에 대한 혈청 검사에서 IgM 항체가가 진단적이거나 짝지은 혈청에서 병원균의 IgG 항체가가 4배 이상 증가

기준(Criterion) 3

1세 이하(≤1세)의 영아에서 다른 원인이 없이 다음 증상 중 적어도 한 가지가 있고
: 고열(>38℃), 저체온(<37℃) , 무호흡, 서맥, 경부강직, 뇌막징후, 뇌신경 징후, 자극 과민성

그리고(and)
환자가 사망하기 전에 진단이 내린 경우에는 의사가 적절한 항균제로 치료를 시작

그리고(and)
다음 중 적어도 한 가지를 만족해야 한다.
a. 뇌척수액의 백혈구수 증가, 단백질치 증가 또는 포도당치 감소
b. 뇌척수액의 그람염색에서 균을 관찰
c. 혈액배양에서 균 분리
d. 뇌척수액, 혈액, 또는 소변의 항원 검사에서 양성
e. 병원균에 대한 혈청 검사에서 IgM 항체가가 진단적이거나 짝지은 혈청에서 병원균의 IgG 항체가가 4배 이상 증가

※ 주의사항
1) 신생아의 수막염은 선천적으로 태반을 통하여 감염되었다는 명백한 증거가 없는 한 병원감염으로 간주한다.
2) 뇌척수문합 감염(CSF shunt infection)은 시술한지 1년 이하(≤1년)에서 발생한 경우에는 수술부위감염-수막염(SSI-MEN)으로 간주하며, 1년이 경과한 경우에는 중추신경계-수막염(CNS-MEN)으로 간주한다.
3) Meningoencephalitis는 수막염(MEN)으로 간주한다.
4) 수막염이 있는 척수 농양(spinal abscess with meningitis)은 수막염(MEN)으로 간주한다.

3) 수막염이 없는 척수 농양(Spinal abscess without meningitis, CNS-SA)

척추경막하 또는 경막의 감염은 뇌척수액이나 주변의 골격계 뼈구조(bone structure)를 침범하지 않고 적어도 다음 기준 중 한 가지를 만족해야 한다.

기준(Criterion) 1

척수 경막하 또는 경막외 농양의 배양에서 균 분리

기준(Criterion) 2

수술이나 부검 중에 척추경막하 또는 경막외에서 농양이 관찰되거나 또는 조직병리 검사에서 척수 경막하 또는 경막외 농양의 증거가 관찰

기준(Criterion) 3

확인된 다른 원인이 없이 다음 증상 중 적어도 한 가지가 있고
: 고열(>38℃), 배부통(backpain), 국소압통(focal tenderness), 척수 신경염(radiculitis), 하지마비(paraplegia)

<u>그리고(and)</u>
환자가 사망하기 전에 진단이 내린 경우에는 의사가 적절한 항균제로 치료를 시작

<u>그리고(and)</u>
다음 중 <u>적어도 한 개</u>를 만족해야 한다.
a. 혈액배양에서 균 분리
b. 방사선 검사에서 척수 농양의 증거(예 : myelography, ultrasound, CT scan, MRI, other scan[gallium, technetium] 등에서 이상 소견 확인)

※ 주의사항
수막염(meningitis)이 있는 척추농양(spinal abscess)은 수막염으로 간주한다.

7. 심혈관계 감염(Cardiovascular System, CVS)

1) 동맥염, 정맥염(Arterial or venous infection, CVS-VASC)

다음 기준 중 적어도 한 가지를 만족해야 한다.

기준(Criterion) 1

수술시 제거한 동맥이나 정맥의 배양에서 균이 분리되고,

<u>그리고(and)</u>
혈액배양은 하지 않았거나 혈액 배양에서 균이 분리되지 않았을 때

기준(Criterion) 2

수술 중이나 조직 병리 검사에서 동정맥 혈관 병소의 감염의 증거를 관찰

기준(Criterion) 3

확인된 다른 이유 없이 다음 증상 중 <u>적어도 한 가지</u>가 있고
: 고열(>37℃), 혈관 병소의 국소 동통, 발적, 열감

<u>그리고(and)</u>
혈관내 캐뉼라를 반정량적으로 배양했을 때 15개 집락(colonies) 이상 배양되고

<u>그리고(and)</u>
혈액배양을 하지 않았거나, 혈액배양에서 균이 분리되지 않았을 때

기준(Criterion) 4

혈관 병소에서 화농성 배액이 있고,

<u>그리고(and)</u>
혈액 배양은 하지 않았거나, 혈액배양에서 균이 분리되지 않았을 때

기준(Criterion) 5

1세 이하의 영아에서 다음 증상 중 <u>적어도 한 가지</u>가 있고
: 고열(>38℃), 저체온, 무호흡, 서맥, 기면증, 혈관 병소의 국소 동통, 발적, 열감

<u>그리고(and)</u>
혈관내 캐뉼라를 반정량적으로 배양했을 때, 15개 집락(colonies) 이상 배양되고

<u>그리고(and)</u>
혈액배양은 하지 않았거나 혈액배양에서 균이 분리되지 않았을 때

※ 주의사항
1) 혈액에서 균이 배양되지 않고 동정맥이식(graft), 문합(shunt), 누공(fistula), 캐뉼라 삽입부위의 감염은 심혈관계-동정맥감염(CVS-VASC)으로 간주한다.
2) 혈액에서 균이 분리된 혈관감염은 검사상 확인된 균혈증(BSI-CBI)으로 간주한다.

2) 감염성 심내막염(Endocarditis involving either a natural or prosthetic heart valve, CVS- ENDO)

자연 또는 인공 판막의 감염은 적어도 다음 기준 중에서 한 가지를 만족해야 한다.

기준(Criterion) 1

심판막이나 증식증(vegetation)의 배양에서 균이 분리되는 경우

기준(Criterion) 2

확인된 다른 원인이 없이 다음 증상 중 <u>적어도 두 가지</u>를 만족해야 한다.
: 고열(>38℃), 새로 생기거나 변하는 심잡음(murmur), 색전현상(embolic phenomena), 피부병변(점상출혈, petechiae; 골절출혈, splinter hemorrhages; 통증성 피하결절, painful subcutaneous nodules), 울혈성 심부전(congestive heart failure), 심전도 장애(cardiac conduction abnormality)

<u>그리고(and)</u>
환자가 사망하기 전에 진단이 내린 경우에는 의사가 적절한 항균제로 치료를 시작

<u>그리고(and)</u>
다음 중 <u>적어도 한 개</u>를 만족해야 한다.
a. 2개 이상의 혈액배양에서 균 분리
b. 배양결과 음성이거나 시행하지 않았을 때 심판막의 그람염색에서 균 관찰
c. 수술 중이나 부검 시 판막의 vegetation을 관찰
d. 혈액이나 소변의 항원 검사에서 양성(*H. influenzae, S. pneumoniae, N. meningitidis*, Group B streptococci)
e. 심장 초음파에서 새로운 vegetation 소견의 관찰

기준(Criterion) 3

1세 이하의 영아에서 다른 원인이 없이 다음 증상 중 <u>적어도 두 가지</u>가 있고
: 고열(>38℃), 저체온(<37℃), 무호흡(apnea), 서맥(bradycardia), 새로 생기거나 변하는 심잡음(murmur), 색

전현상(embolic phenomena), 피부병변(점상출혈, petechiae; 골절출혈, splinter hemorrhages; 통증성 피하결절, painful subcutaneous nodules), 울혈성 심부전(congestive heart failure), 심전도 장애(cardiac conduction abnormality)

그리고(and)
환자가 사망하기 전에 진단이 내린 경우에는 의사가 적절한 항균제로 치료를 시작

그리고(and)
다음 중 적어도 한 개를 만족해야 한다.
a. 2개의 혈액배양에서 균 분리
b. 배양결과 음성이거나 하지 않았을 때 심판막의 그람염색에서 균 관찰
c. 수술 중이나 부검 시 판막의 vegetation을 관찰
d. 혈액이나 소변의 항원 검사에서 양성(*H. influenzae, S. pneumoniae, N. meningitidis*, Group B Streptococci)
e. 심장 초음파에서 새로운 vegetation 소견의 관찰

3) 심근염, 심낭염(Myocarditis, Pericarditis, CVS-CARD)

다음 기준 중 적어도 한 가지를 만족해야 한다.

기준(Criterion) 1

침 흡입술(needle aspiration)이나, 외과적 수술 동안 얻어진 심낭 조직이나 심낭액의 배양에서 균이 분리된 경우

기준(Criterion) 2

확인된 다른 원인 없이 다음 증상 중 적어도 두 가지가 있고
: 고열(>38℃), 흉통, 기이 맥박(paradoxical pulse), 심비대(increased heart size)

그리고(and)
다음 중 적어도 한 개를 만족해야 한다.
a. 심근염 또는 심낭염에 합당한 심전도의 이상 소견
b. 혈액의 항원 검사에서 양성(*H. influenzae, S. pneumoniae*)
c. 심장 조직에 대한 병리 검사에서 심근염 또는 심낭염의 증거를 관찰
d. 인두나 대변에서 바이러스가 분리되거나 또는 안 되면서, 특이항체가가 4배 이상 상승한 경우
e. 심장초음파, CT scan, 자기공명영상술, 혈관조영술에서 심낭액이 확인됨

기준(Criterion) 3

1세 이하의 영아에서 다른 원인 없이 다음 증상 중 적어도 두 가지가 있고
: 고열(>38℃), 저체온(<37℃), 무호흡, 서맥, 기이 맥박, 심비대

그리고(and)
다음 중 적어도 한 개를 만족해야 한다.
a. 심근염 또는 심낭염에 합당한 심전도의 이상 소견
b. 혈액의 항원 검사에서 양성(*H. influenzae, S. pneumoniae*)
c. 심장 조직에 대한 병리 검사에서 심근염 또는 심낭염의 증거를 관찰
d. 인두나 대변에서 바이러스가 분리되거나 또는 안 되면서, 특이항체가 4배 이상 상승한 경우
e. 심장초음파, CT, MRI, 혈관조영술에서 심낭삼출액을 관찰

※ 주의사항
대부분의 흉부수술이나 수술후 심경색에 의한 심낭염은 감염이 아니다.

4) 종격동염(Mediastinitis, CVS-MED)

다음 기준 중 적어도 한 가지를 만족해야 한다.

기준(Criterion) 1

외과적 수술이나 침흡인술로 얻은 종격동 조직이나 체액의 배양에서 균 분리

기준(Criterion) 2

수술 중이나 조직병리 검사에서 종격동염의 증거를 관찰

기준(Criterion) 3

확인된 다른 원인 없이 다음 증상 중 적어도 한 가지가 있고
: 고열(>38℃), 흉통, 흉골 불안정(sternal instability)

그리고(and)
다음 중 적어도 한 개를 만족해야 한다.
a. 종격동에서 농성 배액
b. 혈액이나 종격동의 배액 배양에서 균 분리
c. 흉부 X선 검사에서 종격동이 넓어짐

기준(Criterion) 4

1세 이하의 영아에서 다음 증상 중 적어도 한 가지가 있고
: 고열(>38℃), 저체온(<37℃), 무호흡, 서맥, 흉골 불안정(sternal instability)

그리고(and)
다음 중 적어도 한 개를 만족해야 한다.
a. 종격동에서 화농성 배액
b. 혈액이나 종격동의 배액 배양에서 균 분리
c. 흉부 X선 검사에서 종격동이 넓어짐

※ 주의사항
심장수술 후에 osteomyelitis가 동반된 mediastinitis는 SSI-BONE이라기 보다는 SSI-MED로 간주한다.

8. 안면부 감염

1) 결막염(Conjunctivitis, EENT-CONJ)

다음의 기준 중에서 적어도 한 가지를 만족해야 한다.

기준(Criterion) 1

안검(eyelid), 각막(cornea), 검판선(meibomian glands), 누선(lacriminal glands)과 같은 결막이나 인접조직에서 얻은 농성 삼출액의 배양에서 균 분리

기준(Criterion) 2

결막이나 안구 주위의 동통 또는 발적이 있으면서

그리고(and)
다음 중 적어도 한 개를 만족해야 한다.
a. 삼출액의 그람염색에서 백혈구와 균 관찰
b. 농성 삼출액
c. 삼출액이나 결막 scraping의 항원 검사에서 양성(ELISA, IF for *Chlamydia trachomatis*, herpes simplex virus, adenovirus)
d. 결막 삼출액이나 scraping의 현미경 검사에서 다핵 거대 세포 관찰
e. 결막 삼출액의 바이러스 배양에서 양성
f. 병원균에 대한 혈청 검사에서 IgM 항체가가 진단적이거나 짝을 이룬 혈청에서 IgG 항체가가 4배 이상 증가

※ 주의사항
1) 눈의 다른 감염은 눈(EYE)으로 간주한다.
2) 질산은($AgNO_3$)과 같은 화학물질에 의한 결막염은 병원감염으로 간주하지 않는다.
3) 전신적인 바이러스성 감염(measles, chickenpox, URI)의 일부증상으로 발생한 결막염은 병원감염으로 간주하지 않는다.

2) 결막염 이외의 안구 감염(Eye, other than conjunctivitis, EENT-EYE)

다음의 기준 중에서 적어도 한 가지를 만족해야 한다.

기준(Criterion) 1

전방, 후방 또는 초자체액(vitreous fluid) 배양에서 균 분리

기준(Criterion) 2

확인된 다른 원인이 없이 다음 증상 중 적어도 두 가지가 있고
: 안구통, 시력장애, 전방축농(hypopynon)

그리고(and)
다음 중 적어도 한 가지를 만족해야 한나.
a. 의사가 눈감염으로 진단 내린 경우
b. 혈액의 항원 검사에서 양성(*H. influenzae, S. pneumoniae*)
c. 혈액 배양에서 균 분리

3) 외이도염(Otitis externa)

다음의 기준 중에서 적어도 한 가지를 만족해야 한다.

기준(Criterion) 1

외이도의 농성 배액 배양에서 병원균의 분리

기준(Criterion) 2

다른 확인된 원인 없이 다음 증상 중 적어도 한 가지가 있고
: 고열(>38℃), 외이도의 동통, 발적, 배액

그리고(and)
농성 배액의 그람 염색에서 균 관찰

4) 중이염(Otitis media)

다음의 기준 중에서 적어도 한 가지를 만족해야 한다.

기준(Criterion) 1

고실 천자(tympanocentesis)나 수술로 중이에서 얻은 액의 배양에서 균 분리

기준(Criterion) 2

확인된 다른 원인 없이 다음 증상 중 적어도 두 가지가 있다.
: 고열(>38℃), 고막의 동통, 염증, 함몰(retraction), 운동 제한, 중이의 삼출액

5) 내이염(Otitis interna)

다음의 기준 중에서 적어도 한 가지를 만족해야 한다.

기준(Criterion) 1

수술로 내이에서 얻은 액의 배양에서 균 분리

기준(Criterion) 2

의사가 내이염으로 진단

6) 유양돌기염(Mastoiditis)

다음 기준 중에서 적어도 한 가지를 만족해야 한다.

기준(Criterion) 1

유양돌기의 농성 배액 배양에서 균 분리

기준(Criterion) 2

확인된 다른 원인이 없이 다음 증상 중 적어도 두 가지가 있고
: 고열(>38℃), 동통, 압통, 발적, 안면 마비

그리고(and)
다음 중 적어도 한 개를 만족해야 한다.
a. 유양돌기의 농성 물질의 그람 염색에서 균 관찰
b. 혈액의 항원 검사에서 양성

7) 구강감염(치아, 혀, 치은, Oral cavity-mouth, tongue or gums, EENT-ORAL)

다음 기준 중에서 적어도 한 가지를 만족해야 한다.

기준(Criterion) 1

구강 조직이나 구강내 농성 물질의 배양에서 균 분리

기준(Criterion) 2

농양이나 구강내 감염의 증거를 수술 중 또는 조직 병리검사에서 직접 관찰

기준(Criterion) 3

확인된 다른 원인 없이 다음 증상 중 적어도 한 가지가 있고
: 농양(abscess), 궤양(ulceration), 염증성 점막위의 돌출성 백색 반점 또는 구장점막의 플라크(plaques)

그리고(and)
다음 중 적어도 한 개를 만족해야 한다.
a. 그람 염색에서 균 관찰
b. KOH(potassium hydroxide) 염색에서 양성
c. 점막 scraping의 현미경 검사에서 다핵 거대 세포 관찰
d. 구강 분비물의 항원 검사에서 양성
e. 병원균에 대한 혈청 검사에서 IgM 항체가가 진단적이거나 짝을 이룬 혈청에서 IgG 항체가가 4배 이상 증가
f. 의사가 진단을 내리고 국소 또는 경구 항진균제로 치료를 시작

※ 주의사항
구강내의 일차 herpes simplex 감염은 병원감염으로 간주한다(ORAL). 그러나 재발한 경우에는 병원감염으로 간주하지 않는다.

8) 상기도 감염(인두염(laryngitis), 후두염(pharyngitis), 후두개염(epiglottis), EENT-UR)

다음 기준 중에서 적어도 한 가지를 만족해야 한다.

기준(Criterion) 1

확인된 다른 원인 없이 다음 증상 중 적어도 두 가지가 있고
: 인두 발적, 인후통, 기침, 애성, 인후의 농성 삼출액

그리고(and)
다음 중 적어도 한 가지를 만족해야 한다.
a. 병소의 배양에서 균 분리
b. 혈액 배양에서 균 분리
c. 혈액이나 호흡기 분비물의 항원 검사에서 양성
d. 병원균에 대한 혈청 검사에서 IgM 항체가가 진단적이거나, IgG 항체가가 4배 이상 증가
e. 의사의 진단

기준(Criterion) 2

수술 중 또는 조직 병리 검사에서 농양을 직접 관찰

기준(Criterion) 3

1세 이하의 영아에서 확인된 다른 원인 없이 다음 증상 중 적어도 두 가지가 있고
: 고열(>38℃), 저체온(<37℃), 무호흡, 서맥, 비 분비물, 인후의 농성 삼출액

그리고(and)
다음 중 적어도 한 가지를 만족해야 한다.
a. 병소의 배양에서 균 분리
b. 혈액 배양에서 균 분리
c. 혈액이나 호흡기 분비물의 항원 검사에서 양성
d. 병원균에 대한 혈청 검사에서 IgM 항체가가 진단적이거나 IgG 항체가가 4배 이상 증가
e. 의사가 상기도감염으로 진단

9. 위장관 감염(Gasteroenteritis, GI)

1) 위장염(Gastroenteritis, GI-GE)

적어도 다음 기준 중에서 한 가지를 만족해야 한다.

기준(Criterion) 1

구토와 고열(>38℃)이 동반되거나 동반되지 않은 급성 설사(12시간 이상 지속된 액성 대변)를 하고, 비감염성 원인(진단적 검사, 치료약물, 만성 상태의 급성 악화되는 경우, 정신적 스트레스)이 아닐 때

기준(Criterion) 2

확인된 다른 원인이 없이 다음 증상 중 적어도 두 가지가 있고
: 오심, 구토, 복통, 두통

그리고(and)
다음 중 적어도 한 가지를 만족해야 한다.
a. 대변 배양이나 직장 swab에서 장관 병원균의 분리
b. 보통 현미경 또는 전자 현미경으로 장관 병원균의 관찰
c. 대변이나 혈액의 항원 또는 항체 검사 방법으로 장관 병원균을 진단
d. 조직 배양에서 세포독성 변화에 의한 장관 병원균의 진단(toxin assay)
e. 병원균에 대한 혈청 검사에서 IgM 항체가가 진단적이거나 IgG 항체가가 4배 이상 증가

2) 위장염과 충수돌기염을 제외한 위장관 감염(GI-GIT) (식도, 위, 소장, 대장, 직장 (GI tract-esophagus, stomach, small and large bowel and rectum excluding gastroenteritis and appendicitis)

다음 기준 중에서 적어도 한 가지를 만족해야 한다.

기준(Criterion) 1

수술 중이나 조직 병리 검사에서 농양이나 다른 감염의 증거를 관찰

기준(Criterion) 2

확인된 다른 원인이 없이 다음 증상 중 적어도 두 가지가 있고 침범된 조직이나 기관의 감염과 일치하며
: 고열(>38℃), 오심, 구토, 복통, 복부 압통

그리고(and)
다음 중 적어도 한 가지를 만족해야 한다.

a. 수술 또는 내시경으로 얻거나, 수술적으로 장치한 드레인을 통해서 얻은 조직이나 배액의 배양에서 균 분리
b. 수술 또는 내시경으로 얻거나 수술적으로 장치한 드레인을 통해서 얻은 조직이나 배액의 그람 염색이나 KOH 염색에서 균을 관찰, 또는 현미경 검사에서 다핵 거대 세포 관찰
c. 혈액 배양에서 균 분리
d. 방사선 검사상 병리소견의 증거
e. 내시경 검사에서 병리소견 관찰(예 : 캔디다 식도염, 직장염)

3) 간염(Hepatitis, GI-HEP)

다음 기준을 만족해야 한다.

기준(Criterion) 1

확인된 다른 원인이 없이 다음 증상 중 적어도 두 가지가 있고
: 고열(>38℃), 식욕부진, 오심, 구토, 복통, 황달, 3개월 이내에 수혈 받은 기왕력

그리고(and)
다음 중 적어도 한 가지를 만족해야 한다.
a. A형, B형, C형, 델타(delta) 간염 바이러스 항원 또는 항체 검사 양성
b. 간기능 검사 이상(ALT/AST, 빌리루빈치 상승)
c. 소변이나 구강인후 분비물에서 CMV의 발견

※ 주의사항
1) 비감염성 원인으로 인한(alpha-1 antitrypsin deficiency) 간염이나 황달은 병원감염으로 간주하지 않는다.
2) 간독성 물질에 노출로 인한 간염이나 황달은 병원감염으로 간주하지 않는다(alcoholic, acetamininophen-induced hepatitis).
3) 담관폐쇄로 인한 간염이나 황달은 병원감염으로 간주하지 않는다(cholecystitis).

4) 복강내 감염(담낭, 담도, 간(바이러스성 간염 제외), 비장, 췌장, 복막, 횡격막하 공간, 또는 다른 곳으로 분류되지 않는 기타 복강 내 조직, GI-IAB)

다음 기준 중에서 적어도 한 가지를 만족해야 한다.

기준(Criterion) 1

수술이나 침 흡인술로 복강내(intraabdominal)에서 얻은 농성물질의 배양에서 균 분리

기준(Criterion) 2

수술 중이나 조직 병리 검사에서 농양이나 다른 감염의 증거를 관찰

기준(Criterion) 3

확인된 다른 원인이 없이 다음 증상 중 적어도 두 가지가 있고
: 고열(>38℃), 오심, 구토, 복통, 황달

그리고(and)
다음 중 적어도 한 가지를 만족해야 한다.
a. 수술적으로 장치한 드레인에서 나온 배액의 배양에서 균 분리(폐쇄성 흡인 배액 장치, 개방성 드레인, T-tube 드레인)
b. 수술이나 침 흡인술로 얻은 조직이나 배액의 그람염색에서 균 관찰
c. 혈액배양에서 균이 분리되고, 방사선 검사(ultrasound, CT scan, MRI, radiorabel scan, X-ray)에서 감염의 증거를 관찰

※ 주의사항
그 원인이 감염에 의한 것이라는 확실한 증거가 없는 한 췌장염(혈청 췌장효소의 증가가 동반된 복부 동통, 오심, 구토증상으로 특징되어지는 염증성 증후군)은 병원감염으로 간주하지 않는다.

5) 영아의 괴사성 장염(Necrotizing enterocolitis, GI-NEC)

영아(infant)의 괴사성 장염은 다음 기준을 만족해야 한다.

기준(Criterion) 1

확인된 다른 원인이 없이 다음 증상 중 적어도 두 가지가 있고
: 구토, 복부 팽만, 위내 잔류량 존재(prefeeding residuals)

그리고(and)
현미경적 또는 육안적 혈변이 지속되고,

그리고(and)
복부에 대한 방사선 검사 상 다음 소견 중 적어도 한 가지를 만족해야 한다.
a. 복강기종(pneumoperitoneum)
b. 장관기종(pneumatosis intestinals)
c. 변하지 않는 '강직된(rigid)' 소장 loop

10. 하부 호흡기 감염(폐렴 제외, Lower respiratory tract infection other than pneumonia; LRI)

1) 폐렴의 증거가 없는 기관지염, 모세기관지염, 기관염(Brochitis, tracheobronchitis, bronchiolitis, tracheitis, LRI-BRON)

다음 기준 중 적어도 한 가지를 만족해야 한다.

기준(Criterion) 1

임상적으로나 방사선 검사상 폐렴의 증거가 없고,

그리고(and)
확인된 다른 원인 없이 다음 증상 중 적어도 두 가지가 있고
: 고열(>38℃), 기침, 객담이 새로 생기거나 양이 증가, 건성 수포음(rhonchi), 천명음

그리고(and)

다음 중 적어도 한 가지를 만족해야 한다.
a. 심부 기관 흡입술이나 기관지 내시경으로 얻은 물질의 배양에서 균 분리
b. 호흡기 분비물의 항원 검사에서 양성

기준(Criterion) 2

1세 이하(≤1세)의 영아에서 임상적으로나 방사선 검사상 폐렴의 증거가 없고,

그리고(and)
다음 증상 중 적어도 두 가지가 있고
: 고열(>38℃), 기침, 새로 생기거나 양이 증가하는 객담, 건성 수포음, 천명음, 호흡곤란, 무호흡, 서맥

그리고(and)
다음 중 적어도 한 가지를 만족해야 한다.
a. 심부 기관 흡입이나 기관지 내시경으로 얻은 물질의 배양에서 균 분리
b. 호흡기 분비물의 항원 검사에서 양성
c. 병원균에 대한 혈청 검사에서 IgM 항체가가 진단적이거나 IgG 항체가가 4배 이상 증가

※ 주의사항
병원균의 변화로 확인되거나 급성 이차 감염이라는 증거가 명확하지 않은 한 만성폐질환 환자의 만성기관지염은 병원감염으로 간주하지 않는다.

2) 기타 하부 호흡기 감염(LRI-LUNG)

다음 기준 중 적어도 한 가지를 만족해야 한다.

기준(Criterion) 1

폐 조직이나 늑막액을 포함한 폐액(fluid)의 염색에서 균을 관찰하거나 배양에서 균 분리

기준(Criterion) 2

수술 중이나 조직 병리 검사에서 폐 농양(lung abscess)이나 농흉(empyema)을 관찰

기준(Criterion) 3

폐의 방사선 검사에서 농양 공동(abscess cavity)을 관찰

※ 주의사항
1) 동일한 병원균에 의한 기타 하부호흡기 감염과 폐렴이 동시에 있는 경우는 폐렴(PNEU)으로 간주한다.
2) 폐렴이 없는 폐농양이나 농흉은 기타 하부호흡기감염(LUNG)으로 간주한다.

11. 생식기 감염(Reproductive Tract Infection, REPR)

1) 자궁내막염(Endometritis, REPR-EMET)

다음 기준 중 적어도 한 가지를 만족해야 한다.

기준(Criterion) 1

수술, 침 흡인술 또는 브러쉬 조직 검사로 얻은 자궁내막의 조직이나 체액의 배양에서 균 분리

기준(Criterion) 2

확인된 다른 원인 없이 다음 증상 중 적어도 두 가지가 있는 경우
: 자궁에서 농성 배액, 고열(>38℃), 복통, 자궁 압통

※ 주의사항
양수가 입원 당시에 감염되었거나 양수 파열 후 48시간이 경과되어 입원한 경우가 아니라면 분만 후의 자궁내막염은 병원감염으로 간주한다.

2) 외음절제술 부위 감염(Episiotomy, REPR-EPIS)

다음 기준 중 적어도 한 가지를 만족해야 한다.

기준(Criterion) 1

질식분만 환자의 외음절제술 부위에서 농성 배액

기준(Criterion) 2

질식분만 환자의 외음절제술 부위의 농양

※ 주의사항
외음절제술은 수술로 간주하지 않으므로 수술부위감염으로 간주하지 않는다.

3) 질 입구 감염(Vaginal cuff, REPR-VCUF)

다음 기준 중 적어도 한 가지를 만족해야 한다.

기준(Criterion) 1

자궁절제술(hysterectomy) 후 질 입구에서 농성 배액(purulent drainage)

기준(Criterion) 2

자궁절제술 후 질 입구의 농양(abscess)

기준(Criterion) 3

자궁절제술 후 질 입구에서 얻은 체액이나 조직의 배양에서 균 분리

※ 주의사항
1) 대부분의 질 입구 감염은 수술부위감염(REPR-VCUF)으로 간주한다.
2) 자궁절제술(Hysterectomy) 후 30일 이상이 경과되어 늦게 발생한 경우는 REPR-VUCF로 간주한다.

4) 기타 생식기 감염(부고환, 고환, 전립선, 질, 난소, 자궁, 기타 심부골반조직, REPR-OREP)

다음 기준 중 적어도 한 가지를 만족해야 한다.

기준(Criterion) 1

병소의 조직이나 체액의 배양에서 균 분리

기준(Criterion) 2

수술 중이나 조직 병리 검사에서 농양이나 다른 감염의 증거를 관찰

기준(Criterion) 3

확인된 다른 원인 없이 다음 증상 중 적어도 두 가지가 있고
: 고열(>38℃), 오심, 구토, 동통, 압통, 배뇨곤란

그리고(and)
다음 중 적어도 한 가지를 만족해야 한다.
a. 혈액배양에서 균 분리
b. 의사의 진단

※ 주의사항
1) 자궁내막염(endometritis)은 EMET로 간주한다.
2) 질입구(vaginal cuff)의 감염은 VCUF로 간주한다.

12. 피부 연조직 감염(Skin and soft tissue infection, SST)

1) 수술 절개 부위 감염을 제외한 피부감염(SST-SKIN)

다음 기준 중 적어도 한 가지를 만족해야 한다.

기준(Criterion) 1

농성 배액, 농포, 수포, 또는 종기가 있음

기준(Criterion) 2

확인된 다른 원인 없이 다음 증상 중 적어도 두 가지가 있고
: 동통 또는 압통, 국소 부종, 발적, 열감

그리고(and)
다음 중 적어도 한 가지를 만족해야 한다.
a. 병소에서 얻은 흡인액이나 배액의 배양에서 균 분리되어야 하며 만약 피부의 정상 상주균(예 : coagulase negative staphylococci, micrococci, diphtheroids)이 분리되는 경우에는 한 가지 균이 배양되어야 한다.
b. 혈액 배양에서 균 분리
c. 병소 조직이나 혈액의 항원 검사에서 양성(herpes simplex, varicella zoster, *H. influenzae, N. meningitidis*)
d. 병소조직의 현미경 검사에서 다핵 거대 세포 관찰
e. 병원균에 대한 혈청검사에서 IgM 항체가가 진단적이거나 IgG 항체가 4배 이상 증가

※ 주의사항
병원성 피부감염은 병원 내에서 행해지는 많은 시술과 관련이 있다. 수술 후 절개부위의 감염은 수술이 CBGB가 아닌 경우에는 SSI-SKIN으로 분류한다. 만약 CBGB 수술 후 흉부의 절개부위가 감염된 경우 SKNC로, donor site인 다리(leg)가 감염된 경우는 SKNL로 분류한다. 중요한 시술과 관련된 다른 피부감염은 원래 부위의 감염으로 간주하며 다음과 같이 분류한다.
1) 신생아의 omphalitis는 UMB로 분류한다.
2) 신생아의 포경수술부위감염은 CIRC로 별도로 분류한다.
3) 신생아의 농포는 PUST로 분류한다.
4) 감염된 궤사성 욕창의 분류는 DECU로 한다.
5) 화상부위의 감염은 BURN으로 분류한다.
6) 유방의 농양이나 유방염은 BRST로 분류한다.

2) 연조직 감염(괴사성 근막염, 감염성 괴저, 괴사성 봉와직염, 감염성 근염, 림프절염, 림프관염) (Necrotizing fascitis, infectious gangrene, necrotizing cellulitis, infectious myositis, lymphadenitis, or lymphangitis, SST-ST)

다음 기준 중 적어도 한 가지를 만족해야 한다.

기준(Criterion) 1

감염된 병소에서 얻은 조직이나 배액의 배양에서 균 분리

기준(Criterion) 2

감염된 병소에서 얻은 농성 배액

기준(Criterion) 3

수술 중이나 조직 병리 검사에서 농양이나 다른 감염의 증거를 관찰

기준(Criterion) 4

확인된 다른 원인 없이 다음 증상 중 적어도 두 가지가 있고
: 병소에 국소 동통 또는 압통, 부종, 발적, 열감

그리고(and)
다음 중 적어도 한 가지를 만족해야 한다.
a. 혈액 배양에서 균 분리
b. 혈액이나 소변의 항원 검사에서 양성(*H. influenzae, N. meningitidis, S. pneumoniae*, Group B *Streptococcus, Candida* sp.)
c. 병원균에 대한 혈청검사에서 IgM 항체가가 진단적이거나 IgG 항체가 4배 이상 증가

※ 주의사항
CBGB가 아닌 수술부위의 피부와 심부 연조직(근막이나 근육막 이하)을 침범한 수술감염은 SSI-ST로 간주한다. CBGB 수술한 흉부의 피부와 심부연조직이 감염된 경우는 STC로, 다리의 donor site의 피부 외심부연조직이 감염된 경우는 STL로 분류한다.
1) 욕창부위의 감염은 DECU로 분류한다.
2) 심부 골반조직의 감염은 기타생식기감염(OREP)으로 분류한다.

3) 표재성 또는 심재성 욕창 감염(Decubitus ulcer, SST-DECU)

다음 기준을 만족해야 한다.

기준(Criterion) 1

확인된 다른 원인 없이 다음 증상 중에서 적어도 두 가지가 있고
: 발적, 압통, 욕창 주변의 부종

그리고(and)
다음 중 적어도 한 가지를 만족해야 한다.
a. 적절하게 채취한 체액이나 조직 검사에서 균 분리
b. 혈액 배양에서 균 분리

※ 주의사항
1) 농성 배액만으로는 감염의 증거로 충분하지 않다.
2) 욕창 표면에서 미생물이 배양된 것은 욕창감염의 충분한 증거가 될 수 없다. 적절하게 수집된 검체는 욕창부위의 가장자리에서 주사침으로 흡입된 액체나 생검된 조직을 말한다.

4) 화상 창상 감염(Burn, SST-BURN)

다음 기준 중에서 적어도 한 가지를 만족해야 한다.

기준(Criterion) 1

화상 창상의 외형이나 성질이 변하고(가피가 빨리 분리된다든지, 가피가 흑갈색, 검정색, 보라색으로 변한다든지, 창상 주위에 부종이 생기는 등

그리고(and)
화상의 조직 병리 검사에서 주위의 살아있는 조직으로 미생물이 침투하는 것을 관찰

기준(Criterion) 2

화상 창상의 외형이나 성질이 변하고(가피가 빨리 분리된다든지, 가피가 흑갈색, 검정색, 보라색으로 변한다든지, 창상 주위에 부종이 생기는 등)

그리고(and)
다음 중 적어도 한 가지를 만족해야 한다.
a. 다른 감염의 증거 없이 혈액 배양에서 균 분리
b. 단순 포진 바이러스를 분리하거나, 조직 또는 병소를 scraping한 것에서 광학현미경 또는 전자현미경으로 봉입체(inclusion)를 관찰하거나 전자현미경으로 바이러스 입자를 관찰

기준(Criterion) 3

확인된 다른 원인 없이 다음 증상 중 적어도 두 가지가 있고
: 고열(>38℃), 저체온(<36℃), 저혈압, 핍뇨(<20ml/hr), 이전에는 괜찮았던 탄수화물 식사량으로 생긴 고혈당, 의식장애

그리고(and)
다음 중 적어도 한 가지를 만족해야 한다.
a. 화상의 조직 병리 검사에서 주위의 살아있는 조직으로 미생물이 침투하는 것을 관찰
b. 혈액 배양에서 균 분리
c. 단순 포진 바이러스를 분리하거나, 조직 또는 병소를 scraping한 것에서 광학현미경 또는 전자 현미경으로 봉입체(inclusion)를 관찰하거나 전자 현미경으로 바이러스 입자를 관찰

※ 주의사항
1) 농성 배액만으로는 화상감염을 진단하기는 불충분하다. 농성 배액은 부적절한 창상관리를 반영할 수 있다.
2) 고열은 조직손상의 결과나 다른 부위의 감염을 반영할 수 있으므로 고열만으로는 화상감염을 진단하는데 불충분하다.
3) Regional Burn Centers에서 화상 환자만을 진료하는 외과의는 기준 1만을 화상감염의 진단으로 요구할 수도 있다.
4) Regional Burn Centers의 병원에서는 화상감염을 burn wound site, burn graft site, burn-donor site-cadaver로 구분할 수 있으나 NNIS에서는 이들 모두를 BURN으로 간주한다.

5) 유방 농양 또는 유방염(SST-BRST)

다음 중 적어도 한 가지를 만족해야 한다.

기준(Criterion) 1

유방조직 또는 절개, 배액이나 침 흡인술로 얻은 배액의 배양에서 균 분리

기준(Criterion) 2

수술 중이나 조직 병리 검사에서 유방 농양이나 다른 감염의 증거를 관찰

기준(Criterion) 3

고열(>38℃)과 유방의 국소 염증이 있고

그리고(and)
의사가 유방농양이라고 진단을 했을 때

※ 주의사항
유방농양은 출산 후 가장 많이 발생하며 출산 후 7일 이내에 발생한 경우는 병원감염으로 간주한다.

6) 신생아(생후 30일 이내)의 배꼽 감염(Omphalitis, SST-UMB)

다음 중 적어도 한 가지를 만족해야 한다.

기준(Criterion) 1

배꼽에 발적이 있거나(and/or) 장액성 배액이 있고,

그리고(and)
다음 중 적어도 한 가지를 만족해야 한다.
a. 배액이나 주사침으로 흡인한 것의 배양에서 균 분리
b. 혈액 배양에서 균 분리

기준(Criterion) 2

배꼽에 발적과 화농성 배액이 있을 때

※ 주의사항

1) Umbilical catheterization과 관련된 동맥과 정맥의 감염은 혈액배양에서 균이 자라지 않거나 혈액배양이 이루어지지 않은 경우에는 CVS-VASC로 분류한다.
2) 퇴원 후 7일 이내에 발생한 감염은 병원감염으로 간주한다.

7) 영아의 농포증(Pustulosis, SST-PUST)

다음 기준 중 적어도 한 가지를 만족해야 한다.

기준(Criterion) 1

영아(≤12개월)에서 한 개 이상의 농포들이 관찰되고

그리고(and)

의사가 피부감염으로 진단

기준(Criterion) 2

영아에서 한 개 또는 그 이상의 농포들이 관찰되고

그리고(and)

의사가 적절한 항균제로 치료를 시작

※ 주의사항

1) 중독성 홍반(erythema toxicum)이나 비감염성 원인으로 인한 농포는 병원감염으로 간주하지 않는다.
2) 영아가 퇴원한 지 7일 이내에 발생한 농포는 병원감염으로 간주한다.

8) 신생아의 포경 수술 감염(Circumcision, SST-CIRC)

다음 기준 중 적어도 한 가지를 만족해야 한다.

기준(Criterion) 1

포경 수술 부위에서 화농성 배액

기준(Criterion) 2

확인된 다른 원인 없이 다음 증상 중 적어도 한 가지가 있고

: 포경수술 부위의 발적, 부종, 압통

그리고(and)

포경수술부위의 배양에서 병원균 분리

기준(Criterion) 3

확인된 다른 원인 없이 다음 증상 중 적어도 한 가지가 있고

: 포경수술 부위의 발적, 부종, 압통

그리고(and)

그 부위의 배양에서 피부의 정상 상주균(CNS, diphteroids, *Bacillus* sp., micrococci)이 분리되고

그리고(and)

의사가 감염진단을 내렸거나 의사가 적절한 항균제로 치료를 시작

※ 주의사항

신생아의 포경수술은 NNIS 수술에 포함되지 않으므로 SSI에 분류하지 않는다.

13. 전신감염(Disseminated Infection, SYS)

1) 전신감염(SYS-DI)

전신감염은 여러 장기나 시스템의 감염으로 분명한 단일 감염원이 없으며, 일반적으로는 바이러스성인 경우가 많으며 확인된 다른 원인이 없으며, 여러 장기를 침범한 감염으로 여러 기관이나 시스템을 침범한다.

※ 주의사항

1) 여러 기관을 침범하는 바이러스 질환에 일차적으로 해당된다(예 : 홍역, 볼거리, 풍진, 수두, 전염성 홍반(erythema infectiosum). 이러한 질환은 임상진단만으로 구별이 가능하다. 세균성 심내막염(bacterial endocarditis)처럼 여러 개의 침범부위를 가진 감염의 기준으로 사용하지 않는다. 단지 일차 감염 부위만을 병원감염으로 간주한다.
2) 원인불명열(FUO)을 전신감염(DI-SYS)으로 간주하지 않는다.
3) 신생아의 패혈증은 임상적 패혈증(BSI-CSEP)으로 보고한다.
4) 바이러스성 발진(exanthems)이나 발진질환(rash illness)은 전신감염(DI-SYS)으로 보고한다.

2 주요 관련 법규

1. 의료법

(일부개정 2005.3.31 법률 7453호)

제37조의3 (병원감염의 예방)

① 종합병원으로서 보건복지부령이 정하는 일정 규모 이상의 의료기관의 장은 병원감염 예방을 위하여 감염대책위원회를 설치, 운영하는 등 필요한 조치를 하여야 한다.

② 제1항의 규정에 의한 감염대책 위원회의 구성, 운영 및 그 밖의 필요한 조치에 관하여는 보건복지부령으로 정한다.

의료법 시행규칙

(일부개정 2004.1.12 보건복지부령 268호)

제32조 (감염대책위원회의 설치 및 기능)

① 법 제37조의3제1항의 규정에 따라 300병상 이상의 종합병원의 장은 병원감염예방을 위하여 감염대책위원회(이하 "위원회"라 한다)를 설치·운영하여야 한다.

② 위원회는 다음 각호의 업무를 심의한다. <개정 2005.8.12>

1. 병원감염에 대한 대책, 연간 감염예방계획의 수립 및 시행에 관한 사항
2. 감염관리요원의 선정 및 배치에 관한 사항
3. 「전염병예방법」 제2조의 규정에 의한 전염병 감염환자의 처리에 관한 사항
4. 병원의 전반적인 위생관리에 관한 사항
5. 병원감염관리에 관한 자체규정의 제정 및 개정에 관한 사항
6. 병원감염관리실적의 분석 및 평가에 관한 사항
7. 직원의 감염관리교육에 관한 사항
8. 감염과 관련된 직원의 건강관리에 관한 사항
9. 그 밖에 병원감염관리에 관한 중요한 사항

제32조의2 (위원회의 구성)

① 위원회는 위원장 1인을 포함한 7인 이상 15인 이하의 위원으로 구성한다.

② 위원장은 당해 종합병원의 장이 되고, 부위원장은 위원 중에서 위원장이 지명한다.

③ 위원은 다음 각호의 1에 해당하는 자와 당해 종합병원의 장이 위촉하는 외부전문가로 한다.

1. 부원장 또는 진료부장
2. 수술부장 또는 수술과장
3. 간호부장 또는 간호과장
4. 진단검사의학과장
5. 감염관련 의사 및 당해 종합병원의 장이 필요하다고 인정하는 자

④ 제3항 각호에 해당하는 자는 당연직 위원으로 하되 그 임기는 해당 부서의 재직기간으로 하고, 위촉하는 위원의 임기는 2년으로 한다.

제32조의3 (위원회의 운영)

① 위원회는 정기회의와 임시 회의로 운영한다.

② 정기회의는 연 2회 개최하고, 임시회의는 위원장이 필요하다고 인정하는 때 또는 위원 과반수의 소집요구가 있는 때에 개최할 수 있다.

③ 회의는 재적위원 과반수의 출석과 출석위원 과반수의 찬성으로 의결한다.

④ 위원장은 위원회를 대표하며 업무를 총괄한다.

⑤ 위원회는 회의록을 작성하여 참석자의 확인을 받은 후 이를 비치하여야 한다.

⑥ 그 밖에 위원회의 운영에 관하여 필요한 사항은 위원장이 정한다.

제32조의4 (위원회의 운영에 필요한 조치) 법 제37조의3 제2항의 규정에 따라 당해 종합병원의 장은 위원회의 효율적인 운영을 위하여 감염관리실을 설치하고, 감염관리업무의 수행에 필요한 인력을 두어야 한다.

2. 전염병 예방법

2003.12.22 부분개정
2003.04.30 타법개정
2003.07.15 부분개정
2001.12.06 부분개정
1999.12.13 부분개정

제 1 장 총 칙

제 1 조 (목적) 이 법은 전염병의 발생과 유행을 방지하여 국민보건을 향상 증진시킴을 목적으로 한다. <개정 1976.12.31>

제 2 조 (정의) 이 법에서 사용하는 용어의 정의는 다음과 같다.

① "전염병"이라 함은 다음 각호의 1에 해당하는 질환을 말한다. <개정 2003.8.6>

1. "제1군 전염병"이라 함은 전염속도가 빠르고 국민건강에 미치는 위해 정도가 너무 커서 발생 또는 유행 즉시 방역대책을 수립하여야 하는 다음 각목의 전염병을 말한다.
   가. 콜레라
   나. 페스트
   다. 장티푸스
   라. 파라티푸스
   마. 세균성이질
   바. 장출혈성대장균감염증
2. "제2군 전염병"이라 함은 예방접종을 통하여 예방 또는 관리가 가능하여 국가예방접종사업의 대상이 되는 질환 중 다음 각목의 전염병을 말한다.
   가. 디프테리아
   나. 백일해
   다. 파상풍
   라. 홍역
   마. 유행성이하선염
   바. 풍진
   사. 폴리오
   아. B형 간염
   자. 일본뇌염
   차. 수두

3. “제3군 전염병”이라 함은 간헐적으로 유행할 가능성이 있어 지속적으로 그 발생을 감시하고 방역대책의 수립이 필요한 다음 각목의 전염병을 말한다.
   가. 말라리아
   나. 결핵
   다. 한센병
   라. 성병
   마. 성홍열
   바. 수막구균성수막염
   사. 레지오넬라증
   아. 비브리오패혈증
   자. 발진티푸스
   차. 발진열
   카. 쯔쯔가무시증
   타. 렙토스피라증
   파. 브루셀라증
   하. 탄저
   거. 공수병
   너. 신증후군출혈열(유행성출혈열)
   더. 인플루엔자
   러. 후천성면역결핍증(AIDS)
4. “제4군 전염병”이라 함은 국내에서 새로 발생한 신종전염병증후군, 재출현전염병 또는 국내 유입이 우려되는 해외유행전염병으로 이 법에 의한 방역대책의 긴급한 수립이 필요하다고 인정되어 보건복지부령이 정하는 전염병을 말한다.
5. “지정전염병” 이라 함은 제1군 내지 제4군 전염병외에 유행여부의 조사를 위하여 감시활동이 필요하다고 인정되어 보건복지부장관이 지정하는 전염병을 말한다.
6. “생물테러전염병”이라 함은 고의로 또는 테러 등을 목적으로 이용된 병원체에 의하여 발생된 전염병을 말한다.

② “전염병환자”라 함은 전염병의 병원체가 인체 내에 침입하여 증상을 나타내는 자로서 제4조 제2항의 진단기준에 의한 의사의 진단 또는 보건복지부령이 정하는 기관의 실험실 검사를 통하여 확인된 자를 말한다.
③ “전염병의사환자”(이하“의사환자”라 한다)라 함은 전염병병원체가 인체 내에 침입한 것으로 의심이 되나 제4조 제2항의 진단기준에 의한 의사의 진단 또는 보건복지부령이 정하는 기관의 실험실 검사를 통하여 확인되기 전 단계의 자를 말한다.
④ “전염병병원체보유자”(이하“병원체보유자”라 한다)라 함은 임상적인 증상은 없으나 전염병병원체를 보유하고 있는 자를 말한다.
⑤ “역학조사”라 함은 전염병환자, 의사환자 또는 병원체보유자(이하“전염병 환자 등”이라 한다)등이 발생한 경우 전염병의 차단과 확산 방지 등을 위한 전염병환자등의 발생규모 파악 및 감염원 추적 등의 활동, 또는 전염병 예방접종 후 이상반응 사례가 발생한 경우 그 원인을 규명하기 위한 활동을 말한다. <개정 2001.12.29>
⑥ “예방 접종 후 이상반응”이라 함은 예방 접종 후 그 접종으로 인하여 발생 가능한 모든 증상 또는 질병으로서 당해 예방접종과 시간적 관련성이 있는 것을 말한다. <신설 2001.12.29>
[전문개정 2000.1.12]

제 3 조 (다른 법률과의 관계)
전염병예방에 관하여는 다른 법률에 특별한 규정이 있는 경우를 제외하고는 이 법에 의한다.
[전문개정 2000.1.12]

제 3 조의2 (국가 및 지방자치단체 등의 책무)
① 국가 및 지방자치단체는 전염병환자등의 인간으로서의 존엄과 가치를 존중하고 그 기본적 권리를 보호하며, 법률에 의하지 아니하고는 취업제한 등의 불이익을 주어서는 아니된다.
② 국가 및 지방자치단체는 전염병의 예방 등 신속하고 정확한 방역대책을 마련할 수 있도록 다음 각호의 사업을 수행하여야 한다.
1. 전염병의 예방 및 관리대책의 수립
2. 전염병환자등의 보호 및 진료
3. 전염병에 관한 교육 및 홍보
4. 전염병에 관한 정보의 수집, 분석 및 제공
5. 전염병에 관한 조사, 연구
6. 전염병병원체 검사, 보존, 관리 및 약제내성감시
7. 전염병 예방을 위한 전문 인력의 양성
8. 전염병 관리능력 제고를 위한 국제적 연대 확보

③ 의료법에 의한 의료인 및 의료기관은 국가 및 지방자치단체의 전염병 예방 및 관리를 위한 사업에 적극 협조하여야 한다
[본조 신설 2000.1.12]

제 2 장 신고와 보고의 의무 <개정 1999.2.8>

제 4 조(의사 등의 신고)
① 의사 또는 한의사가 전염병 환자 등 또는 예방 접종 후 이상반응자를 진단하였거나 의사가 그 시체를 검안하였을 때에는 전염병 환자 등, 예방 접종 후 이상반응자 또는 그 동거인에게 소독방법과 전염방지의 방법을 지시하고, 제1군, 제2군, 제4군전염병 및 제3군의 탄저와 예방 접종 후 이상반응의 경우에는 즉시로, 탄저를 제외한 제3군 및 지정전염병의 경우에는 7일 이 내에 전염병 환자 등, 예방 접종 후 이상반응자 또는 그 시체의 소재지를 관할하는 보건소장에게 그 성명, 연령, 성별, 기타사항을 신고하여야 한다. <개정 2001.12.29>
② 제1항의 규정에 의한 진단기준, 의사 또는 한의사가 신고하여야 할 전염병환자등과 예방접종 후 이상반응자의 범위, 신고 절차 등에 관하여 필요한 사항은 보건복지부령으로 정한다. <개정 2001.12.29>
[전문개정 2000.1.12]

제 5 조 (기타 신고의무자) 제1종 전염병 환자 등 또는 제1군전염병이나 그 의사증으로 인한 사망자가 있을 때에 다음 각호의 1에 해당하는 자는 즉시로 의사의 진단 또는 검안을 구하거나 또는 소재지의 보건소장에게 신고하여야 한다. <개정1946.12.31, 1983.12.20, 1983.12.20, 1995.1.5, 1999.2.8, 2000.1.12>
1. 일반가정에 있어서는 세대를 같이 하는 호주 또는 세대주. 다만, 호주 또는 세대주가 부재중인 때에는 그 가족
2. 학교, 병원, 관공서, 회사, 흥행장, 예배장, 선박, 각종의 사무소 또는 사업소, 음식점, 여관 기타 다수인이 집합하는 장소에 있어서는 그 기관의 장, 관

리인, 경영자 또는 대표자
3. 육, 해, 공군소속부대에 있어서는 그 소속부대의 장

제 5 조의2 (전염병병원체의 검사, 보존 및 관리)
① 의료법에 의한 의료기관의 장, 국립검역소장, 식품의약품안전청장, 국립수의과학검역원장, 국립식물검역소장 기타 대통령령이 정하는 자가 전염병 환자 등, 식품 또는 동식물등으로부터 전염병병원체를 분리한 경우에는 지체없이 병원체명, 분리검체명, 분리일시등을 질병관리본부장에게 신고하여야 한다. 이 경우 신고하여야 할 전염병병원체, 신고절차 등에 관하여 필요한 사항은 보건복지부령으로 정한다.
<개정 2004.1.29>
② 제1항의 규정에 의한 신고를 받은 질병관리본부장은 당해 신고기관에 대하여 분리병원체의 보존 및 관리에 필요한 협조를 구할 수 있으며, 당해 신고기관의 장은 정당한 사유가 없는 한 이에 응하여야 한다.
<개정 2004.1.29>
③ 전염병병원체의 검사, 보존 및 관리 등에 관하여 필요한 사항은 보건복지부장관이 따로 정한다.
[본조 신설 2000.1.12]

제 6 조 (전염병환자등의 변경신고<개정 2000.1.12>) 의사 또는 한의사가 제5조의 규정에 의하여 진단 또는 검안을 하였거나 치료를 받고 있는 제1군 전염병환자 등의 퇴원, 치유, 사망 또는 주소 변경이 있을 때에는 보건소장에게 신고하여야 한다. 제2군 전염병환자 중 일본뇌염환자 또는 그 의사환자의 변경이 있을 때에도 또한 같다. <개정 1999.2.8, 2000.1.12>
[전문개정 1995.1.5]

제 7 조 (전염병환자등의 명부작성<개정 2000.1.12>) 보건소장은 관할구역 내에 거주하는 전염병환자 등에 관하여 제4조 내지 제6조의 규정에 의한 신고를 받았을 때에는 보건복지부령의 정하는 바에 의하여 전염병환자 등의 명부를 작성, 비치하고 그 상황을 보고하여야 한다. <개정 1963.2.9, 1976.12.31, 1983.12.20, 1995.1.5, 1997.12.13, 1999.2.8, 2000.1.12>

제 7 조의2 (보건소장 등의 보고)
① 제4조 내지 제6조의 규정에 의하여 신고 또는 보고를 받은 보건소장은 그 내용을 관할 시장, 군수, 구청장(자치구의 구청장을 말한다. 이하 같다)에게 보고하여야 하며, 보고를 받은 시장, 군수, 구청장은 이를 특별시장, 광역시장 또는 도지자(이하 "시, 도지사"라 한다)에게 보고하여야 한다.
② 제1항의 규정에 의하여 보고를 받은 시, 도지사는 이를 보건복지부령이 정하는 바에 의하여 보건 복지부장관에게 보고하여야 한다.
[본조 신설 1999.2.8]

제 7 조의3 (전염병 발생감시)
① 질병관리본부장 또는 시, 도지사는 국내외 전염병의 발생을 감시하고 전염병에 관한 정보를 수집, 관리하여야 한다. <개정 2004.1.29>
② 질병관리본부장은 지역별로 보건의료기관, 시설 또는 단체(이하 "표본감시의료기관"이라 한다)를 지정하여 제1항의 규정에 의한 전염병발생 감시를 하게 할 수 있다. <개정 2004.1.29>
③ 질병관리본부장 또는 시, 도지사는 제1항의 규정에 의하여 수집한 정보 중 국민건강에 관한 중요한 정보를 관련 기관, 시설, 단체 또는 국민들에게 제공하여야 한다. <개정 2004.1.29>
④ 제1항의 규정에 의한 감시의 대상이 되는 전염병의 지정 및 표본감시의료기관의 지정 등에 관하여 필요한 사항은 보건복지부령으로 정한다.
[본조 신설 2000.1.12]

제 7 조의4 (역학조사)
① 질병관리본부장 또는 시, 도지사는 제1군전염병이 발생하였거나 제2군 내지 제4군 또는 지정전염병이 유행할 우려가 있다고 인정되는 경우에는 지체 없이 역학조사를 실시하여야 한다. <개정 2001.12.29, 2004.1.29>
② 제1항의 규정에 의한 역학조사를 실시하기 위하여 질병관리본부 및 특별시, 광역시, 도(이하 "시, 도"라 한다)에 역학조사반을 둔다. <개정 2004.1.29>
③ 역학조사지역을 관할하는 행정기관, 관련 기관, 시설 및 단체의 장은 역학조사에 적극 협조하여야 한다.
④ 제1항 및 제2항의 규정에 의한 역학조사의 시기, 내용 및 역학조사반의 구성, 임무 등에 관하여 필요한 사항은 대통령령으로 정한다.
[본조 신설 2000.1.12]

제 3 장 건강진단

제 8 조 (건강진단) 성병의 예방을 위하여 종사자의 건강진단이 필요한 직업으로 보건복지부령이 정하는 직업에 종사하는 자와 성병에 감염되어 그 전염을 매개할 상당한 우려가 있다고 시장, 군수, 구청장이 인정한 자는 보건복지부령이 정하는 바에 의하여 성병에 관한 건강진단을 받아야 한다. [전문개정 2000.1.12]

제 9 조 (건강진단 등의 명령<개정 1999.2.8>) 시장, 군수, 구청장은 전염병에 감염되었으리라고 의심되는 충분한 이유 있는 자 또는 전염병에 감염되기 쉬운 환경에 잇는 자에 대하여 보건복지부령이 정하는 바에 의하여 건강진단을 받거나 전염병예방에 필요한 예방접종을 받을 것을 명할 수 있다. <개정 1976.12.31, 1983.12.20, 1997.12.13, 1999.2.8, 2000.1.12>

제 4 장 예방접종

제10조 삭제<1999.2.8>

제10조2 (예방접종심의위원회 등 <개정 2003.8.6>)
① 보건복지부장관의 자문에 응하여 예방접종을 하여야 할 전염병의 지정과 예방접종의 실시기준, 방법 등을 심의하기 위하여 질병관리본부에 예방접종심의위원회를 둔다. <개정 2004.1.29>
② 보건복지부장관의 자문에 응하여 제54조의2에 규정하는 예방접종으로 인한 질병, 장애, 사망의 원인규명 및 피해보상 등을 심의하고 제54조의3제1항에 규정하는 제3자의고의 또는 과실유무를 조사하기 위하여 질병관리본부에 예방접종피해보상심의위원회와 이를 지원하는 예방접종피해조사반을 둔다. <개정 2003.8.6,

2004.1.29>

③ 제1항과 제2항의 규정에 의한 심의위원회는 예방접종과 관련된 공무원, 의료인, 법조인, 법의학자, 예방접종에 관한 전문지식을 보유한 자, 소비자단체가 추천한 자 등을 포함한 15인 이내의 위원으로 각각 구성하되 그 구성과 운영 등에 관하여 필요한 사항은 대통령령으로 정한다.

④ 제2항의 규정에 의한 예방접종피해조사반의 구성 및 운영에 관하여 필요한 사항은 대통령령으로 정한다. <신설 2003.8.6>

[전문개정 2001.12.29]

제11조 (정기예방접종) 시장, 군수, 구청장은 다음 각호의 질병에 관하여 정기예방접종을 실시하여야 한다. <개정 1997.12.13, 20001.12>

1. 디프테리아
2. 폴리오
3. 백일해
4. 홍역
5. 파상풍
6. 결핵
7. B형 간염
8. 유행성이하선염
9. 풍진
10. 기타 보건복지부장간이 전염병예방을 위하여 필요하다고 인정하여 지정하는 전염병

[전문개정 1995.1.5]

제12조 (임시예방접종) 예방접종에 관하여 보건복지부장관의 명령이 있거나 시장, 군수, 구청장이 전염병 예방상 필요하다고 인정하는 경우 당해 시장, 군수, 구청장은 임시로 예방접종을 시행하여 야 한다. <개정 1963. 2.9, 1976.12.31, 1983.12.20, 1995.1.15, 1997.12.13, 2000.1.12>

제13조 (예방접종의 공고) 시장, 군수, 구청장은 정기 또는 임시로 예방접종을 시행하고자 할 때에는 미리 기일 및 장소, 예방접종의 종류, 예방접종을 받을 자는 범위를 정하여 공고하여야 한다. <개정 1999.2.8>

[전문개정 1995.1.5]

제14조 삭제<1999.2.8>

제15조 (예방접종약의 계획생산)

① 보건복지부장관은 예방접종을 효과적으로 시행하기 위하여 필요하다고 인정할 때에는 예산의 범위 안에서 미리 일정량의 예방접종약을 정하여 의약품제조업자로 하여금 이를 생산하게 할 수 있다. <개정 1997.12.13>

② 제1항의 규정에 의하여 예방접종약을 생산하게 한 때에는 보건복지부령이 정하는 바에 의하여 소요대금의 전부 또는 일부를 당해 의약품제조업자에게 미리 지급할 수 있다. <개정 1997.12.13>

[전문개정 1976.12.31]

제16조 삭제<1976.12.31>

제17조 삭제<1976.12.31>

제18조 삭제<1976.12.31>

제19조 삭제<1976.12.31>

제20조 (예방접종증명서)

① 시장, 군수, 구청장은 정기 또는 임시로 예방접종을 받은 자에게 보건복지부령이 정하는 바에 의하여 예방접종증명서를 교부하여야 한다. <개정 1976.12.31, 1983.12.20, 1995.1.5, 1997.12.13>

② 시장, 군수, 구청장외의 자가 이 법에 의한 예방접종을 시행한 때에는 시장, 군수, 구청장은 보건복지부령이 정하는 바에 의하여 당해 예방접종지행자로 하여금 예방접종증명서를 교부하게 할 수 있다.
<신설 2000.1.12>

제21조 (예방접종에 관한 기록 및 보고 등<개정 2000.1.12>)

① 시장, 군수, 구청장은 이 법에 의하여 시행하거나 제2항의 규정에 의하여 보고받은 예방접종에 관한 기록을 보건복지부령이 정하는바에 의하여 작성, 보관하여야 한다. <개정 1983.12.20, 1995.1.5, 1997.12.13, 2000.1.12>

② 시장, 군수, 구청장외의 자가 이 법이 정하는 예방접종을 시행한 때에는 보건복지부령이 정하는 바에 의하여 시장, 군수, 구청장에게 보고하여야 한다.
<신설 1983.12.20, 1995.1.5, 1997.12.31>

[전문개정 1976.12.31]

제21조의2 (예방접종의 효과 및 이상반응에 관한 역학조사 등<개정 2001.12.29>)

① 질병관리본부장은 예방접종의 효과 및 예방 접종 후 이상반응에 관하여 조사하고, 예방 접종 후 이상반응 사례가 발생한 경우에는 그 원인규명을 위하여 역학조사를 실시하여야 한다. <개정 2001.12.29, 2004.1.29>

② 제1항의 규정에 의한 역학조사에 관하여는 제7조의4제2항 내지 제4항의규정을 준용한다.

[본조 신설 2000.1.12]

제21조의3 (예방접종 완료여부의 확인)

① 시장, 군수, 구청장은 초등학교의 장에게 학교보건법 제10조의 규정에 의한 예방접종 완료여부에 대한 검사자료의 제출을 요청할 수 있다.

② 시장, 군수, 구청장은 제1항의 규정에 의하여 요청한 자료를 확인하여 예방접종을 완료하지 못한 학생이 있는 경우에는 당해 학생에 대하여 예방접종을 실시하여야 한다.

[본조 신설 2000.1.12]

제22조 (예방접종의 실시 기준 등) 예방접종이 실시기준과 방법 등에 관하여 필요한 사항은 보건복지부령으로 정한다. <개정 1997.12.31>

[전문개정 1976.12.31]

제 5 장 예방시설

제23조 (전염병예방시설의 설치 등 <개정 2003.8.6>)

① 시, 도지사 또는 시장, 군수, 구청장은 보건복지부령이 정하는 바에 의하여 전염병의 예방, 전염병환자 등의 진료 및 입소에 필요한 격리치료병원, 의원, 격리소, 요양소 또는 진료소(이하 "전염병예방시설"이라 한다)를 설치할 수 있다. <개정 2000.1.12, 2003.8.6>

② 보건복지부장관은 전염병환자 등의 집중관리를 위

하여 필요한 경우 시, 도지사의 추천을 받아 전염병예방시설을 지정할 수 있다. 이 경우 시, 도지사는 보건복지부장관의 추천요구에 특별한 사유가 없는 한 협조하여야 한다. <신설 2003.8.6>
③ 제1항외의 자(국가를 제외한다)가 전염병예방시설을 설치, 운영하고자 하는 경우에는 보건복지부령이 정하는 바에 의하여 보건복지부장관에게 신고하여야 한다. <신설 2000.1.12>
[전문개정 199.2.8]

제24조 삭제<1999.2.8>

제25조 (공, 사립 의료기관이 대용) 시장, 군수, 구청장은 공, 사립의료기관의 전부 또는 일부를 일정한 기간 제1군전염병의 격리소 또는 제3군전염병의 진료소로 대용할 수 있다. <개정 2000.1.12, 2003.8.6>
[전문개정 1983.12.20]

제26조 삭제<1999.2.8>

제27조(제1군 전염병환자등의 입소거절금지 <개정 2000.1.12>) 전염병예방시설의 관리자는 정당한 사유없이 제1군 전염병환자 등의 입소를 거절할 수 없다. <개정 200.1.12>
[전문개정 1999.2.8]

제28조 (예방시설의 관리방법) 전염병 예방시설의 설비와 관리방법은 보건복지부령으로 정한다.
<개정 1976.12.31, 1977.12.13>

제 6 장 환자 및 환가

제29조 (격리환자)
① 제1군 전염병환자등은 전염병예방시설이나 시장, 군수, 구청장이 지정하는 의료기관등 장송 격리 수용되어 치료를 받아야 한다. <개정 1976.12.31, 1983.12.20, 1983.1220, 1995.1.5, 2000.1.12>
② 제3군 전염병환자 중 보건복지부령으로 정하는 자는 격리 수용되어 치료를 받아야 한다. <개정1976.12.31, 1997.12.13, 2000.1.12>
③ 제4군 전염병환자 중 보건복지부장관이 정하는 전염병환자 및 생물테러전염병환자 등은 전염병예방시설에 격리 수용되어 필요한 예방접종 및 치료를 받아야 한다. <신설 2003.8.6>
④ 질병관리본부장 및 시, 도지사 또는 시장, 군수, 구청장은 제1항 내지 제3항외의 전염병환자와 제1군 내지 제4군 및 생물테러전염병환자 등과 접촉하여 전염병의 감염 또는 전파의 우려가 있다고 인정하는 자에 대하여는 자가에서 격리치료를 하게 할 수 있다.
<개정 2003.8.6, 2004.1.29>
[전문개정 1963.2.9]

제30조 (업무종사의 일시적 제한)
① 전염병환자는 보건복지부령이 정하는 바에 의하여 업무의 성질상 공중과 접촉이 많은 직업에 종사할 수 없다. <개정 1976.12.31, 1997.12.13>
② 제8조의 규정에 의한 성병에 관한 건강진단을 받아야 할 자가 건강진단을 받지 아니한 때에는 동조의 규정에 의한 직업에 종사할 수 없으며 당해 영업을 영위하는 자는 건강진단을 받지 아니한 자를 그 영업에 종사하게 하여서는 아니된다. <신설 1983.12.20, 2001.12.29>

제31조 삭제<1993.12.27>
제32조 삭제<1993.12.27>

제33조 (수감 중인 환자의 격리) 수감자로서 전염병에 감염된 자는 격리수감 하여야 한다.
<개정 2000.1.12>

제34조 삭제<1993.12.27>
제35조 삭제<1993.12.27>
제36조 삭제<1993.12.27>

제37조 (제1군전염병환자에 대한 방역조치<개정 2000.1.12>) 시장, 군수, 구청장은 제1군전염병환자에 대하여 다음 각호의 사항을 시행하게 하여야 한다.
<개정1976.12.31, 1983.12.20, 1995.1.5, 2000.1.12>
1. 전염병환자 등이 있는 장소 또는 전염병병원체에 오염되었다고 인정되는 장소의 교통을 일정한 기간 차단하는 것
2. 전염병병원체에 감염된 의심이 잇는 자를 적당한 장소에 일정한 기간 격리시키는 것
3. 전염병병원체에 오염되었거나 또는 오염된 의심이 있는 물건의 사용, 접수, 이전, 유기 또는 세척을 금지하거나 그 물건이 소각 또는 폐기처분을 하는 것
4. 전염병병원체에 오염된 장소에 대한 소독 또는 기타 필요한 조치를 명하는 것
5. 일정한 장소에서의 세탁을 금지하거나 또는 일정한 장소에 오물을 처리할 것을 명하는 것

제38조 (소독의무)
① 전염병환가 또는 전염병병원체에 오염되었다고 의심되는 장소에는 의사 또는 당해 공무원의 지시에 의하여 소독 또는 기타 필요한 조치를 하여야 한다.
<개정 2000.1.12>
② 제1항의 소독 또는 필요한 조치의 시행의무자에 관하여서는 제5조의 규정을 준용한다.<개정 1976.12.31>
③ 제1항 및 제2항에 관하여 필요한 사항은 보건복지부령으로 정한다. <개정 1976.12.31, 1997.12.13>

제 7 장 예방조치

제39조 (제1군전염병예방조치<개정 2000.1.12>)
① 시, 도지사는 제1군전염병 예방 상 필요가 있을 때에는 다음 각호의 전부 또는 일부를 시행하여야 한다.
<개정 1963.2.9, 1976.12.31, 1983.12.20, 2000.1.12>
1. 시가, 촌락의 전부 또는 일부의 교통을 차단하는 것
2. 흥행, 집회, 제례 기타 다수인의집합을 제한 또는 금지하는 것
3. 건강진단 또는 시체검안을 실시하는 것
4. 전염병 전파의 위험성 있는 음식물의 판매, 접수를 금지하며 또는 그 폐기 기타 필요한 처분을 명하는 것
5. 전염병 전파의 매개가 되는 물건의 소지, 이동을 제

한 또는 금지하거나 그 물건을 폐기, 소각 기타 필요한 처분을 명하는 것
6. 선박, 기차, 자동차, 사업장 기타 다수인이 집합하는 장소에 의사의 배치 또는 예방상 필요한 시설의 설치를 명하는 것
7. 공중위생에 관계있는 시설 또는 자소에 소독 또는 기타 필요한 조치를 명하며 또는 상수, 하수, 우물, 쓰레기장, 변소의 신설, 개조, 변경, 폐지 또는 사용을 금하는 것
8. 쥐, 벌레 기타 전염병 매개동물의 구제 또는 구제시설의 설치를 명하는 것
9. 일정한 장소에서의 어로, 수영 또는 일정한 우물의 사용을 제한 또는 금지하는 것
10. 전염병 매개의 중간숙주가 되는 동물류의 포획 또는 생식을 금지하는 것
11. 전염병 유행기간 중 의료업자 기타 필요로 하는 의료관계요원을 동원하는 것
12. 전염병에 오염된 건물에 대한 소독 기타 필요한 조치를 명하는 것
13. 콜레라, 페스트의 전염병병원체에 감염된 의심이 있는 자를 적당한 장소에 일정한 기
간 격리시키는 것

② 제1항 제7호 및 제9호에 의하여 식수의 사용을 금지하였을 때에는 시장, 군수, 구청장은 그 금지기간 식수를 공급하여야 한다. <개정 1976.12.31, 1983.12.20, 1995. 1.5>

제40조 (소독조치)

① 시장, 군수, 구청장은 보건복지부령이 정하는 바에 의하여 전염병 예방상 필요한 청소, 소독과 쥐, 벌레등의 구제조치(이하 "소독"이라 한다)를 실시하여야 한다.<개정1976.12.31, 1983.12.20, 1995.1.5, 1997.12.13>

② 공동주택, 숙박업소등 다수인이 거주 또는 이용하는 시설 중 대통령령이 정하는 시설을 관리, 운영하는 자는 보건복지부령이 정하는 바에 의하여 전염병예방에 필요한 소독을 실시하여야 한다. <신설 1983.12. 20, 1997.12.13>

제40조의2 (소독업무의 대행)

① 시장, 군수, 구청장은 이 법에 규정된 소독업무를 효율적으로 시행하기 위하여 필요한 때에는 제40조의3 제1항의 규정에 의하여 소독업의 신고를 한 자로 하여금 그 업무를 대행하게 할 수 있다. <개정 1983.12.20, 1995.1.5, 1999.2.8>

② 제40조 제2항에서 정하는 시설을 관리, 운영하는 자는 제40조의3제1항의 규정에 의하여 소독업의 신고를 한 자로 하여금 소독하게 하여야 한다.
<신설 1993.12.27, 1999.2.8>
[본조 신설 1976.12.31]

제40조 3 (소독업의 신고)

① 소독을 업으로 하고자 하는 자는 보건복지부령이 정하는 시설, 장비 및 인력을 갖추어 시, 도지사에게 신고하여야 한다. 신고한 사항을 변경하고자 하는 때에도 또한 같다.

② 주택법에 의한 주택관리업자가 제1항의 규정에 의한 소독장비를 갖춘 것으로 인정되는 경우에는 그가 관리하는 공동주택에 대한 소독의 실시에 한하여 제1항의 규정에 의한 소독업의 신고를 한 것으로 본다.
<개정 2003.5.29>
[전문개정 1999.2.8]

제40조의4 (영업의 휴업 등의 신고) 제40조의3의 규정에 의하여 소독업의 신고를 한 자(이하 "소독업자"라 한다)가 그 영업을 30일 이상 휴업하거나 재개업 또는 폐업하고자 할 때에는 보건복지부령이 정하는 바에 의하여 시, 도지사에게 신고하여야 한다. <개정 1997.12. 13, 1999.2.8>
[본조 신설 1983.12.20]

제40조의5 (서류의 제출, 검사 등)

① 보건복지부장관 또는 시장, 군수, 구청장은 소독업자에 대하여 소독의 실시사항에 관하여 관계서류의 제출을 명하거나 소속공무원으로 하여금 관계서류를 검사하게 하거나 질문을 하게 할 수 있다.

② 제1항의 경우 소속공무원은 그 권한을 표시하는 증표를 지니고 이를 관계인에게 내보여야 한다.
[본조 신설 2004.1.29]

제40조의6 (소독의 실시 등)

① 소독업자는 보건복지부령이 정하는 기준과 방법에 따라 소독을 실시하여야 한다.

② 소독업자가 소독을 실시한 때에는 보건복지부령이 정하는 바에 따라 그 실시사항을 기록, 보관 및 보고하여야 한다.
[전문개정 2004.1.29]

제40조의7 (소독업종사자의 교육)

① 소독업자(법인인 경우에는 그 대표자)는 보건복지부령이 정하는 바에 의하여 소독에 관한 교육을 받아야 한다. <개정 1997.12.13>

② 소독업자는 보건복지부령이 정하는 바에 의하여 당해 영업에 종사하는 소독업무종사자로 하여금 소독에 관한 교육을 받게 하여야 한다. <개정 1997.12.13, 1999.2.8>
[본조 신설 1983.12.20]

제40조의8 (영업의 정지명령 등<개정 1999.2.8>)

① 시, 도지사는 소독업자가 다음 각호의 1에 해당하는 때에는 6개월 이내의 기간을 정하여 그 영업의 정지를 명하거나 영업소의 폐쇄를 명할 수 있다. 다만, 제1호중제40조의3제1항의 규정에 의한 신고를 하지 아니한 때에는 영업소의 폐쇄를 명하여야 한다. <개정 1999.2.8, 2004.1.29>
1. 제40조의3제1항의 규정에 의한 신고 또는 변경신고를 하지 아니하거나 제40조의4의 규정에 의한 휴업 또는 재개업 신고를 하지 아니한 때
2. 제40조의3제1항의 규정에 의한 시설, 장비 및 인력기준에 미달하게 된 때
3. 제40조의5의 규정에 의한 관계서류의 제출명령을 위반하거나 소속공무원의 검사 및 질문을 거부, 방해 또는 기피한 때
4. 제40조의6의 규정에 의한 소독의 기준과 방법에 의하지 아니하고 소독을 실시하거나 소독실시사항을 기록, 보관 및 보고하지 아니한 때
5. 제40조의7의 규정에 의한 교육을 받지 아니하거나

소독업무종사자로 하여금 교육을 받게 하지 아니한 때
6. 삭제<1999.2.8>
① 시, 도지사는 제1항 제2호 및 제5호의 규정에 의하여 영업의 정지 또는 영업소의 폐쇄를 명하고자 하는 때에는 미리 1월 이상의 기간을 정하여 그 시정을 명하여야 한다. <개정 1999.2.8>
② 제1항의 규정에 의한 행정처분의 세부적인 기준은 그 위반행위의 유형과 위반의정도등을 참작하여 보건복지부령으로 정한다. <신설 1993.12.27, 1997.12.13>
[본조 신설 1983.12.20]

제40조의9 (청문) 시, 도지사는 제40조의8제1항의 규정에 의하여 허가를 취소하고자 하는 경우에는 청문을 실시하여야 한다.
[전문개정 1997.12.13]

제41조 삭제 <1999.2.8>

제42조 (제1군전염병에 관한 강제처분<개정 2000.1.12>)
① 시, 도지사는 당해 공무원으로 하여금 제1군 전염병환자 등이 있다고 인정되는 거택, 선박 기타 장소에 들어가 필요한 조사, 진찰을 행하게 할 수 있으면 진찰의 결과 제1군 전염병환자 등으로 인정될 때에는 이를 동행하여 치료 또는 격리시킬 수 있다.
<개정 1963.2.29, 1983.12.20, 2000.1.12>
② 제1항의 경우에 당해 공무원은 그 권한을 증명하는 증표를 관계인에게 제시하여야 한다. <개정 1963.2.9, 1976.12.31>

제43조 (제1군전염병예방조치<개정 2000.1.12>) 육, 해, 공군, 학교, 관공서, 회사, 흥행장, 예배장, 선박, 각종의 사무소 또는 사업소, 음식점, 여관 기타 다수인이 집합하는 장소에 제1군 전염병환자 등이 발생하였거나 또는 발생할 우려가 있을 때에는 제5조 각호에 해당하는 자는 소독 또는 기타 필요한 조치를 실시하고 시장, 군수, 구청장과 협의하여 예방조치를 실시하여야 한다.
<개정 1976.12.31, 1983.12.20, 1995.1.5, 2000.1.12>

제 8 장 방역관, 검역위원 및 예방위원

제44조 (방역관)
① 전염병예방에 관한 사무를 처리하기 위하여 질병관리본부 및 시, 도에 방역관을 둔다. <개정 1976.12.31, 1983.12.20, 1977.12.13, 2000.1.12, 2004.1.29>
② 방역관의 자격, 직무, 배치 기타 필요한 사항은 대통령령으로 정한다. <개정 1976.12.31>

제45조 (검역위원)
① 시, 도지사는 제1군 전염병 예방 상 필요가 있을 때에는 검역위원을 두어 감역 예방에 관한 사무를 담당케 하며 특히 선박, 기차, 자동차, 전차의 검역을 실시케 할 수 있다.
<개정 1976.12.31>
② 검역위원은 제1항의 임무를 수행하기 위하여 무상으로 승선 또는 승차할 수 있다.
<개정 1976.12.31>
③ 검역위원의 임명, 직무 기타 필요한 사항은 보건복지부령으로 정한다.
<개정 1976.12.31, 1997.12.13>

제46조 (예방위원)
① 전염병이 유행하거나 또는 유행할 우려가 있을 때에는 시장, 군수, 구청장은 전염병 예방사무에 종사시키기 위하여 시, 군, 구(자치구에 한한다. 이하 같다) 예방위원을 둘 수 있다. <개정 1976.12.31, 1983.12.20, 1995.1.5, 2000.1.12>
② 예방위원은 무보수로 한다. 다만, 인구 2만 명에 1인의 비율로 유급위원을 둘 수 있다.
<개정 1976.12.31>
③ 삭제 <14976.12.31>
④ 예방위원의 임명, 직무 기타 필요한 사항은 보건복지부령으로 정한다.
<개정 1976.12.31, 1997.12.13>

제 9 장 경 비

제47조 (시, 군, 구가 부담하는 경비) 다음의 경비는 시, 군, 구가 부담한다.
<개정 1976.12.31, 1983.12.20, 1995.1.5, 1999.2.8, 2000.1.12>
1. 예방접종의 시행에 소요되는 경비
2. 제23조의 규정에 의하여 시장, 군수, 구청장이 설치하는 전염병예방시설에 관한 경비
3. 삭제 <1999.2.8>
4. 제46조의 규정에 의한 예방위원에 관한 경비
5. 구 또는 시, 군에서 방역 상 실시하는 소독 기타 필요한 조치에 관한 경비
6. 예방구료에 종사한 자에 대한 수당금, 치료비 또는 조제료
7. 시, 군, 구에서 실시하는 쥐, 벌레의 구제비
8. 제37조의 규정에 의한 교통차단 또는 격리로 말미암아 일시 자활할 수 없는 자에 대하여 지출할 부조료
9. 제39조 제2항의 규정에 의한 식수공급에 요하는 경비
10. 한센병의 예방 및 진료업무를 수행하는 법인 또는 단체에서 소요되는 경비의 일부
11. 기타 시, 군, 구에서 시행하는 예방 사무에 필요한 경비

제48조 (시, 도가 부담할 경비<개정 2000.1.12>) 다음의 경비는 시, 도가 부담한다.
<개정 1976.12.31, 1983.12.20, 1997.12.13, 1999.2.8, 2000.1.12>
1. 제23조의 규정에 의하여 시, 도지사가 설치하는 전염병예방시설에 관한 경비
2. 제39조 제1항 제1호의 규정에 의한 교통차단비와교통차단으로 인하여 자활할 수 없는 자에 대한 부조료
3. 제9조의 규정에 의한 건강진단에 요하는 경비
4. 제25조의 규정에 의한 대용병사 또는 대용 진료소에 관한 경비
5. 격리된 전염병환자등에 관한 경비, 제1군 및 제2군의 전염병예방에 소요되는 방역재료에 요하는 경비
6. 검역위원에 관한 경비

7. 한센병의 예방 및 진료업무를 수행하는 법인 또는 단체에서 소요되는 경비의 일부
8. 기타 이법에 의하여 시, 도지사가 시행하는 예방사무에 관한 제경비

제49조 (시, 도가 보조할 경비<개정 2000.1.12>) 시, 도는 제47조의 규정에 의하여 시, 군, 구가 부담할 경비에 관하여 대통령령의 정하는 바에 보조하여야 한다.
<개정 1976.12.31, 1997.12.13, 2000.1.12>

제50조 (국고부담경비) 다음의 경비는 국고가 부담한다.
<개정 1994.8.3, 2001.12.29, 200.8.6>
1. 예방접종약의 생산비
2. 국립예방시설에 관한 경비
3. 전염병예방선전에 요하는 경비
4. 예방접종으로 인한 피해보상을 위한 경비
5. 역학조사요원의 교육, 훈련에 관한 경비
6. 제23조 제2항의 규정에 의한 전염병예방시설의 지정, 운영에 소요되는 경비

제51조 (국고에서 보조할 경비) 다음의 경비는 국고가 보조하여야 한다.
<개정 1963.2.9, 1983.12.20, 1999.2.8, 2000.1.12>
1. 전염병예방시설에 소요되는 경비의 2분의 1이상
2. 제48조(제1호에 의한 경비를 제외한다)와 제49조(제47조 제2호에 의한 경비를 제외한다)의 규정에 의하여 필요한 경비의 2분의 1이상
3. 사립 제3군 전염병 요양소에서 소요되는 경비의 일부
4. 한센병의 예방 및 진료업무를 수행하는 법인 및 단체에서 소요되는 경비의 전부 또는 일부

제52조 (진료비의 징수<개정 2000.1.12>) 보건복지부장관, 시, 도지사는 보건복지부령이 정하는 바에 의하여 제3군전염병요양소 또는 대용 진료소에 있어서 진료에 요하는 경비를 본인 또는 그 보호자(친권자 또는 후견인을 말한다. 이하 제53조에서 같다)로부터 징수할 수 있다.
<개정 1976.12.31, 1983.12.20, 1997.12.13, 1999.2.8, 2000.1.12>

제53조 (본인으로부터 징수할 수 있는 경비) 시장, 군수, 구청장은 보건복지부령이 정하는 바에 의하여 다음의 경비를 본인 또는 보호자로부터 징수할 수 있다.
<개정 1976.12.31, 1983.12.20, 1995.1.5, 1997.12.13, 1999.2.8>
1. 제23조의 규정에 의하여 설치한 요양소 또는 진료소에 있어서의 진찰에 소요되는 경비
2. 제42조의 규정에 의한 청결, 치료비

제54조 (손실보상)
① 시, 도는 제25조의 규정에 의하여 손해를 받은 의료기관의 경영자와 제39조 제1항 제12호의 규정에 의하여 손해를 받은 건물의 소유자에 대하여 상당한 비용을 보상하여야 한다. <개정1983.12.20, 1997.12.13, 2000.1.12>
② 보상액에 관한 사항은 대통령령으로 정한다. <개정 1976.12.31>

제54조의2 (예방접종으로 인한 피해에 대한 국가보상)
① 국가는 제10조의2 내지 제12조의 규정에 의하여 예방접종을 받은 자가 그 예방접종으로 인하여 질병에 걸리거나 장애인이 된 때나 사항한 때에는 대통령령이 정하는 기준과 절차에 따라 다음 각호의 보상을 하여야 한다. <개정 1999.2.8>
1. 질병으로 진료를 받은 자에 대하여는 그 진료비 전액과 전액 간병비
2. 장애인이 된 자에 대하여는 일시보상금
3. 사망한 자에 대하여는 대통령령으로 정하는 유족에 대하여 일시보상금과 장제비
① 제1항에서 예방접종으로 인한 질병, 장애 또는 사망이라 함은 예방접종약품의 이상이나 예방접종 행위자 등의 과실유무에 관계없이 당해 예방접종을 받았기 때문에 발생한 피해로서 보건복지부장관이 인정하는 경우를 말한다. <개정 1997.12.13, 2001.12.29>
② 보건복지부장관이 제2항의 결정을 함에 있어서는 미리 예방접종피해보상심의위원회의 의견을 듣고 보상신청이 있는 날부터 120일 이내에 하여야 한다. <개정 1997.12.13, 2001.12.29>
[본조 신설 1994.8.3]
[종전54조의2는 제54조의5로 이동<1994.8.3>]

제54조의3 (손해배상청구권과의 관계)
① 국가는 예방접종약품의 이상이나 예방접종행위자등의 과실 등 제3자의 고의 또는 과실로 인하여 제54조의2의 규정에 의한 피해보상을 한 때에는 보상액의 한도 안에서 보상을 받은 자가 제3자에 대하여 가지는 손해배상청구권을 대위한다.
② 예방접종을 받은 자 또는 유족이 제1항의 제3자로부터 손해배상을 받은 때에는 국가는 그 배상액의 한도 안에서 제54조의2의 규정에 의한 보상금을 지급하지 아니하며, 착오로 보상금을 지급한 때에는 해당금액을 국세징수의 예에 의하여 징수할 수 있다.
[본조 신설 1994.8.3]

제54조의4 (조세 기타 공과금의 면제 등)
① 제54조의2의 규정에 의하여 예방접종을 받은 자 또는 그 유족이 수형한 보상금에 대하여는 조세 기타 국가 또는 지방자치단체의 공과금을 부과하지 아니한다.
② 제54조의2의 규정에 의한 보상을 받을 권리는 양도 또는 압류할 수 없다. 다만, 대통령령이 정하는 바에 의하여 보상금의 수령은 이를 위임할 수 있다.
[본조 신설 1994.8.3]

제10장 보 칙

제54조5 (권한위임) 이 법에 의한 보건복지부장관의 권한은 그 일부를 대통령령이 정하는 바에 의하여 질병관리본부장, 국립검역소장 또는 시, 도지사에게 각각 위임할 수 있다.
<개정 1997.12.13, 2000.1.12, 2004.1.29>
[본조 신설 1983.12.20]
[제54조의2에서 이동<1994.8.3>]

제54조의6 (비밀누설금지) 보건의료기관, 시설 또는 단체등에서 건강 진단등 전염병 관련업무에 종사하는 자 또는 종사하였던 자는 업무상 알게 된 타인의 비밀을

누설하여서는 아니된다.
[본조 신설 2000.1.12]

제54조의7 (제1군전염병에 준한 조치) 제29조 제3항의 규정에 의한 전염병환자등에 대하여는 제4조, 제5조, 제6조, 제7조. 제7조의2, 제7조의4, 제25조, 제27조, 제37조, 제39조, 제42조 제43조, 제45조, 제54조, 제54조의2의 규정 중 제1군 전염병에 관한 사항을 준용한다.

제 11 장 벌 칙

제55조 (벌칙)
① 제54조6의 규정에 위반한 자는 3년 이하의 징역 또는 1천만원이하의 벌금에 처한다. <신설 2000.1.12>
② 다음의 각호의 1에 해당하는 자는 300만원 이하의 벌금에 처한다.
<개정 1963.2.9, 1976.12.31, 1983.12.20, 1993.12.27, 1999.2.8>
1. 제30조 제1항의 규정에 위반한 자 또는 이를 고용한 자
2. 제29조의 규정에 의한 격리수용을 거절한 자
3. 격리수용소를 탈출한 자, 탈출을 방조한 자 또는 탈출한 자를 은닉한 자
4. 제37조 또는 제39조 제1항 각호(제3호 중 건강진단에 관한 것은 제외)의 규정에 의한 명령 또는 처분에 위반한 자
5. 삭제<2000.1.12>
6. 전염병 유행 시에 비방을 표방하여 방역 진료행위를 하거나 또는 미신요법으로 민심을 현혹시키어 방역상 장애를 준 자
7. 제40조의3 제1항 또는 제40조의6의 규정에 위반한 자 [제56조에서 이동, 종전 제55조는 제56조로 이동 <1993.12.27>]

제56조 (벌칙) 다음의 각호의 1에 해당하는 자는 200만원 이하의 벌금에 처한다.
<개정 1963.2.9, 1976.12.31, 1983.12.20, 1986.5.10, 1999.2.8>
1. 제4조 또는 제6조의 규정에 의한 신고 또는 보고를 게을리 하거나 허위의 신고를 한 의사 또는 한의사
2. 제5조의 규정에 의한 신고를 게을리 한 자
3. 의사 또는 한의사에게 청탁하여 제4조 또는 제6조의 규정에 의한 신고를 방해한 자
4. 삭제<1999.2.8>
5. 제20조의 규정에 의한 예방접종에 관하여 허위의 증명을 한 자
6. 제9조 또는 제39조 제1항 제3호의 규정에 의한 건강진단을 기피 또는 거절한 자
7. 당해 공무원의 심문에 대하여 허위의 답변을 하거나 또는 답변을 거절한 자
8. 이 법 또는 이 법에 의한 명령에 의하여 당해 공무원이 지시 명령한 사항을 지정기일 내에 이행하지 아니한 자
9. 제30조 제2항의 규정에 위반하여 성병에 관한 건강진단을 받지 아니 한자를 영업에 종사하게 한 자
10. 제40조 제2항의 규정에 위반한자

[제55조에서 이동, 종전 제56조는 제55조로 이동 <1993.12.27>]

제56조의2 (과태료)
① 제21조 제2항 및 제40조의6 제2항의 규정에 의한 보고를 하지 아니하거나 거짓으로 보고한 자는 100만원 이하의 과태료에 처한다. <개정 2004.1.29>
② 제1항의 규정에 의한 과태료는 대통령령이 정하는 바에 의하여 관할시장, 군수, 구청장(이하 이조에서 "관할관청"이라 한다)이 부과, 징수한다. <개정 1995.1.5>
③ 제2항의 규정에 의한 과태료 처분에 불복이 있는 자는 30일 이내에 관할관청에 이의를 제기할 수 있다.
④ 제2항의 규정에 의하여 관할관청의 과태료 처분을 받은 자가 제3항의 규정에 의하여 이의를 제기한 때에는 관할관청은 지체 없이 관할법원에 그 사실을 통보하여야 하며, 그 통보를 받은 관할법원은 비송사건절차법에 의한 과태료의 재판을 한다. <개정 1993.12.27>
[본조 신설 1983.12.20]

부칙<제308호, 1954.2.2>

제57조 본법에 저촉되는 종전의 법령은 이를 폐지한다.
제58조 본법의 시행기일은 대통령령으로 정한다.

부칙 <제1274호, 1963.2.9>

이 법은 공포한 후 30일이 경과한 날로부터 시행한다.

부칙 <제2990호, 1976.12.31>

이 법은 공포 후 6개월이 경과한 날로부터 시행한다.

부칙 <제3662호, 1983.12.20>

①(시행일) 이 법은 공포 후 6월이 경과한 날로부터 시행한다.
②(벌칙에 관한 경과조치) 이 법 시행 전의 행위에 대한 벌칙의 적용에 있어서는 종전의 규정에 의한다.

부칙(의료법) <제3825호, 1986.5.10>

제 1 조 (시행일) 이 법은 공포 후 30일이 경과한 날로부터 시행한다.
제 2 조 및 제 3 조 생략
제 4 조 (다른 법률의 개정) ①생략
1. 생략
2. 전염병 예방법 중 다음과 같이 개정한다.

제 4 조 제1항, 제6조, 제55조 제1호 및 제3호중 "한의사"를 각각 "한의사"로 한다.
3. 생략
② 생략

부칙 <제4634호, 1993.12.27>

이 법은 공포 후 6개월이 경과한 날부터 시행한다.

부칙 <제4777호, 1994.8.3>

①(시행일) 이 법은 1995년 1월 1일부터 시행한다.
②(경과조치) 제54조조의2의 규정에 의한 예방접종으로 인한 피해에 대한 국가보상은 이 법 시행 전 1년 이내에 발생한 예방접종으로 인한 피해에 대하여도 이를 적용할 수 있다.

부칙 <제4910호, 1995.1.5>

이 법은 공포한 날부터 시행한다.

부칙(행정절차법의시행에따른공인회계사법등의정비에관한법률) <제5453호, 1997.12.13>

제 1 조 (시행일) 이 법은 1998년 1월 1일부터 시행한다. <단서 생략>

제 2 조 생략

부칙(정부부처명칭등의변경에따른건축법등의정비에관한법률) <제5454호, 1997.12.13>

이 법은 1998년 1월 1일부터 시행한다. <단서 생략>

부칙 <제5849호, 1999.2.8>

①(시행일) 이 법은 공포 후 6개월이 경과한 날부터 시행한다.

②(소독업 허가에 대한 경과조치) 이 법 시해당시 종전의 규정에 의하여 소독업의 허가를 받은 자는 제40조의3의 개정규정에 의하여 신고한 자로 본다.

③(벌칙에 관한 경과조치) 이 법 시행 전의 행위에 대한 벌칙의 적용에 있어서는 종전의 규정에 의한다.

부칙 <제6162호, 2000.1.12>

이 법은 2000년 8월 1일부터 시행한다. 다만, 제21조의3의 개정규정은 2005년 3월 1일부터 시행한다.

부칙 <제6456호, 2001.12.29>

①(시행일) 이 법은 공포 후 6월이 경과한 날부터 시행한다.

②(심의위원회에 관한 경과조치) 이 법 시행 당시 종전의 규정에 의하여 예방접종심의위원회가 행한 자문은 이 법에 의한 예방접종심의위원회 또는 예방접종피해보상심의위원회가 행한 것으로 본다.

③(보상 결정기한에 관한 경과조치) 이 법 시행 당시 신청 중인 보상신청 건에 대하여는 제54조의2제3항의 개정규정에 의한다.

부칙 (주택법) <제6916호, 2003.5.29>

제 1 조 (시행일) 이 법은 공포 후 6월이 경과한 날부터 시행한다. <단서 생략>

제 2 조 내지 제11조 생략

제12조 (다른 법률의 개정) ①내지 <30>생략

<31> 전염병 예방 접종 중 다음과 같이 개정한다.

제40조의3제2항중 "주택건설촉진법에 의한 주택관리인이"를 "주택법에 의한 주택관리업자가"로 한다. <32> 내지 <47>생략

제13조 생략

부칙 <제6962호, 2003.8.6>

이 법은 공포한 날부터 시행한다. 다만, 제10조의2제2항 및 제4항의 개정규정은 공포후 6월이 경과한 날부터 시행한다.

부칙 <제7148호, 2004.1.29>

제 1 조 (시행일) 이 법은 공포한 날부터 시행한다. 다만, 제40조의6, 제40조의8제1항 제3호, 제4호, 제56조의2제1항의 개정규정은 공포 후 6개월이 경과한 날부터 시행한다.

제 2 조 (과태료에 관한 경과조치) 이 법 시행 전의 행위에 대한 과태료의 적용에 있어서는 종전의 규정에 의한다.

제 3 조 (다른 법률의 개정)

①의료법중 다음과 같이 개정한다.

제63조 제1항중 "국립보건원장"을 "질병관리본부장"으로 한다.

②약사법중 다음과 같이 개정한다.

제72조의5제1항중 "국립보건원장"을 "질병관리본부장"으로 한다.

③보건환경연구원법중 다음과 같이 개정한다.

제10조 제1항중 "국립보건원"을 "질병관리본부"로 한다.

④의료기사등에관한법률중 다음과 같이 개정한다.

제28조 제1항중 "국립보건원장"을 "질병관리본부장"으로 한다.

법률 제7148호(2004.1.29)

전염병예방법중 개정법률

전염병예방법중 다음과 같이 개정한다.

제5조의2 제1항 전단, 제2항, 제7조의3 제1항 내지 제3항, 제7조의4 제1항, 제21조의2제1항 및 제54조의5 중 "국립보건원장"을 각각 "질병관리본부장"으로 하고, 제29조 제4항중 "국립보건원장"을 "질병관리본부장"으로 한다.

제7조의4 제2항 및 제44조 제1항 중 "국립보건원"을 각각 "질병관리본부장"로 하고, 제10조의2 제1항 및 제2항중 "국립보건원"을 "질병관리본부"로 한다.

제40조의5를 다음과 같이 신설한다.

제40조의5 (서류의 제출, 검사 등) ①보건복지부장관 또는 시장, 군수, 구청장은 소독업자에 대하여 소독의 실시사항에 관하여 관계서류의 제출을 명하거나 소속공무원으로 하여금 관계서류를 검사하게 하거나 질문을 하게 할 수 있다.

②제1항의 경우 소속공무원은 그 권한을 표시하는 증표를 지니고 이를 관계인에게 내보여야 한다.

제40조의6(소독의 실시 등)①소독업자는 보건복지부령이 정하는 기준과 방법에 따라 소독을 시시하여야 한다.

②소독업자가 소독을 실시한 때에는 보건복지부령이 정하는 바에 따라 그 실시사항을 기록←보관 및 보고하여야 한다.

제40조의8제1항에 제3호를 다음과 같이 신설하고, 동항 제4호중 "기록, 보관하지"를 "기록, 보관 및 보고하지"로 한다.

③제40조의5의 규정에 의한 관계서류의 세출명령을 위반하거나 소속공무원의 검사 및 질문을 거부, 방해 또는 기피한 때

제56조의2제1항중 "제21조 제2항의 규정에 의한 보고를 하지 아니한 자는 30만원"을 "제21조 제2항" 및 "제40조의6제2항"의 규정에 의한 보고를 하지 아니하거나 거짓으로 보고한 자는 100만원으로 한다.

부 칙

제 1 조 (시행일) 이 법은 공포한 날부터 시행한다. 다만, 제40조의6, 제40조의8제1항제3호, 제4호, 제56조의2제1항의 개정규정은 공포 후 6개월이 경과한 날부터 시행한다.

제 2 조 (과태료에 관한 경과조치) 이 법 시행 전의 행위에 대한 과태료의 적용에 있어서는 종전의 규정에 의한다.
제 3 조 (다른 법률의 개정) ①의료법중 다음과 같이 개정한다.
제64조 제1항중 "국립보건원장"을 "질병관리본부장"으로 한다.
②약사법중 다음과 같이 개정한다.
제72조의5제1항중 "국립보건원장"을 "질병관리본부장"으로 한다.
③보건환경연구원법중 다음과 같이 개정한다.
제10조 제1항중 "국립보건원"을 "질병관리본부"로 한다.
④의료기사등에 관한 법률중 다음과 같이 개정한다.
제28조 제1항중 "국립보건원장"을 "질병관리본부장"으로 한다.
[일부개정]

◇ 개정이유 및 주요내용

전염병 예방의 엄격한 관리를 위하여 소독업자가 소독을 실시한 때에는 그 실시사항을 기록, 보관하도록 규정하고 있으나, 이를 행정관청에 보고하도록 하는 규정이 없어 소독업자의 소독실시 사항을 감독, 점검할 수 있는 근거가 미비하므로 보고에 관한 규정을 명문화하여 전염병 예방체계의 실효성을 확보하는 등 현행제도의 운영상 나타난 일부 미비점을 개선, 보완하려는 것임.

3. 후천성면역결핍증 예방법

[일부개정 1999.2.8 법률 제5840호]

제1장 총 칙

제 1 조 (목적) 이 법은 후천성면역결핍증의 예방과 그 감염자의 보호 관리에 관하여 필요한 사항을 정함으로써 국민건강의 보호에 기여함을 목적으로 한다.

제 2 조 (정의) 이 법에서 "인간면역결핍바이러스에 감염된 자" 라 함은 다음 각호의 1에 해당하는 자를 말한다.
1. 후천성면역결핍증환자 : 인간면역결핍바이러스에 감염된 후 인체의 면역기능이 저하되어 대통령령이 정하는 후천성면역결핍증 특유의 임상증상이 나타난 자
2. 병원체보유자 : 인간면역결핍바이러스를 보유하고 있는 자
3. 항체양성반응자 : 인간면역결핍바이러스에 감염되어 항체가 형성된 자

제 3 조 (국가 지방자치단체 및 국민의 의무)
① 국가와 지방자치단체는 후천성면역결핍증의 예방과 인간면역결핍바이러스에 감염된 자(이하 "감염자"라 한다)의 보호 관리를 위한 대책을 수립하고 시행하며 예방에 필요한 지식을 적극적으로 국민에게 홍보하여야 한다. <개정 1988.12.31>
② 국민은 후천성면역결핍증에 관한 올바른 지식을 가지고 예방을 위한 주의를 하여야 하며, 국가나 지방자치단체가 이 법에 의하여 행하는 조치에 적극 협력하여야 한다.
③ 제1항 및 제2항의 경우에 국가 지방자치단체 및 국민은 감염자의 인간으로서의 존엄과 가치를 존중하고 그 기본적 권리를 보호하며 이 법에서 정한 이외의 불이익을 주거나 차별대우를 하여서는 아니 된다. <개정 1988.12.31>

제 4 조 (후천성면역결핍증대책위원회)
① 보건복지부장관의 자문에 응하여 후천성면역결핍증의 예방과 그 감염자의 보호 관리등에 관한 중요사항을 심의하기 위하여 보건복지부에 후천성면역결핍증대책위원회를 둔다. <개정 1995.12.30>
② 후천성면역결핍증대책위원회의 구성과 운영 등에 관하여 필요한 사항은 대통령령으로 정한다.

제2장 신고 및 보고

제 5 조 (의사 또는 의료기관등의 신고)
① 감염자를 진단하거나 감염자의 사체를 검안한 의사 또는 의료기관은 감염자, 그 동거인 또는 그 가족에게 후천성면역결핍증의 전파방지에 관하여 필요한 사항을 준수하도록 지도하고, 보건복지부령이 정하는 바에 의하여 즉시 관할보건소장에게 신고하여야 한다. <개정 1995.12.30>
② 학술연구 또는 제9조의 규정에 의한 혈액 및 혈액제제에 대한 검사에 의하여 감염자를 발견한 자나 당해 연구 또는 검사를 실시한 기관의 장은 보건복지부령이 정하는 바에 의하여 즉시 관할 보건소장에게 신고하여야 한다. <개정 1995.12.30>
③ 감염자가 입원 퇴원 사망한 경우에는 이를 처리한 의사 또는 의료기관이, 감염자가 주소를 이전하거나 사망(호적법 제87조 제3항에 해당되는 경우에 한한다)한 경우에는 감염자 또는 그 세대주(세대주가 감염자 본인이거나 부재중인 경우에는 동일세대내의 가족 중 성년자)가 보건복지부령이 정하는 바에 의하여 즉시 관할보건소장에게 신고하여야 한다. <개정 1995.12. 30>
④ 제1항 내지 제3항의 규정에 의하여 신고를 받은 보건소장은 시장 군수 또는 구청장(자치구의 구청장을 말한다. 이하 같다)에게 이를 보고하여야 하고, 보고를 받은 시장 군수 또는 구청장은 이를 특별시장 광역시장 또는 도지사(이하 "시 도지사"라 한다)에게 보고하여야 한다. <개정1995.12.30, 1997.12.13, 1999.2.8>

제 6 조 (감염자 명부의 작성 보고) 제5조의 규정에 의하여 보고를 받은 시 도지사는 보건복지부령이 정하는 바에 따라 관할 구역 안에 거주하는 감염자에 관한 명부를 작성 비치하고 이를 보건복지부 장관에게 보고하여야 한다. <개정 1995.12.30, 1999.2.8>

제 7 조 (비밀누설금지) 국가 또는 지방자치단체에서 후천성면역결핍증의 예방과 그 감염자의 보호관리에 관한 사무에 종사하고 있는 자, 감염자의 진단 검안 및 간호에 참여한 자와 감염자에 관한 기록을 유지 관리하는 자는 재직 중은 물론 퇴직 후에도 정당한 사유없이 감염자에 관하여 업무상 알게 된 비밀을 누설하여서는

안된다.

제3장 검 진

제 8 조 (검진)
① 보건복지부장관 시 도지사 시장 군수 또는 구청장은 공중과 접촉이 많은 업소에 종사하는 자로서 대통령령이 정하는 자에 대하여 후천성면역결핍증에 관한 정기 또는 수시검진을 실시하여야 한다.
<개정 1983.12. 31, 1995.12.30, 1999.2.8>
② 보건복지부장관 시 도지사 시장 군수 또는 구청장은 후천성면역결핍증에 감염되었다고 판단되는 충분한 사유가 있는 자 또는 후천성면역결핍증에 감염되기 쉬운 환경에 있는 자로서 대통령령이 정하는 자에 대하여 후천성면역결핍증에 관한 검진을 실시할 수 있다.
<개정 1995.12.30, 1999.2.8>
③ 해외에서 입국하는 외국인중 대통령령이 정하는 장기 체류자는 입국 전 1월 이내에 발급 받은 인간면역결핍바이러스 반응음성 확인서를 보건복지부장관에게 제시하여야 한다. 이를 제시하지 못하는 경우에는 보건복지부장관이 지정하는 기관에서 입국 후 72시간이 내에 검진을 받아야 한다. <신설1988.12.31, 1995.12.30>

제 9 조 (혈액 장기 조직 등의 검사<개정 1988.12.31>)
① 혈액관리법 제2조 제2항의 규정에 의한 혈액원 및 혈액제제(혈액과 혈장을 포함한다. 이하 같다)를 수입하는 자는 당해 혈액원에서 채혈된 혈액이나 수입혈액제제에 대하여 보건복지부령이 정하는 바에 의하여 인간면역결핍바이러스의 감염여부를 검사하여야 한다. 다만, 인간면역결핍바이러스에 감염되어 있지 아니하다는 당해 제품 수출국가의 증빙서류가 첨부되어 있는 수입혈액제제로서 보건복지부장관이 그 검사가 필요하지 아니하다고 인정하는 경우에는 그러하지 아니하다.
<개정 1995.12.30>
② 의사 또는 의료기관은 장기(인공장기를 포함한다. 이하 같다) 조직의 이식 및 정액의 제공과 기타 인간면역결핍바이러스감염의 위험이 있는 매개체(이하 "매개체"라 한다)를 사용하기 전에 보건복지부령이 정하는 바에 의하여 인간면역결핍바이러스의 감염여부를 검사하여야 한다. <신설 1988.12.31, 1995.12.30>
③ 제1항과 제2항의 규정에 의한 검사를 받지 아니하거나 검사를 실시한 결과 인간면역결핍바이러스에 감염된 것으로 나타난 혈액 수입혈액제제장기 조직 정액 매개체는 이를 유통 판매하거나 사용하여서는 안된다.
<개정 1998.12.31>

제10조 (역학조사) 보건복지부장관 시 도지사 시장 군수 또는 구청장은 감염자 및 감염이 의심되는 충분한 사유가 있는 자와 감염되기 쉬운 환경에 있는 자에 대하여 후천성면역결핍증에 관한 검진이나 전파경로의 파악 등을 위한 역학조사를 실시할 수 있다.
<개정 1995.12.30, 1999.2.8>

제11조 (증표제시) 제8조 및 제10조의 규정에 의한 검진 및 역학조사를 행하는 자는 그 권한을 나타내는 증표를 지니고 관계인에게 이를 내보여야 한다.

제12조 (증명서발급) 제8조의 규정에 의한 검진 및 제10조의 규정에 의한 역학조사를 받은 자에 대하여는 보건복지부령이 정하는 바에 의하여 그 결과를 나타내는 증명서를 발급하여야 한다. <개정 1995.12.30>

제4장 감염자의 보호 관리

제13조 (진료기관의 설치 등)
① 보건복지부장관은 후천성면역결핍증의 예방과 그 감염자의 보호 관리 또는 치료를 위하여 필요한 연구기관 또는 전문 진료기관을 설치 운영할 수 있다.
<개정 1995.12.30, 1999.2.8>
② 제1항의 연구기관 또는 전문 진료기관의 설치 및 운영에 관하여 필요한 사항은 대통령령으로 정한다.
<개정 1999.2.8>

제14조 (치료지시) 보건복지부장관 또는 시 도지사는 인간면역결핍바이러스의 전염을 방지하기 위하여 감염자의 치료가 공익상 필요하다고 인정할 경우에는 타인에게 감염시킬 우려가 높은 자 등 대통령령이 정하는 감염자에 대하여 제13조의 규정에 의한 전문 진료기관에서 치료를 받도록 할 수 있다.
[전문개정 1999.2.8]

제14조의2 삭제<1999.2.8>

제15조 (강제처분)
① 제14조의 규정에 의한 치료지시를 받은 감염자가 이에 응하지 아니할 경우 보건복지부장관 또는 시 도지사는 소속공무원으로 하여금 그 감염자가 있다고 인정되는 거소 기타 장소에 들어가 필요한 조사를 실시하고, 감염자에 대하여 치료를 받게 할 수 있다.
<개정 1995.12.30, 1999.2.8>
②제11조의 규정은 제1항의 경우에 이를 준용한다.

제16조 (요양시설 등의 설치 운영)
① 보건복지부장관 또는 시 도지사는 감염자의 요양 및 치료 등을 위한 시설(이하 "요양시설"이라 한다)과 감염자에 대한 정보제공 및 상담 등을 위한 시설(이하 "쉼터"라 한다)을 설치 운영할 수 있다.
② 제1항의 규정에 의한 요양시설 및 쉼터의 설치 운영에 관하여 필요한 사항은 보건복지부령으로 정한다.
[전문개정 1999.2.8]

제17조 삭제 <1999.2.8>

제18조 (취업의 제한)
① 감염자는 제8조 제1항의 규정에 의하여 그 종사자가 정기점진을 받아야하는 업소에 종사할 수 없다.
② 제8조 제1항의 규정에 의한 업소를 경영하는 자는 감염자 또는 검진을 받지 아니한 자를 그 업소에 종사하게 하여서는 안된다.

제19조 (전파매개행위의 금지) 감염자는 다음 각호의 전파매개행위를 하여서는 안된다.
1. 대통령령이 정하는 감염의 예방조치 없이 행하는 성행위
2. 혈액 또는 체액을 통하여 타인에게 전파할 수 있는

행위

제5장 보 칙

제20조 (부양가족의 보호) 시장 군수 또는 구청장은 감염자중 부양가족의 생계유지가 곤란하다고 인정될 때에는 대통령령이 정하는 바에 의하여 부양가족의 생활보호에 필요한 조치를 하여야 한다.<개정 1999.2.8>

제21조 (협조의무)
① 보건복지부장관은 후천성면역결핍증의 예방과 그 감염자의 보호 관리에 관하여 필요한 협조를 관계기관의 장에게 요구할 수 있다. <개정 1995.12.30>
② 제1항의 규정에 의한 요구를 받은 기관의 장은 적극적으로 이에 협조하여야 하며 정당한 사유 없이 이를 거부할 수 없다.

제22조 (비용부담) 다음 각호의 1에 해당하는 비용은 대통령령이 정하는 바에 의하여 국가 또는 지방자치단체가 이를 부담하거나 그 전부 또는 일부를 보조한다. <개정 1995.12.30, 1999.2.8>
1. 제8조의 규정에 의한 검진비용
2. 제10조의 규정에 의한 역학조사비용
3. 제13조의 규정에 의한 연구기관 또는 전문진료기관의 설치 운영비용
4. 제13조의 규정에 의한 전문진료기관에서의 진료비용
5. 제20조의 규정에 의한 생활보호비용
6. 제23조 제2항의 규정에 의하여 위탁받은 단체 또는 기관의 후천성면역결핍증예방을 위한 홍보 및 교육비용
7. 제23조 제3항의 규정에 의하여 위탁받은 단체 및 기관의 요양시설 및 쉼터의 설치 운영비용

제23조 (권한의 위임 위탁<개정 1995.12.30>
① 이 법에 의한 보건복지부장관의 권한은 그 일부를 대통령령이 정하는 바에 의하여 시 도지사 또는 국립검역소장에게 위임할 수 있다. <개정 1995.12.30, 1999.2.8>
② 보건복지부장관 또는 지방자치단체의 장은 대통령령이 정하는 바에 의하여 제3조 제1항의 규정에 의한 예방을 위한 홍보 및 교육을 민간단체 또는 관계전문기관에 위탁할 수 있다. <신설 1995.12.30>
③ 보건복지부장관 또는 시 도지사는 대통령령이 정하는 바에 의하여 요양시설 및 쉼터의 설치 운영을 민간단체 또는 관계전문기관에 위탁할 수 있다. <신설 1999.2.8>

제24조 (시행령) 이 법 시행에 관하여 필요한 사항은 대통령령으로 정한다.

제6장 벌 칙

제25조 (벌칙) 다음 각호의 1에 해당하는 자는 3년 이하의 징역에 처한다. <개정 1998.12.31>
1. 제9조 제3항의 규정에 위반하여 혈액 수입혈액제제 장기 조직 정액 또는 매개체를 유통 판매하거나 사용한자
2. 제19조의 규정에 위반하여 전파매개행위를 한 자

제26조 (벌칙) 다음 각호의 1에 해당하는 자는 3년 이하의 지역 또는 1,000만원이하의 벌금에 처한다. <개정 1988.12.31>
1. 제7조의 규정에 위반하여 비밀을 누설한 자
2. 제9조 제1항 또는 제2항의 규정에 의한 검사를 실시하지 아니한 자
3. 제18조 제2항의 규정에 위반하여 감염자를 당해 업소에 종사하도록 한 자

제27조 (벌칙) 다음 각호의 1에 해당하는 자는 1년 이하의 징역 또는 300만원이하의 벌금이 처한다. <개정 1999.2.8>
1. 제5조의 규정에 의한 신고를 하지 아니하거나 허위신고를 한 자
2. 제8조의 규정에 의한 검진 또는 제10조의 규정에 의한 역학조사에 응하지 아니한 자
3. 삭제 <1999.2.8>
4. 제15조 제1항의 규정에 의한 강제처분에 응하지 아니한 자
5. 제18조 제1항의 규정에 위반하여 추업이 제한되는 업소에 종사한 자 또는 제18조 제2항의 규정에 위반하여 검진을 받지 아니한 자를 당해 업소에 종사하도록 한 자

제28조 (양벌규정) 법인의 대표자 또는 법인이나 개인의 대리인 사용인 기타 종업원이 그 법인 또는 개인의 업무에 관하여 제26조 및 제27조의 위반행위를 한 때에는 행위자를 벌하는 외에 그 법인 또는 개인에 대하여도 각 해당조의 벌금형을 과한다.

부칙 <제3943호, 1987.11.28>

이 법은 공포후 60일이 경과한 날로부터 시행한다.

부칙 <제4077호, 1988.12.31>

이 법은 공포한 날로부터 시행한다.

부칙 <제5135호, 1995.12.30>

이 법은 공포후 60일이 경과한 날부터 시행한다.

부칙(정부부처명칭등의변경에따른건축법등의정비에관한법률) <제5454호, 1997.12.13>

이 법은 1998년 1월 1일부터 시행한다. <단서 생략>

부칙 <제5840호, 1999.2.8>

이 법은 공포후 3월이 경과한 날부터 시행한다.

4. 결핵예방법

[일부개정 2002.12.18 법률 제06798호]

제1조 (목적) 이 법은 결핵의 예방과 결핵환자에 대한 적정한 의료를 실시함으로써 결핵으로 인하여 생기는 개인적이거나 사회적인 피해를 방지하여 국민의 건강증진에 기여함을 목적으로 한다. <개정 1993.12.27>

제 2 조 (정의) 이 법에서 사용하는 용어의 정의는 다음과 같다.

1. “결핵”이라 함은 결핵균으로 인하여 발생하는 질환을 말한다.
2. “결핵관리업무”라 함은 결핵의 발병, 전염, 약제내성 및 이로 인한 사망 등을 방지하기 위한 활동을 말한다.

[전문개정 2002.12.18]

제 3 조 (국가, 지방자치단체 및 의사 등의 의무)
① 국가와 지방자치단체는 결핵을 예방하고, 결핵환자에 대하여 적정한 의료를 실시하여야 한다.
② 의료법 제3조의 규정에 의한 의료기관(이하 “의료기관”이라 한다)의 장 및 의사 기타 의료업무종사자는 제1항의 규정에 의하여 국가와 지방자치단체가 실시하는 결핵예방 및 결핵환자에 대한 의료 업무에 협조하여야 한다. <개정 1979.12.28, 1993.12.27>

제 4 조 삭제 <1999.2.8>
제 5 조 삭제 <1999.2.8>
제 5 조의2 삭제 <1999.2.8>
제 6 조 삭제 <1999.2.8>
제 7 조 삭제 <1999.2.8>
제 8 조 삭제 <1999.2.8>
제 9 조 삭제 <1999.2.8>
제 10 조 삭제 <1999.2.8>

제 11 조 (신생아에 대한 예방접종의무)
① 출생 후 1월 미만인 신생아의 보호자(친권자 또는 기타의 자로서 출생한 1월 미만인 신생아를 보호하고 있는 자를 말한다)는 보건복지부령이 정하는 바에 따라 신생아에 대하여 결핵예방접종을 받도록 하어야 한다. <개정 1997.12.13, 2002.12.18>
② 의료기관의 장은 당해 의료기관에서 출생한 신생아에 대하여 퇴원 전에 결핵예방접종을 받도록 적극 권장하여야 하고, 보호자의 요청이 있는 때에는 결핵예방접종을 실시하여야 한다. <개정 2002.12.18>
[전문개정 1993.12.27]

제 12 조 (신생아 외의 자에 대한 예방접종) 시장, 군수, 구청장 (자치구의 구청장을 말한다. 이하 같다)은 제11조의 규정에 의한 결핵예방접종을 받지 아니한 자에 대하여 보건복지부령이 정하는 바에 따라 결핵예방접종을 실시하여야 한다. <개정 1997.12.13, 1999.2.8, 2002.12.18>
[전문개정 1993.12.27]

제 13 조 (예방접종을 받지 아니한 자에 대한 조치)
① 제11조 및 제12조의 규정에 의한 예방접종대상자중 질병 기타 부득이한 사유가 있는 자에 대하여는 예방접종을 실시하지 아니할 수 있다.
② 시장, 군수, 구청장은 제1항의 규정에 의하여 예방접종을 받지 못한 자에 대하여 그 사유가 소멸한 후 예방접종을 실시하여야 한다. <개정 1997.12.13, 2002.12.18>
[전문개정 1993.12.27]

제 14 조 삭제 <1993.12.27>

제 15 조 (예방접종의 공고) 시장, 군수, 구청장이 예방접종을 실시하고자 할 때에는 미리 기일 또는 기간과 장소, 예방접종을 받은 자의 범위를 정하여 이를 공고하여야 한다. <개정 1993.12.27, 2002.12.18>

제 16 조 삭제 <1993.12.27>
제 17 조 삭제 <1993.12.27>

제 18 조 (예방접종증명서)
① 시장, 군수, 구청장은 결핵예방접종을 실시한 때에는 보건복지부령이 정하는 바에 따라 결핵예방접종증명서를 교부하여야 한다.
② 시장, 군수, 구청장은 시장, 군수, 구청장 외의 자가 결핵예방접종을 실시한 때에는 보건복지부령이 정하는 바에 따라 당해 예방접종 시행자로 하여금 결핵예방접종증명서를 교부하게 하여야한다
[전문개정 2002.12.18]

제 19 조 (예방접종에 관한 기록의 작성, 보존과 보고)
① 시장, 군수, 구청장은 결핵예방접종을 실시한 때에는 결핵예방접종에 관한 기록을 보건복지부령이 정하는 바에 따라 작성, 보존하여야 한다. <개정 1997.12.13, 2002.12.18>
② 시장, 군수, 구청장 외의 자가 결핵예방접종을 실시한 때에는 보건복지부령이 정하는 바에 따라 시장, 군수, 구청장에게 보고하여야 한다. <개정 1997.12.13, 2002.12.18>
③ 시장, 군수, 구청장은 보건복지부령이 정하는 바에 따라 보건복지부장관에게 결핵예방접종에 관하여 보고하여야 한다. <개정 1997.12.13, 2002.12.18>
[전문개정 1993.12.27]

제 20 조 (의료기관 등의 신고의무<개정 2002.12.18>)
① 의료기관의 장 및 의사 기타 의료업무종사자는 결핵환자를 진단하였거나 결핵으로 인하여 사망한 자의 사체를 검안한 때에는 7일 이내에 보건복지부령이 정하는 바에 따라 관할보건소장에게 신고하여야 한다.
<개정 1993.12.27, 1997.12.13, 2002.12.18>
② 제1항의 신고가 그 관할구역 외의 환자에 관한 경우인 때에는 신고를 받은 보건소장은 관할보건소장에게 이를 지체 없이 통지하여야 한다.
<개정 2002.12. 18>

제 21 조 (의료에 관한 지도<개정 2002.12.18>) 보건소장은 제20조의 규정에 의하여 신고된 결핵환자에 대하여 결핵예방 및 의료상 필요하다고 인정될 때에는 의사, 간호사 또는 간호조무사로 하여금 환자의 가정을 방문하게 하거나 보건교육을 통하여 의료에 관한 적절한 지도를 하여야 한다. <개정 1979.12.28, 1987.11.28, 2002.12.18>

제 22 조 삭제 <1999.2.8>

제 23 조 (환자의 취업제한)
① 시장, 군수, 구청장은 전염성결핵환자에 대하여 일정한 기간 접객업 기타 공중과 접촉이 많은 업무에 종사는 것은 정지 또는 금지하도록 명하여야 한다.
<개정 1997.12.13, 2002.12.18>

② 사업주 또는 고용주는 비전염성 결핵환자에 대하여 결핵환자에 대하여 결핵환자라는 이유만으로 취업을 제한할 수 없다.
③ 제1항의 규정에 의하여 취업이 정지 또는 금지되는 업무에 대하여는 보건복지부령으로 정한다.
<개정 1997.12.13>
[전문개정 1993.12.27>

제 24 조 (전염성소실과 재취업) 제23조의 규정에 의하여 일정한 기간동안 취업이 정지된 자가 보건복지부령이 정하는 의사로부터 전염성소실이 판정을 받은 때에는 사업주 또는 고용주는 종전의 업무에 복직시켜야 한다. <개정 1979.12.28, 1993.12.27, 1997.12.13>

제 25 조 (입원명령)
① 시장, 군수, 구청장은 결핵 예방상 동거자 또는 제삼자에게 결핵을 전염시킬 우려가 있다고 인정할 때에는 환자 또는 그 보호자에게 일정한 기간을 정하여 결핵병원(요양소, 부설결핵병동을 포함한다. 이하 같다)에 입원할 것을 명할 수 있다. <개정 1997.12.13, 2002.12.18>
② 국공립 기타 법인이 개설하고 있는 결핵병원의 관리자는 시장, 군수, 구청장으로부터 제1항의 규정에 의한 입원명령통지서를 받은 자가 입원신청을 할 경우에는 정당한 이유 없이 이를 거절하지 못한다. <개정 1997.12.13, 2002.12.18>

제 26 조 (재소중인 전염성환자에 대한 조치) 행형법 제2조 제5항의 규정에 의한 교도소등의 장은 재소자중 전염성결핵환자로 진단된 자가 있는 때에는 그에 대한 치료와 전염방지를 위하여 적절한 조치를 취하여야 한다.
[전문개정 2002.12.18]

제 27 조 삭제 <1993.12.27>
제 28 조 삭제 <1999.2.8>

제 29 조 (전염성결핵환자의 의료)
① 특별시장, 광역시장 또는 도지사(이하 "시, 도지사"라 한다)와 시장, 군수, 구청장은 관할 구역 내에 거주하는 전염성결핵환자에 대하여 적절한 의료 등을 실시하기 위하여 전문 인력을 배치하고, 보건복지부령이 정하는 조치를 취하여야 한다. <개정 2002.12.18>
② 시, 도지사와 시장, 군수, 구청장은 제1항의 의료를 전담하는 의사, 간호사, 임상병리사, 방사선사 및 간호조무사(이하 "결핵관리요원"이라 한다)에 대하여는 예산의 범위 안에서 임상연구에 소요되는 비용(의사의 경우에 한한다)과 결핵전염위험성에 대한 보상금을 지급할 수 있다. <개정 1987.11.28, 2002.12.18>
③ 제1항의 의료를 받은 자로부터 징수하는 수수료 또는 의료비는 보건복지부장관이 정하는 기준에 따라 당해 지방자치단체의 조례로 조정한다. <개정 1993.12.27, 1997.12.13>
[전문개정 1979.12.28]

제 30 조 삭제 <1999.2.8>
제 31 조 삭제 <1999.2.8>

제 32 조 (대한결핵협회)
① 결핵에 관한 조사, 연구와 예방 및 퇴치사업을 행하게 하기 위하여 대한 결핵협회(이하 "협회"라 한다)를 둔다.
② 협회는 법인으로 한다.
③ 제1항의 규정에 의한 대한결핵협회가 아닌 자는 대한결핵협회라는 명칭을 사용하지 못한다.
<개정 1999.2.8>
④ 협회에 관하여는 이 법의 규정에 의한 것을 제외하고는 민법 중 사단법인에 관한 규정을 준용한다

제 33 조 (정관기재사항) 제32조의 규정에 의한 협회의 정관기재사항과 업무에 관하여 필요한 사항은 대통령령으로 정한다. <개정 1979.12.28>

제 34 조 삭제 <1999.2.8>
제 35 조 삭제 <1999.2.8>

제 36 조 (경비보조) 보건복지부장관은 협회에 대하여 결핵 예방상 필요하다고 인정하는 때에는 소요경비의 전부 또는 일부를 보조할 수 있다.
[전문개정 1999.2.8]

제 36 조의2 (국유재산의 사용, 수익) 국가는 협회가 제32조의 사업을 수행하기 위하여 필요하다고 인정하는 때에는 국유재산을 협회에 무상으로 사용, 수익하게 할 수 있다.
[본조 신설 1993.12.27]

제 37 조 (모금등)
① 협회가 크리스마스씰 모금 및 기타 모금을 하고자 할 때에는 모금계획을 수립하여 보건복지부장관의 허가를 받아야 한다. <개정 1997.12.13>
② 협회의 제1항의 규정에 의하여 허가를 받은 때에는 기부금품모집규제법의 규정에 불구하고 크리스마스씰 모금 및 기타 모금을 할 수 있다. <개정 1979.12.28, 1997.12.13>
③ 제2항의 규정에 의한 크리스마스씰모금 및 기타 모금에 대하여서는 정부 각 기관, 공공단체 또는 대통령령이 정하는 법인은 협조하여야 한다. <개정 1979.12.28>

제 38 조 (지방자치단체가 부담할 경비)
① 결핵관리업무를 수행하는 법인 또는 단체의 지부의 결핵관리에 소요되는 경비는 특별시, 광역시, 도가 이를 부담한다.
② 다음 각호의 경비는 시, 군, 구(자치구를 말한다)가 이를 부담한다.
1. 제12조의 규정에 의한 결핵예방접종에 소요되는 경비
2. 제15조, 제18조 및 제19조의 규정에 의한 공고, 기록의 작성과 그 보존 및 예방접종증명서의 교부에 소요되는 경비

[전문개정 2002.12.18]

제 39 조 삭제 <1999.2.8>

제 40 조 (국가가 부담할 경비 및 보조금) 다음 각호의 1

에 해당하는 경비는 구가가 이를 부담하거나 예산의 범위 안에서 그 전부 또는 일부를 보조할 수 있다. <개정 1979.12.28, 1993.12.27, 1999.2.8>

1. 대통령령으로 정하는 결핵예방접종약품의 생산보조비
2. 제11조의 규정에 의하여 의료기관이 실시하는 예방접종경비
3. 결핵진료기관의 설치와 운영에 소요되는 경비
4. 삭제 <1999.2.8>
5. 기타 결핵기관이 사업에 소요되는 경비
6. 삭제 <1993.12.27>

제 40 조의2 (비밀무설의 금지) 이 법에 의한 결핵관리업무에 종사하는 자 또는 종사하였던 자는 업무상 알게 된 환자의 비밀을 정당한 사유 없이 누설하여서는 안된다.
[본조 신설 2002.12.18]

제 41 조 (벌칙)
① 제40조의2의 규정을 위반한 자는 3년 이하의 징역 또는 1천만원 이하의 벌금에 처한다.
② 제25조 제2항의 규정을 위반한 자는 2년 이하의 징역 또는 600만원 이하의 벌금에 처한다.
[전문개정 2002.12.18]

제 42 조 (벌칙) 다음 각호의 1에 해당하는 자는 200만원 이하의 벌금에 처한다. <개정 2002.12.18>

1. 삭제 <1999.2.8>
2. 제20조 제1항의 규정에 의한 의무를 위반한 자
3. 제23조 제1항의 규정에 의한 명령에 위반한 자
4. 제23조 제2항의 규정에 위반하여 취업을 제한한 자 및 제24조의 규정에 의한 전염성소실의판정이 있음에도 불구하고 복직을 불허한 자
5. 삭제 <1999.2.8>

[전문개정 1993.12.27]

제 43 조 (과태료)
① 제25조의 규정에 의한 명령에 위반한 자는 100만원 이하의 과태료에 처한다. <개정 1999.2.8>
② 제1항의 규정에 의한 과태료는 대통령령이 정하는 바에 따라 시장, 군수, 구청장(이하 "처분권자"라 한다)이 부과, 징수한다. <개정 1997.12.13, 2002.12.18>
③ 제2항의 규정에 의한 과태료 처분에 불복이 있는 자는 그 처분의 고지를 받은 날부터 30일내에 처분권자에게 이의를 제기할 수 있다.
④ 제2항의 규정에 의한 과태료 처분을 받은 자가 제3항의 규정에 의하여 이의를 제기한 때에는 처분권자는 지체 없이 관할법원에 그 사실을 통보하여야 하며, 그 통보를 받은 관할법원은 비송사건절차법에 의한 과태료의 재판을 한다.
⑤ 제3항의 규정에 의한 기간 내에 이의를 제기하지 아니하고 과태료를 납부하지 아니한 때에는 지방세 체납추분의 예에 의하여 이를 징수한다. <개정 2002.12.18>
[전문개정 1993.12.27]

제 44 조 (권한의 위임) 이 법에 의한 보건복지부장관 또는 시, 도지사의 권한은 그 일부를 대통령이 정하는 바에 따라 시, 도지사 또는 시장, 군수, 구청장에게 위임할 수 있다. <개정 1997.12.13>
[전문개정 1993.12.27]

제 45 조 삭제 <2002.12.18>

부칙 <제1881호, 1967.1.16>

①(시행일) 이 법은 1968년 1월 1일부터 시행한다. 다만, 제32조, 제37조의 규정은 공포한 날로부터 시행한다.
② (경과조치) 이 법 시행당시의 사단법인 대한결핵협회는 이 법 제32조의 규정에 의한 협회로 본다.

부칙 <제3218호, 1979.12.28>

이 법은 공포한 날로부터 시행한다.

부칙(의료법) <제3948호, 1987.11.28>

제 1 조 (시행일) 이 법은 공포 후 4월이 경과한 날로부터 시행한다.
제 2 조 및 제 3조 생략
제 4 조 (다른 법률의 개정)
① ②생략
③ 결핵예방법 중 다음과 같이 개정한다.
제21조 중 "간호원 또는 간호보조원으로"를 "간호사 또는 간호조무사로"하고, 제29조 제2항"간호원, 임상병리사 및 간호보조원"을 "간호사, 임상병리사 및 간호조무사"로 한다.
④ ⑤생략

부칙 <제4635호, 1993.12.27>

① (시행일) 이 법은 공포 후 6월이 경과한 날부터 시행한다.
② (사립결핵진료소등의 설치허가에 관한 경과조치) 이 법 시행당시 종전의 규정에 의하여 설치허가를 받은 사립의 결핵진료소와 요양소는 이 법의 규정에 의하여 설치허가를 받은 것으로 본다.
③ (벌칙에 관한 경과조치) 이 법 시행 전의 행위에 대한 벌칙의 적용에 있어서는 종전의 규정에 의한다.

부칙(정부부처명칭등의변경에따른건축법등의정비에관한법률) <제5454호, 1997.12.13>

이 법은 1998년 1월 1일부터 시행한다. <단서 생략>

부칙 <제5850호, 1999.2.8>

이 법은 공포 후 3월이 경과한 날부터 시행한다.

부칙 <제6789호, 2002.12.18>

① (시행일) 이 법은 공포 후 3월이 경과한 날부터 시행한다.
② (과태료의 부과, 징수권자의 변경에 관한 경과조치) 이 법 시행 당시 종전의 규정에 의하여 과태료부과, 징수절차가 진행 중인 사건에 대해서는 제43조의 개정규정에 불구하고 종전의 규정에 의한다.

「서울아산병원 감염관리와 예방 지침」 편집위원